AF852612

# UN MYSTÈRE PLUS LOINTAIN QUE L'INCONSCIENT

Du même auteur

*L'Heure du thé chez les Pendlebury*, Arles, Actes Sud, 1992

*Les Trois Temps de la loi. Le commandement sidérant, l'injonction du surmoi et l'invocation musicale*, Paris, Seuil, 1995 ; rééd. 2008

*Invocations. Dionysos, Moïse, saint Paul et Freud*, Paris, Calmann-Lévy, 1998

*Quartier Lacan* (avec Emil Weiss et Florence Gravas), Paris, Denoël 2001 ; rééd. coll. « Champs », 2004

*Lila ou la Lumière de Vermeer. La psychanalyse à l'école des artistes*, Paris, Denoël, 2003

*Mémoires de Satan. Essai sur la manière de bien faire le mal et de mal faire le bien*, Paris, Flammarion, 2004

*Freud et Vienne. Freud aurait-il inventé la psychanalyse s'il n'avait pas été viennois ?* (sous la dir.), Toulouse, Érès, 2004

*Vienne 1913*, Paris, Elema, 2006

*Travailler avec Lacan* (présenté avec Moustapha Safouan), Paris, Aubier, 2008

*Théâtre*, Paris, Éditions des crépuscules, 2010

Alain Didier-Weill

# UN MYSTÈRE PLUS LOINTAIN QUE L'INCONSCIENT

AUBIER

© Paris, Flammarion, département Aubier, 2010
ISBN : 978-2-7007-0409-9

À Axelle

*« J'ai essayé d'introduire quelque chose*
*qui va plus loin que l'inconscient. »*

Jacques Lacan,
le 16 novembre 1976

# 1

# LA QUESTION LA PLUS ORIGINAIRE

## Pourquoi ? Le regard de l'*infans* et le « oui » originaire

Il est toujours émouvant d'être témoin de la façon dont le langage commence à parler une fois qu'il s'est emparé de celui qui est destiné, et qui se destine, à devenir un parlant.

Nous-mêmes, adultes supposés, que ressentons-nous quand nous sommes conduits à reconnaître que la voie de la parole passe nécessairement, à un moment ou à un autre, par l'articulation d'un mot clé disposant du pouvoir d'ouvrir ce qui ne l'était pas encore : ce mot clé est le mot « pourquoi » ? Pourquoi le ciel est en haut ? Pourquoi le coquelicot n'est-il pas bleu ? Pourquoi grand-mère est-elle vieille ?

Cette question renvoie-t-elle à une soif de savoir ? Parfois, certaines réponses semblent étancher cette soif, et l'on suppose dès lors que les questions peuvent obtenir des réponses suffisantes. Mais on ne peut le supposer qu'un instant, car voici aussitôt le *pourquoi* resurgir d'une façon irrépressible, donnant à entendre que la question porte en vérité sur un réel qui outrepasse tout ce à quoi peut répondre le savoir.

Nous pouvons nous rapprocher de ce qu'il y a d'irrépressible dans ce *pourquoi* originaire en réalisant que le sens de la question ne porte pas sur l'espoir d'une réponse, mais sur ce qu'il y a d'inespéré dans le fait même que les ascendants – papa, maman – ne disposent pas de « la » réponse.

L'inespéré est plus large que l'espéré, car avec lui se transmet la découverte de l'existence d'un sujet, constitué comme une question inépuisable, dont nous aurons à dire en quoi elle peut animer un désir d'inespéré, que nous nommerons *désir x*.

Notre attention se déplace et ne se porte plus alors sur le contenu de la question, mais sur sa cause : pourquoi y a-t-il une question ? *Pourquoi y a-t-il du pourquoi ?*

Faisons un pas de plus et reconnaissons une nouvelle énigme : le *pourquoi* posé par l'enfant n'est pas seulement une question ; il est aussi à entendre *comme une réponse* à quelque chose qui précède. Mais réponse à quoi ?

Ce *pourquoi* ne serait-il pas, en l'occurrence, à entendre comme la réponse d'un sujet qui, avant d'être questionnant, adviendrait bien avant qu'il ne parle, comme questionné ?

## *Picasso et le regard étonné de l'*infans[1]

Le questionnement n'est-il pas ce qui se lit dans le regard étonné du nouveau-né sur ce nouveau naissant qu'est le monde qu'il regarde ? Lorsque Picasso prétendait qu'il cherchait dans le regard étonné du nouveau-né la clé

1. Terme de Sándor Ferenczi qui désigne l'enfant qui n'a pas encore acquis le langage.

du mystère qui guidait sa recherche, ne s'interrogeait-il pas sur ce qui se donne à voir de si mystérieux à ce regard primordial ? Voit-il le monde de façon impressionniste, pointilliste, cubiste… ?

À cette question, nulle réponse. Rien ne nous empêche cependant, pour cerner le sens de l'étonnement du regard humain primordial, de le différencier d'autres types de regards ; s'il a en commun avec celui du jeune animal ce que nous reconnaissons et nommons « curiosité », il en diffère toutefois en ceci : par son œil curieux sur le monde, l'animal tend à exprimer qu'il veut explorer ce monde qui se donne à lui, non comme étranger, mais comme sien. Le regard étonné introduit une dimension supplémentaire : il exprime certes une curiosité envers le monde qui se propose comme sien, mais cette curiosité est teintée d'un étonnement, fruit du type de lien qui s'établit entre ce monde et lui ; ce monde lui apparaît comme étranger mais, étrangement, il s'avère qu'il n'est pas étranger à cet étranger. Le fait de ne pas être étranger à l'étranger n'induit pas une identité et se traduit donc par une question.

Dès que l'enfant dispose de la parole, cette question est contenue dans le mot *pourquoi ?* Avant qu'il *ne parle*, la parole donne lieu à cette question muette qu'on peut lire dans le regard étonné du nouveau-né et traduire ainsi : *qu'est-ce que c'est que ça ?* Si nous nous demandons pour quelle raison le regard du nourrisson autiste semble indifférent au monde, comme si le réel était pour lui un magma indistinct, nous sommes enclins à répondre que le réel indistinct auquel il accède est un réel qui ne se donne pas. Pourquoi ? Parce que c'est un réel qui n'a pas échu au symbolique.

Que le réel soit une dimension de l'humain susceptible d'être frappé de déchéance nous conduit à considérer que le destin de l'homme est lié à la destinée originaire qui sera assignée au réel : ce réel sera-t-il, comme chez la personne autiste, frappé d'une déchéance produisant un déchet inintéressant ou bien, inversement, sera-t-il échu comme un lieu d'existence dont le mystère ne saurait s'éprouver sans les questions : *qu'est-ce que c'est que ça ? C'est pour qui ?*

### *Les présocratiques*

N'hésitons pas à dire que le simple fait de pouvoir poser cette question apparente le nouveau-né à l'interrogation originaire des présocratiques, ces premiers penseurs occidentaux qui abordèrent la distinction ontologique entre l'être et l'étant. Le simple fait que la question « qu'est-ce que c'est que cet étant ? » puisse être posée n'implique-t-il pas d'emblée que le nouveau-né ne se contente pas, comme l'animal, d'un monde apparent, car ce monde est pour lui telle une *apparition* ?

Que le monde puisse être une apparition et non une apparence signifie qu'il ne se donne pas comme statique, qu'il n'est pas une identité renvoyant à elle-même, mais qu'il se donne comme surgissant d'un lieu mystérieux que les présocratiques abordèrent à travers l'invention de la *phusis*.

Si, pour Thalès et ses amis, l'aptitude à être étonné permet de concevoir le dévoilement de l'être dans l'étant, nous osons poser cette question : l'audace de ces premiers penseurs serait-elle liée au courage qu'il faut pour retrouver, comme Picasso, l'étonnement le plus originaire qui se pose à l'humain à l'instant même où – nouveau naissant – il commence à devenir humain ?

Aussitôt que nous tournons notre regard vers cette question du commencement, nous découvrons, tel le navigateur qui voit l'horizon reculer au fur et à mesure de son avancée, que nous voyons vertigineusement reculer l'horizon de l'originaire alors que nous en approchons. Cette ligne d'horizon évoque un trait horizontal qui forme une croix avec la verticalité de l'homme qui s'en approche : cet entrecroisement que l'horizon renvoie au navigateur m'évoque la façon dont Lacan parle du « face-à-face » entre l'homme et le *logos* : « l'homme est nécessaire, dit-il, à l'action du *logos* dans le monde... nous avons à voir *comment il y fait face...* comment il le soutient de son réel, c'est-à-dire de ce qu'il lui reste toujours de plus *mystérieux...* »

Deux actions concomitantes sont ainsi mises en scène par Lacan, comme un « face-à-face » entre l'action du langage et celle de l'homme, qui est « nécessaire au fait que le langage puisse agir ». C'est en ce point que Lacan introduit le « réel humain » comme cette dimension « mystérieuse » par laquelle le devenant humain « soutient » sa façon de « faire face » à l'action du *logos.*

## *L'invention du réel par Lacan et le « oui » originaire*

Pour entrer dans l'intelligibilité de l'acte mystérieux par lequel le devenant humain « se soutient » de son réel, il faut revenir au point à partir duquel Lacan introduit la notion de commencement d'un « réel » humain qui n'est pas encore l'inconscient, mais qui le précède et prépare ses conditions de possibilité. Ainsi pourra-t-on saisir en quoi le cheminement de la pensée de Lacan l'a conduit, selon son propre aveu, à « inventer » le réel. Lacan trouve ce point de départ en lisant comment Freud introduit la notion d'un « oui » originaire – *Bejahung* – comme acte psychique fondateur de l'inconscient.

Poser la question d'un commencement absolu par lequel un surgissement se produirait *ex nihilo* n'a pas été nécessaire au fondateur de la psychanalyse. Que Freud, contrairement à Lacan, n'ait jamais été appelé à méditer sur l'héritage biblique de la création *ex nihilo* ne s'explique pas seulement par l'athéisme nécessaire, selon lui, à l'investigateur scientifique : contrairement au goy Lacan, qui va introduire sa lecture de la Bible dans son enseignement, le regard du juif Freud se portera sur la conception grecque d'un réel incréé ne devant rien à l'énigme d'une création *ex nihilo*.

La prise en charge par Lacan de cette énigme de la procréation d'un au-delà de l'inconscient ne l'a pas conduit à la résoudre, mais à la rendre articulable en distinguant deux types d'actions entremêlées : l'action du *logos*, rendue possible par l'action d'un sujet dont on ne sait rien, sinon qu'on lui suppose la capacité d'advenir. Advenue *ex nihilo*, rendue possible parce que ce sujet serait tourné vers le langage d'une façon telle qu'il serait capable de lui dire « oui » (*Bejahung*). Ce « dire oui » est proprement l'acte de naissance par lequel un sujet se révèle producteur d'un réel humain dont Lacan n'hésita pas à accentuer la dimension mystérieuse par l'emploi du terme « révélation » : cette « *Bejahung* » est, dit Lacan, la condition primordiale pour que du réel vienne s'offrir à la *révélation* de l'être.

Cet énoncé est une litote qui concentre en quelques mots – nous les déploierons progressivement – une grande partie de la théorie de Lacan. À partir de cette litote, je me propose d'explorer la façon dont peut être pensée la question de ce qui est commençant – de ce qui commence à s'offrir à la révélation de l'être.

## *Les deux jouissances : ce qui se dévoile, ce qui se révèle*

Le fait que Lacan en tant que penseur se situant dans la filiation des Lumières emploie le terme « révélation » est fondamental : par ce mot qui introduit une perspective d'ordre mystique étrangère à celle des Lumières, Lacan indique dès le début de son enseignement que la psychanalyse aura à prendre en charge l'existence d'un réel humain que nul savoir ne saurait s'approprier. Ultérieurement, il substituera au mot « révélation » le mot « jouissance », qu'il nommera « jouissance autre », pour l'opposer à la jouissance « j'ouïe-sens » propre à l'inconscient.

Ces deux types de jouissance renvoient à deux types d'expérience dont il nous faut comprendre la différence : alors que par la « j'ouïe-sens » l'inconscient se *dévoile*, par la « jouissance autre » le réel *se révèle* comme lieu d'existence d'un réel commençant. Ces deux types de jouissance ont un rapport différent au temps : dans son travail sur le mot d'esprit, Freud enseigne que, si le propre de la « j'ouïe-sens » est de se donner en deux temps (sidération et lumière), il n'en va pas ainsi pour la jouissance de l'existence, qui est une expérience de révélation immédiate ne requérant pas deux temps successifs.

Pourquoi la « j'ouïe-sens » requiert-elle deux temps pour se dévoiler ? Parce qu'elle a besoin du temps nécessaire (le temps de latence de Freud) pour qu'un signifiant trouve l'autre signifiant équivoquant auprès duquel il pourra représenter un sujet.

Tout au contraire, l'expérience de révélation n'est pas expérience d'un signifiant renvoyant à un autre signifiant ; comme dans la production artistique, elle est expérience d'un signifiant ouvrant à un réel vibratoire dont l'art nous donne le soupçon. Un tel réel est l'inouï auquel renvoie une note musicale, il est l'invisible auquel renvoie une touche picturale.

### *La rencontre originaire du signifiant et du réel*

L'articulation originaire du signifiant et du réel est un fait impensable ; Freud a néanmoins tenté de la représenter avec son ardoise magique : il nous propose comme modèle la trace active d'un stylet dans une cire passive, symbolisant le réel humain ; mais sa tentative est hypothéquée par la représentation traditionnelle « actif-passif » renvoyant à l'imaginaire d'un fantasme sexuel qui n'est pas de mise.

Pour évoquer un réel humain primordial attendant qu'un signifiant s'incarne en lui, l'idée de la cire supportant la flamme de la bougie est propice. Plus propice que la cire de l'ardoise magique, qui tend à évoquer l'imagerie sexuelle d'une cire passive exposée à l'activité d'un stylet phallique.

L'image de la flamme de la bougie nous transmet à cet égard un au-delà du couple actif-passif : la flamme, métaphore de ce qu'il y a de brûlant dans le commencement humain, ne peut advenir qu'avec le concours de la cire : celle-ci ne donne vie à la flamme que parce qu'elle lui dit « oui » (*Bejahung*), qu'elle l'entretient, qu'elle consent en somme à se métamorphoser pour elle depuis qu'une étincelle de lumière (le signifiant) a mis le feu à la mèche de la bougie.

Dans la rencontre entre l'étincelle de lumière qui s'emploie à allumer la flamme humaine et le réel de la cire humaine qui attendait d'être enflammée, qui a commencé ? Est-ce la cire de l'ardoise qui attendait le stylet ou bien le stylet qui cherchait la cire ? Ce dualisme est à l'œuvre lorsque la religion et les Lumières s'opposent sur la question de l'origine : pour la religion, le verbe divin est cause ; pour les Lumières, inversement, le réel humain (la cire) est au commencement. En renonçant à cette perspective dualiste (transcendance ou immanence), nous serons conduits à concevoir le commencement du commencement humain dans l'existence d'un mouvement initiateur venant d'une tierce dimension : le deux cessera dès lors d'être pensé à partir du un, pour être pensé à partir du trois.

## La tierce dimension et la résonance

Freud introduit ce point avec la découverte de la castration symbolique : une conception tierce qui renouvelle, en la complexifiant, la question de l'originaire. La castration symbolique est l'opération par laquelle le signifiant va introduire dans le devenant humain une soustraction d'être qui sera génératrice de la structure. Lacan a le mérite de distinguer trois aspects dans cette soustraction :

- Soustraction dans le réel, qui correspond à l'entaille originaire par laquelle le signifiant s'inscrit comme trait unaire dans le réel du corps à jamais marqué par cette trace symbolique.
- Cette soustraction que Lacan écrit (– 1) précède celle que Freud découvre comme castration et que Lacan écrira (– phi) pour marquer sa représentation imaginaire.
- Enfin, reprenant la découverte freudienne d'un point d'ombilic du rêve révélant l'existence d'un trou dans la chaîne des signifiants inconscients, Lacan nomme ce troisième type de soustraction (A), où apparaît l'existence d'un trou réel dans le symbolique.

Avec le temps, Lacan va nouer ces trois types de trous (trou dans le réel, trou dans l'imaginaire et trou dans le symbolique) selon un nouage dit « borroméen », dont il trouve le principe dans les armoiries de la famille du cardinal Borromée. L'énigme de ce nouage tient en cela : en se conjuguant, ces trois trous font apparaître un trou central. Nous tenterons progressivement de nous en approcher en commentant le « *fiat* trou[1] ! » grâce auquel Lacan propose de récrire le troisième verset de la Genèse : *fiat lux !*

## *La question de la résonance*

Pour m'approcher du temps mythique originaire par lequel un stylet s'inscrirait dans une cire originaire, je fais appel à l'expérience du sacrifice, et plus particulièrement au sacrifice d'Abraham : le couteau sacrificiel

1. J. Lacan, *Lettres de l'École freudienne de Paris*, 1975, n° 18, p. 267.

représente en effet l'action tranchante par laquelle le signifiant fera une entaille dans la chair du sacrifié. Lacan, instruit des commentaires talmudiques, nous propose de comprendre que ce sacrifice, qui se révélera finalement être celui du bouc, c'est-à-dire de l'animal totémique, est en fait le sacrifice par l'homme de sa part animale biologique, précisément pour devenir homme.

La question est celle-ci : le sacrifice qui permet au devenant homme de ne le devenir qu'en faisant le deuil du biologique doit-il être compris – telle l'angoisse de castration – comme une action violente portée sur le corps offert passivement à cette violence ? Ou au contraire ce sacrifice ne met-il pas en scène une rencontre dans laquelle le couteau sacrificiel ne peut agir que parce que la chair humaine est douée d'une vocation à devenir humaine et qu'elle est le lieu d'un appel à être soustraite au déterminisme du biologique animal ?

Le premier « oui » du sujet à venir, la première *Bejahung*, me paraît ainsi propre au fait que la chair primitive – la cire de Freud – n'est pas passive : elle agit comme si elle connaissait le commandement freudien « là où c'était, deviens ! » au sens d'un possible devenir, comme si elle savait quelque chose.

Comment un tel savoir est-il possible ? Son caractère mystérieux, accentué par le fait qu'il ne *s'agit pas encore d'un savoir inconscient* – puisqu'en ce temps originaire l'inconscient n'existe pas encore –, ne permet pas de répondre à la question. Si cet appel existe, cela veut-il dire que le couteau signifiant l'entend et lui obéit ? Non : affirmer cela serait prétendre qu'une causalité pourrait être première.

En fait, il s'agit pour nous de penser sans faire appel à une cause première qui serait ou bien le couteau signifiant (causalité religieuse) ou bien l'humain (causalité des Lumières). Penser en somme que c'est un *même mouvement* qui pousse et le couteau à trouver l'humain, et l'humain à chercher le couteau signifiant : tout se passe comme si ce mouvement était celui d'une « résonance ». Qu'est-ce que la « résonance » ? C'est une mise en vibration réciproque qui conduit deux éléments hétérogènes à s'articuler non pas successivement, mais dans une simultanéité qui coupe court à une causalité unique : le verre de cristal est à la fois un réel récepteur qui peut être mis en vibration si une onde sonore adéquate le soustrait à son immobilité vibratoire et à la fois un réel émetteur qui peut lui-même faire entendre des sons si une main tournant à la bonne vitesse sur son bord éveille sa fréquence sonore.

N'y aurait-il pas résonance comparable entre le couteau signifiant et le réel de la chair humaine ? N'obéiraient-ils pas l'un et l'autre à une tierce résonance qui les mettrait simultanément en mouvement vibratoire l'un par l'autre ? Si le signifiant cherche le réel et si le réel attend le signifiant, n'est-ce pas parce que l'un et l'autre sont non pas face à face, mais en relation, par l'intermédiaire d'un tiers médium ?

Nous rencontrerons ultérieurement ce tiers médium quand nous serons conduits à interroger de nouveau la *dritte Person* de Freud ainsi que la structure du « vide médian actif » que Lacan a reçue de la tradition taoïste par son ami Cheng.

## *Les deux faces du réel*

L'intérêt que Lacan a porté au *fiat lux* faisant surgir *ex nihilo* l'existence du réel *lux* donne à la psychanalyse la possibilité de penser l'opposition entre deux types de réels : un réel (verset 2) en attente de s'offrir à la révélation de l'être et un réel offert à l'existence d'un devenir après l'opération du *fiat lux*.

En mettant en scène le tohu-bohu, l'abîme et les ténèbres, le deuxième verset tend à montrer ce que peut être un tel réel en attente. Attente accentuée par la présence du signifiant sous la forme de « l'esprit » : le fait que l'esprit plane signifie que le réel primordial demeure en attente, en souffrance de « s'offrir » à un signifiant qui s'incarnerait. Au troisième verset, qui introduit le *fiat lux*, le signifiant cesse de planer pour se donner comme énonciation procréatrice d'un réel « lumière » qui se « révèle » à travers l'expérience subjective par laquelle le nouveau-né dit silencieusement « oui » à ce réel.

Par ce « dire oui », le réel immonde où règnent abîme, ténèbres et tohu-bohu[1] devient monde habitable, car éclairé par la lumière : l'étonnement est, à cet égard, la façon humaine d'habiter ce nouveau monde où l'angoisse de l'abîme et des ténèbres ne règne plus en maître.

Ce « dire oui » pose deux questions : si le réel humain s'est embrasé tel un buisson ardent, qu'est-ce qui l'empêche – dans l'autisme ou la schizophrénie, par exemple – de s'embraser ? Est-ce le réel humain qui n'a

1. Ces trois termes sont les trois mots qualifiant le mal pour les talmudistes (*cf.* B. Gross, *Que la lumière soit*, Paris, Albin Michel, 1995, p. 99-160).

pas pu dire oui ? Ou bien est-ce l'énonciation *fiat lux* qui est demeurée « planante » à la surface du réel, sans s'incarner ?

Une deuxième question est posée par les talmudistes : si le monde est fragile, toujours menacé de destruction, c'est qu'une part de tohu-bohu, d'abîmes et de ténèbres échappe au pouvoir créateur de la parole divine et demeure comme un reste déchu détenant un redoutable pouvoir : celui de rappeler à l'homme que le monde a été créé inachevé pour que, par son œuvre, l'homme parachève ce qui est resté incréé. Mais l'homme peut être tenté de rejeter cet appel éthique. Dans ce cas, trois chemins se proposent à lui pour oublier de façon de plus en plus radicale son rapport à l'éthique.

Lacan a théorisé cette fonction, du reste, dont il trouve le témoignage dans la Bible à travers le concept d'« objet a » qui symbolise la croisée de deux chemins divergents : celui par lequel le réel peut échoir au symbolique et celui par lequel il peut en déchoir. Le propre de l'appel à devenir signifiant – le « deviens ! » de Freud – est d'être infini, car le réel étant ce qui reste, ce qui résiste indéfiniment au pouvoir du signifiant demeure à jamais chargé du pouvoir de dire au symbolique « encore ! », lui rappelant que son travail n'est pas et ne sera jamais achevé. Le sujet est ainsi divisé entre le « oui » par lequel il répond au commandement d'échoir à l'existence du devenir et le « non » par lequel il peut choisir d'en déchoir.

Depuis Freud, nous savons que ce « non » a au moins quatre noms différents : forclusion, déni, refoulement ou méconnaissance. Nous devons à son génie clinique d'avoir discerné à travers les trois termes inhibition, symptôme et angoisse ce que rencontre le sujet quand le mouvement propre au « là où c'était, deviens ! » a cessé d'opérer.

### *Ce qui est « devenu » l'est-il une fois pour toutes ?*

La première question que nous rencontrons sur le chemin du devenir est celle-ci : quand ce qui était en attente d'advenir est advenu, qu'en est-il de ce devenu ? Est-il devenu une fois pour toutes ? L'appel par lequel le sujet a reçu le commandement « deviens ! » est-il assez satisfait, assez repu, par le fait que le sujet devenu lui a obéi pour cesser de se faire entendre ?

La réponse à cette question est double, et cette duplicité est la raison même pour laquelle la psychanalyse distingue le moi du sujet de l'inconscient : le moi en effet, appelé à se constituer en obéissant à l'injonction « deviens identique à l'image qui se montre dans le miroir », est cette présence qui, en moi, tend à signifier « en devenant identique à cette image j'ai acquis la stature de telle statue stable, dont la statique fixe n'est plus sujette au devenir dicté par le temps ; à l'image de la stabilité du monde dont les repères immuables garantissent qu'ils obéissent à la physique de Newton et non à celle d'Einstein ».

Cette vision d'un monde stable, à trois dimensions, n'est-elle pas absolument contredite par le regard étonné du nouveau-né que nous interprétons comme la capacité humaine à voir que le mouvement qui donne forme au monde est celui par lequel ce qui a commencé ne cesse de commencer : comme s'il lui était impossible de prétendre à une possible stabilité.

Comment a pu naître ce regard étonné qui devant le spectacle à quatre dimensions d'un monde perpétuellement « nouveau naissant » tend à signifier : *qu'est-ce que c'est que ça ?* Nous pouvons supposer que ce regard, outrepassant le regard du moi, est né avec la naissance de ce qu'il est possible de nommer sujet du réel : naissance corrélative de l'expérience de la castration la plus originaire en ceci qu'il s'agit, bien avant la castration portant sur le sexe, d'une castration portant sur ce qui, dans le mammifère humain, est de l'ordre du biologique, à savoir de ce qui nous apparente à l'animal. Lorsque Lacan – se référant aux commentaires talmudiques – se propose d'interpréter le sacrifice d'Abraham comme sacrifice du totem animal, le bouc, que fait-il sinon nous dire que le sujet advient par sacrifice du biologique, c'est-à-dire de ce qui en nous est de l'ordre d'un déterminisme fixe et immuable ?

N'est-ce pas parce que le nouveau-né naît au symbolique par ce deuil du biologique qui le soustrait au déterminisme animal qu'il advient comme sujet à la fois déterminé et indéterminé par le signifiant ? N'y a-t-il pas de quoi être étonné devant cette double expérience qui le pousse à reconnaître l'existence d'un réel voué à une répétition monotone et à expérimenter, à l'inverse, la rencontre d'un réel qui, dans sa dimension surgissante, ne peut se transmettre que comme une « chose » jamais vue, qui ne peut se voir chaque fois que pour la première fois ?

Contrairement à l'expérience de la réalité « objective » à laquelle il est possible de s'habituer du fait même de sa stabilité spéculaire, il est en effet impossible de s'habituer à l'expérience du réel : quand il se délivre, le réel ne se livre que comme nouveauté absolue. Ce qui est *nouveau* est, à cet égard, plus mystérieux que le *renouveau*, lequel porte sur le renouvellement d'une expérience ancienne qui, du fait de l'oubli, a pu devenir une lettre morte.

Dans la cure analytique, le renouvellement donne la possibilité d'un retour toujours surprenant du refoulé : retour permettant que la lettre du signifiant « vivifiée » par l'esprit retrouve sa fraîcheur d'antan. Mais ce renouveau, en permettant de revivre quelque chose qui était déjà là, est autre chose que l'expérience du *nouveau*, qui, elle, ne renvoie pas à une chose qui était *déjà là* mais à une chose jamais vue, qui surgit comme si c'était la première fois.

Si l'on veut suivre les dernières hypothèses de Lacan sur la fin et la finalité d'une psychanalyse, il est nécessaire de comprendre cette distinction du *renouveau* et du *nouveau* : au-delà du travail de renouveau lié à la remémoration propre à l'analyse, serait-il possible, se demande Lacan, que l'analyse puisse produire un travail engendrant un signifiant *nouveau* ?

### *La question de la sidération*

Autrement dit, au-delà d'un signifiant déjà là, refoulé dans l'inconscient, serait-il possible de rencontrer un signifiant qui, n'ayant jamais été mémorisé dans l'inconscient, serait un signifiant radicalement nouveau ?

Posant cette question, Lacan est de nouveau conduit à un retour sur Freud : en ce point, où il s'agit d'étayer l'hypothèse d'un signifiant dans le réel, il reprend la méditation de Freud sur le mot d'esprit qui l'avait conduit à discerner l'existence de deux temps logiques (sidération et lumière) régissant l'effet progressif du mot d'esprit sur le sujet ; alors que dans les années 1950 Lacan avait accentué le temps de la *lumière* (temps de révélation de l'équivoque inconsciente), voici qu'à la fin de son enseignement il revient au mot d'esprit, mais cette fois en accordant toute son attention au temps de la *sidération*.

Pourquoi ? Parce qu'il lui semble alors que la notion du signifiant « sidérant » correspond à ce qu'il tente d'articuler dans sa recherche d'une possible production d'un signifiant ouvert, au-delà de l'inconscient, au réel. En quoi le signifiant sidérant est-il transmetteur de nouveauté ? En ceci : ce à quoi il renvoie n'est pas un autre signifiant de la mémoire inconsciente, mais cette question toujours nouvelle : *qu'est-ce ?*, qui révèle au sujet, toujours comme pour la première fois, que le mouvement par lequel l'existence a commencé est toujours commençant.

Des circonstances très particulières doivent être réunies pour que ce mouvement perpétuel fasse du sujet du réel un perpétuel « nouveau naissant », et cela tient en particulier à l'activité de méconnaissance du moi, lequel ne veut rien savoir de la pulsation temporelle qui met en question sa stabilité.

## *Insistance du mouvement originaire*

Porter attention à ce qui est perpétuellement commençant implique un déplacement du regard : la façon dont nous sommes pris par l'expérience du temps historique incite notre attention à être captée par ce qui succède plutôt que par ce qui précède. Ainsi suis-je porté à penser que ce vase antique a résisté aux outrages du temps car l'argile qui le compose a été capable de traverser les siècles.

Mettre ainsi l'accent sur la résistance du vase est un parti pris qui, privilégiant sa non-usure par le temps, oublie un autre regard possible : celui qui voit la possibilité d'insistance du mouvement originaire, ici le mouvement des mains d'un potier qui, un jour, a commencé à sculpter une forme. Que la main du sculpteur puisse continuer d'agir au-delà du temps est quelque chose dont Rilke témoigna de façon saisissante dans une lettre adressée à Lou Andreas-Salomé dans laquelle il évoque l'épisode suivant de sa vie : à l'époque où il était secrétaire de Rodin, Rilke était plongé dans un état mélancolique et rien ne pouvait l'arracher à la dépression ; ni la lecture des meilleurs écrivains ni la discussion avec ses amis ne parvenaient à l'éloigner du gouffre de l'angoisse. C'est dans ces conditions qu'il fit un jour une expérience manifestement inoubliable : en entrant dans l'atelier de son maître, il posa sa main sur le visage d'une statue sur laquelle Rodin venait de travailler. D'après son témoignage, Rilke sentit alors revenir à lui toutes les forces de vie qui l'avaient déserté. Ainsi, là où les mots s'étaient révélés impuissants, le contact silencieux de sa main sur la statue avait manifesté une efficacité symbolisante.

L'intérêt de cet exemple est de permettre de questionner l'efficacité silencieuse du mouvement originaire impulsé à un fragment de marbre. Que ce mouvement issu de la main de Rodin ait pu se transmettre à Rilke lorsqu'il toucha à son tour la statue nous interroge : en quoi consiste l'efficacité de ce contact silencieux ? Qui a pu délivrer à Rilke un message muet que les mots étaient incapables de formuler ? Cette délivrance transmise par la bouche d'une statue muette ne veut pas dire que cette mutité était mutisme : bien au contraire, nous sommes conduits à penser que c'est dans le silence de la statue que Rilke a rencontré non pas la parole, mais le signifiant silencieux le plus originaire qui précède la parole en créant les conditions de son apparition.

Pour nous faire une idée de cette action du signifiant le plus originaire, il faut poser notre regard sur le mouvement de la main de Rodin et concevoir que cette main est elle-même au service du mouvement d'une autre main, de cette troisième main, au-delà de celles de Rilke et de Rodin. Nous pourrions dire qu'elle est cette « main-de-la-main-de-la-main » qui commence à agir de façon continue et perpétuelle depuis que le langage et le réel sont entrés dans une résonance qui a ceci de particulier qu'elle n'est causée ni par le signifiant ni par le réel, mais par les deux en même temps, comme si en ce point d'origine se rencontraient deux éléments dont aucun n'a d'ascendant sur l'autre.

Pour concevoir ce qu'est une telle résonance, nous pouvons de nouveau songer à l'effet que produit sur un verre l'émission d'une note. Dans un cas, l'action de vibration du son musical fait résonner le verre ; dans l'autre, la mise en action du réel vibratoire du verre produit l'apparition du son. Ce qu'il est essentiel de comprendre, c'est que « l'action qui est au début » ne procède pas d'une précédence du son ou d'une précédence du réel : c'est dans une seule et même action que la note fait résonner le cristal et que le cristal fait résonner la note. Nous verrons ultérieurement, pour comprendre ce qu'est la pulsion, quelles conséquences a le fait de considérer le corps humain comme une flûte dont les trous créent les conditions de résonance du vide interne et du vide extérieur à la flûte.

N'hésitons pas à dire que, chaque fois qu'il nous est donné de percevoir cette aptitude de notre corps à résonner grâce au rythme de la lumière, du son ou du marbre, nous sommes, comme Rilke, amenés à faire l'expérience d'une poussée qui transfigure notre expérience.

## *La question de la pulsion*

Par son expérience clinique, Freud fut conduit à reconnaître qu'au-delà du désir causé par un objet il existe en l'homme un mouvement qui ne connaît pas de repos, une poussée incessante – qu'il nomme *pulsion* – qui lui est d'emblée énigmatique, car son expérience ne lui permet pas d'énoncer en quoi consiste la source de cette pulsion. Avec son courage habituel, Freud le rationaliste ne cherche pas à dissimuler l'énigme de l'origine de cette poussée constante. Il propose, puisque l'investigation scientifique ne lui permet pas d'en rendre compte, de considérer cette pulsion comme le mythe de la psychanalyse.

Avec Lacan, l'énigme de la pulsion recule sans pour autant être dissipée : elle cesse d'être un mythe dès lors qu'elle devient pensable comme l'embrasement du réel par le *logos*, en sorte qu'elle substitue au mythe ce que Lacan nomme le « mystère » du réel. Le déplacement par lequel il substitue au mythe de la pulsion le mystère du réel laisse cependant toute sa place à l'énigme de ce qu'est la constance pulsionnelle. Que cette constance renvoie à la poussée constante de Freud ou bien qu'elle renvoie à ce qui reste vivant en dehors du langage, elle pose dans l'un et l'autre cas cette question : comment la flamme pulsionnelle constante – effet de l'embrasement du réel par le signifiant – peut-elle disposer d'un combustible qui soit à jamais disponible, comme s'il était un reste indestructible ?

C'est là que nous rencontrons le paradoxe absolu consistant à reconnaître que la part indestructible dans la vie humaine est octroyée par la mort : le couple mythique Éros-Thanatos d'Empédocle n'est-il pas, à cet égard, à l'origine de la découverte, par Freud, du fait que le vivant trouve sa source dans sa mortalité ? Source d'un mouvement dont la continuité, propre au réel, est impensable : autant le discontinu est pensable, autant le continu est impensable.

Pour suivre le chemin que Freud trace avec Thanatos, il importe de saisir que cette « pulsion de mort » ne saurait être abordée avec le vocabulaire judéo-chrétien. Elle ne peut être comprise qu'en la replaçant dans la vision présocratique qu'Empédocle avait de Thanatos. L'action de Thanatos n'est pas la destruction, mais la disparition temporaire de la forme en éléments insécables qui vont se recomposer sous le pouvoir d'Éros. Le point fondamental que nous retiendrons de cette vision dialectique est l'introduction et l'action du facteur temps : la temporalité pulse en effet selon trois scansions successives :

1 – Temps d'apparition de la *phusis* par combinaison des éléments primordiaux : eau, terre, feu, air.

2 – Temps de Thanatos avec la disparition de la forme par dissociation des éléments.

3 – Temps du recommencement, lequel rend possible une nouvelle combinaison des éléments par la réapparition de l'action d'Éros.

## Qu'est-ce que le rythme ? Marcher ou danser ?

À travers ces trois temps, nous reconnaissons l'existence d'un rythme cadençant le devenir et nous nous posons cette question : comment notre expérience nous fait-elle rencontrer cette pulsation que Freud, observateur de génie, décela en regardant et en écoutant la survenue du langage chez son petit-fils scandant l'apparition et la disparition de sa bobine par les phonèmes « o – a ».

Mais la question que ne pose pas Freud est celle-ci : si l'*infans* fait entendre que la parole n'apparaît pas sans être prise dans un rythme, ne faut-il pas penser que, s'il peut faire entendre ce rythme, c'est parce qu'*il l'a déjà entendu*, comme s'il rendait transmissible le rythme d'un tambour intérieur qui, depuis sa rencontre originaire avec le langage, s'était mis silencieusement à pulser ?

S'il existe en nous un tel tambour intérieur, comment résonne-t-il ? Ce que nous appelons notre « humeur » n'est-elle pas tout simplement l'effet subjectif de ce rythme qui retentit en nous ? Ne suffit-il pas en effet que ce rythme s'accélère pour que nous ayons le sentiment euphorique que le temps passe vite et qu'une heure semble ne pas durer plus d'une minute ?

Inversement, si ce rythme ralentit, n'avons-nous pas le sentiment déprimant qu'une minute semble durer des heures ? Le fait que l'expérience de la dépression soit un effet de ralentissement du rythme intérieur nous ouvre à la reconnaissance de ce qu'éprouvent les mélancoliques : dans le syndrome extrême de Cotard, celui-ci nous dit qu'il est réellement mort car il a perdu le sentiment du temps vécu. Cette perte mélancolique de la perception interne du rythme renvoie-t-elle à une forclusion de la scansion originaire qui procrée en nous l'expérience vécue du temps ?

À cet égard, il est infiniment intéressant de connaître par quel processus les chamanes de différentes civilisations savent que la folie peut être traitée non par des interprétations langagières, mais par certains rythmes de tambour. La guérison du délire par le rythme du tambour étant interprétée par les chamanes comme la réconciliation avec un dieu courroucé – à cause d'une faute commise par le sujet –, ne devons-nous pas reconnaître dans ce « courroux » la souffrance d'un signifiant originaire qui souffre d'avoir été forclos dans le réel ?

Cela induit la question suivante : comment devons-nous comprendre le fait que le rythme sonore puisse agir sur un délire, alors que l'interprétation parlée est généralement inefficace ? Pourquoi le mot est-il inefficace sur la forclusion, alors que l'observation ethnologique nous apprend que le son rythmé approprié est doué du pouvoir de rendre la forclusion réversible ? de supprimer suffisamment le courroux du dieu pour qu'il consente à redescendre du lieu où il s'était retranché pour « chevaucher » le délirant en lui indiquant, à travers une danse de possession, le chemin du retour qui permettra à son propre rythme – sa propre pulsion – de redevenir sien ?

L'expérience quotidienne nous apprend que ce retour à la pulsation originelle n'est pas inaccessible à l'homme « civilisé » : comme Nietzsche, nous savons tous qu'il nous est possible de cesser de « raisonner » pour que notre tambour intérieur cesse de ne pas « résonner ». Mais pourquoi cette pulsation cesse-t-elle parfois ? La notion traditionnelle de refoulement ne me paraît pas convenir pour définir le mode de résistance psychique au « résonnement ». J'expliciterai ultérieurement en quoi cette résistance me semble davantage l'effet d'une obéissance à un certain commandement par lequel le surmoi dénie au sujet le droit de laisser exister la pulsation originaire.

### *Le temps humain et le temps de l'horloge*

Je me contente pour l'instant de suggérer que l'obéissance à un tel commandement surmoïque implique, entre autres, de désobéir à cet appel que tout sujet peut recevoir de la musique : « Danse ! » Il est frappant d'observer ce que devient un corps qui est effrayé par la danse : cet effroi du « résonnement » se traduit souvent dans la passion d'un raisonnement froid qui imprime sur le corps, de façon lisible pour qui sait regarder, l'empreinte laissée par une certaine forme de frigidité.

Une telle anesthésie de la sensibilité n'engage pas seulement le sujet anesthésié : elle s'accompagne souvent – pour certaines raisons dont il faudra rendre compte – d'une anesthésie éthique qui retentit inévitablement sur le prochain. Qu'une telle anesthésie soit ce qui dispose la raison à devenir dogmatique et parfois totalitaire est un point par lequel le psychanalyste peut contribuer à penser le politique.

Selon moi, si le rythme de la musique porte à l'expérience de l'enthousiasme – littéralement, l'*endieusement* par Dionysos –, ce n'est pas parce qu'elle procrée le rythme interne de la pulsion originaire : c'est parce qu'elle le réveille en annihilant provisoirement le commandement surmoïque : « Ne deviens pas ! » Ce réveil de ce que j'ai nommé « tambour intérieur » est possible si un rappel est *adressé* avec *adresse* à l'originaire pulsation intérieure : nous pouvons nous aider à concevoir ce qu'est le pouvoir d'un tel réveil en remarquant qu'il ne suffit pas à un sujet d'entendre le rythme d'une horloge pour se mettre en mouvement.

Pourquoi, lorsque nous entendons le rythme de l'horloge qui fait tic-tac-tic..., notre corps n'est-il pas appelé à se mouvoir pour battre la mesure et pour danser ? Parce que le temps de l'horloge est un temps scientifique qui compte un temps objectivé, sécable en secondes, alors que le temps vécu du tempo musical se rapporte à un réel résonnant, inobjectivable par la raison.

Le conflit entre ces deux aspects du temps a été à l'origine du scandale que Lacan introduisit à l'IPA[1] en mettant en évidence qu'une séance conclue par une montre n'était pas du tout la même qu'une séance conclue par une scansion humaine transcendant le temps machinal compté par cette mécanique qu'est la montre.

En montrant que le temps humain n'est pas scientifique, qu'il n'existe pas « en soi », Lacan introduisait l'idée qu'il est sans doute la plus haute création psychique de l'homme et que la scansion d'une séance, si elle vient à point nommé, a pour fonction de rappeler au sujet – et non au moi – qu'il est structuré par une pulsation originaire qui ne demande qu'à prendre vie.

La résistance que la conception de la scansion rencontra me paraît antérieure à celle de l'IPA. Cette résistance à

1. L'International Psychoanalytical Association.

reconnaître l'existence du temps comme étant un réel non seulement générateur du devenir humain, mais aussi un réel généré par l'humain[1], semble se développer avec l'influence de la métaphysique platonicienne : Platon rejette la vision du temps mobile d'Héraclite pour s'appuyer sur la vision parménidienne d'un être parfait, immobile, éternellement insoumis au temps.

Cette résistance métaphysique au temps est non seulement une négation du temps comme devenir, mais aussi la négation d'une temporalité dont l'action serait, comme dans la Bible, procréatrice de nouveau : alors que pour la métaphysique le temps du devenir est processus corrupteur – l'être ne se révèle dans l'étant qu'à travers une dégradation, une diminution –, pour la pensée biblique le temps est la dimension dans laquelle agit l'effet d'une procréation divine incessante.

En recueillant ces deux héritages, la psychanalyse expérimente deux types de contradictions. Dans la première s'opposent deux aspects du temps dont l'efficience est reconnue par l'expérience analytique : un temps procréateur qui, conforme à l'expérience du temps biblique, renvoie à une création *ex nihilo* de l'objet par le verbe, mais également et paradoxalement un temps qui, conformément à l'intuition grecque, est le temps traumatique de la déchéance, de la chute de la signifiance dans l'objet.

Cette première contradiction implique une autre contradiction, selon laquelle les pensées grecque et biblique pensent l'espace et la vision : alors que la pensée

1. L'énigme du « *fort da* » observé par Freud chez son petit-fils tient à ce que le sujet puisse être à la fois *récepteur* et *producteur* de ces deux signifiants.

biblique déprécie l'image pour exalter le prix de l'écoute de la parole divine, la pensée grecque est tournée vers le processus du regard – regard suscité par la beauté du visible incitant à la contemplation métaphysique du divin. Nous sommes loin de l'écoute d'une voix créatrice unique : le *logos* ne parle pas.

La psychanalyse n'a pas à faire, à l'instar du christianisme, la synthèse de ces deux héritages contradictoires : elle a, au contraire, à se laisser diviser par ce qu'elle reçoit contradictoirement de l'un et de l'autre ; de l'un elle reçoit l'idée que l'écoute du signifiant prime sur la vision, de l'autre que la vision prime sur l'écoute.

Cette possibilité d'accepter autre chose que la suprématie ou bien du signifiant ou bien de l'imaginaire est donnée par la trouvaille lacanienne du nœud borroméen, où symbolique et imaginaire ne sont pas dans un rapport hiérarchique pour autant qu'un troisième terme, le réel, les porte à l'existence de façon égale. Qu'il n'y ait pas de hiérarchie entre l'écoute, ouvrant au temps de la signifiance, et le regard visant l'espace ne veut pas dire qu'il n'y ait pas conflit : il y a conflit structural entre l'instance – le moi – qui, en nous, tend à regarder et à s'identifier à une image spéculaire fondant l'espace et l'instance qui, en nous, tend – avec l'appréhension du temps – à entendre.

C'est dans cette perspective que nous sommes conduits à penser que le moi, s'identifiant à une image idolâtrée, tend à s'établir dans la permanence et la fixité d'un réel qui, soustrait à la prise du temps, est amené structurellement à résister – comparablement à la métaphysique – au rythme du temps.

Cela dit, il serait faux d'affirmer que le moi ne connaît pas le mouvement : en vérité, il connaît un type de mouvement con*forme* à sa *forme* et à la *formation* de l'espace qu'il a conquis. Cet espace conquis avec le stade du miroir est un espace à trois dimensions, un espace de la perspective où il est *possible de marcher mais pas de danser*.

### *Marcher ou danser*

Danser implique en effet la possibilité de rencontrer un espace à quatre dimensions méconnaissable par le moi. Nous pouvons à cet égard concevoir que le propre d'une analyse se mesure, entre autres, à la possibilité, détenue par ce champion de la méconnaissance qu'est le moi, de parvenir à se laisser trouer par la scansion symbolique. Ce trouage ne peut en aucun cas être un effet de la volonté du moi ; le moi ne peut pas le vouloir, il peut tout au plus se laisser trouer par le symbolique et, par exemple, si le corps en dansant se laisse envahir par l'inouï musical, avoir accès par l'intermédiaire du rythme à ce qu'il y a en lui d'invisible.

Avant de dire en quoi consiste l'acte de danser dans la quatrième dimension, disons qu'il appartient au moi de pouvoir marcher dans l'espace à trois dimensions, car il a intégré dans le miroir, d'une part, que son corps échappait à l'angoisse de morcellement par l'acquisition d'une image unifiée et, d'autre part, que l'espace était unifié par la découverte d'un point de perspective donnant à l'œil le pouvoir de maîtrise grâce auquel le moi peut se croire souverain dans le royaume qu'il arpente. Dans un tel royaume à trois dimensions, l'absence et la présence s'organisent de façon dualiste : ce qui est devant n'est pas derrière, ce qui est en bas n'est pas en haut, ce qui est à gauche n'est pas à droite.

### *La ligne et la couleur*

Ce royaume de la perspective est régi par des lignes droites qui convergent vers un point de fuite qui, bien qu'en fuite, est visible. Il est significatif que ce soit des peintres qui aient dans un premier temps rendu visibles, en les inventant, ces lignes de perspectives et qui, dans un deuxième temps, aient inventé la subversion de ces lignes rectilignes limitant le réel : les coloristes sont à cet égard, me semble-t-il, intervenus dans l'histoire de la peinture comme ceux qui, en restituant aux couleurs leur mouvement d'irradiation, rendirent à la lumière qui était jusque-là limitée par les lignes « classiques » sa liberté d'outrepasser tout contour : liberté, en somme, de montrer en toute visibilité, avec son mouvement, ce qu'est le mouvement même du temps.

Ne peut-on comparer le conflit entre les partisans du dessin et les coloristes avec celui qui oppose l'IPA à Lacan ? Comme les classiques, l'IPA ne montre-t-elle pas qu'elle ne parvient pas à concevoir la manifestation créative du temps vivant ? L'approfondissement de cette dialectique couleur-ligne nous confronte au paradoxe de la rencontre du symbolique et du réel : le fait que le signifiant (la ligne) puisse avoir un ascendant sur le réel (la lumière) n'empêche pas que le réel, dans sa dimension illimitée, puisse avoir un ascendant sur la limite proposée par le signifiant.

Dans la mesure où l'ascendant du signifiant sur le réel nous introduit à la notion d'un *trou symbolique dans le réel* et que l'ascendant du réel sur le symbolique nous introduit à la notion d'un *trou réel dans le symbolique*, nous pouvons nous demander : ces deux trous sont-ils imperméables ou sont-ils perméables l'un à l'autre ? Pour progresser sur cette question, je me réfère à l'expérience du sculpteur qui, autre que celle du peintre, nous permet d'aborder de façon plus précise cette question de la perméabilité ou de l'imperméabilité.

## La main du potier et l'argile : un non au service du oui

Le conflit entre la résistance de l'argile et la main du potier induit cette question : en étant pétrie par la main de l'homme, la masse informe de l'argile qui a acquis une forme est-elle définitivement altérée par la forme acquise ou bien a-t-elle gardé un reste inaltéré qui a résisté à l'action de la main humaine ? Dans ce cas, est-ce parce que le potier n'a pas su maîtriser toutes les possibilités que lui donnait l'aptitude de l'argile à dire « oui » à son altération afin d'acquérir la forme la plus parfaite, ou bien est-ce parce qu'il y a dans le réel de la matière un reste inaltérable qui demeure à jamais vierge ?

Comme le potier, le sujet en devenir est divisé, parce qu'il a à répondre à deux aptitudes du réel : une part, en s'offrant au « oui » de la *Bejahung*, s'ouvre à l'appel à être symbolisé, mais une autre demeure dans le réel qui tend à rester inaltérablement vierge, inaltérablement soustrait à l'action possible du signifiant. On pourrait résumer la situation en disant que l'argile veut être à la fois belle par la forme qu'elle peut acquérir et en même temps rebelle à toute forme possible.

Que le réel soit en même temps ouvert et fermé à la symbolisation est la raison pour laquelle le sujet n'advient pas d'un coup, mais par à-coups, marquant son devenir d'un rythme fondé par la voix silencieuse du réel disant alternativement au signifiant : « Oui, tu peux t'incarner ! Non, tu ne le peux pas ! » Ainsi, de la même façon qu'une part du réel argileux résiste à la main du potier, une part de la scène résiste aux pieds du danseur, c'est-à-dire qu'elle ne s'offre pas à être trouée par le pied et demeure inaltérablement vierge. C'est pourquoi, lorsque après s'être envolé le danseur retombe sur la scène redevenue vierge, elle demande à être encore trouée, de façon toujours aussi nouvelle, par la pointe du pied.

Ces à-coups sont liés au fait qu'entre le symbolique et le réel il n'y a pas de rapport établissant un équilibre constant. Dès que le réel humain dit « oui » au signifiant en lui permettant de s'incarner – comme le fait l'argile qui consent à être mise en forme par la main du potier –, il manifeste dans le même temps un « non » (*Ausstossung*[1]) au pouvoir de cette incarnation. Par ce « oui » et ce « non » le réel conjoint ainsi la possibilité de faire exister le possible et l'impossible.

Mais il ne s'agit pas d'une coexistence pacifique : il n'y aura jamais de paix possible, de rapport harmonieux entre ces deux forces, encore qu'elles soient au service l'une de l'autre ; c'est parce que le réel est rebelle que le signifiant est contraint d'insister pour

1. J. Lacan, *Écrits*, Paris, Seuil, 1966, p. 388.

réussir à chaque nouvel à-coup à avancer en direction de la mise en forme. Mais, dans la mesure où chaque avancée s'accompagne d'un recul résistant du réel, nous sommes dans une situation qui évoque une histoire d'amour impossible entre le symbolique et le réel : le symbolique et le réel vont-ils s'éprendre l'un de l'autre ? Entre le pied et la scène, entre le pinceau et la toile, entre la main et l'argile, y a-t-il place pour ce vœu magnifique de Rimbaud : « Qu'il vienne le temps dont on s'éprenne » ?

## *L'*Ausstossung *: un non au service du oui*

Comment pouvons-nous rendre compte du recul incessant de cette part du réel qui reste en dehors de l'efficacité symbolique ? Deux réponses s'offrent à nous : l'une et l'autre viennent de la façon dont on interprète le terme d'*Ausstossung* proposé par Freud et repris par Lacan comme type de mouvement fondateur du réel. Le « non » de l'*Ausstossung* est-il le propre d'un acte du sujet qui prend en quelque sorte la décision, dans un deuxième temps, de se fermer à ce qui s'est infiniment ouvert dans le premier temps ? Ou bien est-il lié à une aptitude mystérieuse propre au réel de maintenir pardevers lui une partie vierge signifiant au signifiant que son action sera à jamais inachevée ?

Toujours est-il que le propre de cette activité de fermeture par laquelle le processus d'*Ausstossung* dit « non » à l'ouverture au symbolique est d'être un « non » absolument différent des autres « non », que Freud identifie comme refoulement, comme déni ou encore comme forclusion. En effet, alors que ces trois types de « non » sont différentes façons d'abolir le « oui » de la *Bejahung*, le « non » de l'*Ausstossung* a ceci de particulier *d'être tout au contraire au service du « oui »*, qu'il confirme indirectement.

Un exemple : si tous les objets du monde absorbaient en leur disant « oui » le réel des longueurs d'onde de la lumière, ils seraient tous noirs. Or, si la couleur existe, c'est parce que chaque objet du monde, en rejetant certaines longueurs d'onde spécifiques, acquiert par ce rejet – que je compare à l'*Ausstossung* – une couleur spécifique. Une rose est rouge parce qu'elle absorbe toutes les longueurs d'onde sauf celle du rouge, qu'elle rejette. Une rose est blanche parce qu'elle rejette toutes les longueurs d'onde. Une rose serait noire si elle absorbait toutes les longueurs d'onde.

Considérer que la couleur devient visible parce que la surface de la rose rejette certaines longueurs d'onde revient à dire que *ce rejet est au service de la visibilité* de la lumière : elle serait invisible si un « oui » était donné à *toutes* les longueurs d'onde. Et le monde serait noir. Ce que je nomme en l'occurrence trou symbolique dans le réel, c'est par exemple la couleur verte, qui fait apparaître le brin d'herbe en faisant un trou dans le réel incolore et ténébreux.

Inversement, je nommerai trou réel dans le symbolique le pouvoir du brin d'herbe de dire à la lumière : « *Je crée un trou réel dans le flux de tes longueurs d'onde (flux symbolique) en rejetant certaines d'entre elles. En ne disant "oui" qu'à ton rouge et à ton jaune, je fais apparaître le vert auquel j'ai dit "non".* » Ainsi cette disparition réelle – trou réel – est-elle au service de l'apparition du trou symbolique que le vert creuse dans le réel.

La question que nous posons maintenant est celle-ci : quel rapport y a-t-il entre l'apparition du vert dans le réel et la disparition réelle du rouge et du jaune ? Cette apparition et cette disparition sont-elles dans un rapport duel ou bien y a-t-il entre elles un point tiers qui les met en rapport ? Autrement dit, y a-t-il un rapport, un contact entre le « oui » que le brin d'herbe donne au rouge qu'il intègre et le « non » qu'il donne au vert qu'il rejette ?

La réponse est non. Bien que le réel du brin d'herbe et le réel humain posent l'un et l'autre la dialectique de l'altérabilité et de l'inaltérabilité du réel (comme l'argile du potier, le brin d'herbe est à la fois altérable par le rouge qu'il absorbe et inaltérable par les longueurs d'onde vertes qu'il rejette), l'analogie entre le biologique et l'humain ne peut pas aller plus loin : c'est seulement avec l'apparition du sujet humain que peut se poser la question de la mise en contact du trou symbolique et du trou réel.

Nous reprenons donc encore une fois la problématique de la scansion posée par cette question : la poussée imprimée par la main du sculpteur à ce qui, de l'argile, se prête à être symbolisé et la contre-poussée par laquelle une part du réel argileux indique qu'elle reste vierge de toute efficacité symbolique signifient-elles que ces deux mouvements sont en présence l'un de l'autre dans un face-à-face interminable ?

Cette interrogation nous permet de revenir à la notion d'une *présence tierce* entre la poussée exercée par la main du potier et la contre-poussée qui, venant de l'argile, ne s'oppose au mouvement de la main du potier que pour l'inciter à confirmer encore et encore son travail de symbolisation. Ainsi sommes-nous progressivement conduits à reconnaître que la genèse du temps humain s'enracine dans la pulsation de cet « encore » et « encore » et est générée par le fait suivant : aussitôt que le potier a laissé sa trace dans l'argile, cette trace se trouve effacée.

La scansion par laquelle à une « trace de pas » succède « un pas de trace » renvoie à l'instant énigmatique que Freud décrit dans son ardoise magique – sans la théoriser – et où la trace écrite s'efface du fait d'une puissance de voilement : ce qui s'écrit contredit l'expérience de l'impossible (ce qui ne cesse pas de ne pas s'écrire[1]). Ce conflit est au cœur de tout acte humain véritable : non seulement il est au cœur de l'acte du potier dont la main est mise en mouvement par l'argile, qui lui dit : « *au-delà de ce que tu écris en moi je persiste à contester ta loi pour attester que reste en moi une part de loi non écrite* », mais il est aussi au cœur de l'acte tragique lui-même : Antigone n'est-elle pas celle qui, au dire d'Aristote, a une « divination » de l'existence d'une loi non écrite qui transcende la loi écrite de Créon ?

## Les coulisses et la scène
## « *Phusis philei kryptestaï* »

Ce conflit tragique entre *nomos* et *phusis*, entre ce que le mot peut nommer et ce que la *phusis* tend à voiler, est par ailleurs inhérent au dispositif théâtral de la tragédie : l'acteur qui entre en scène ne dévoile pas seulement sa présence, il dévoile aussi – s'il est un

1. Lacan propose de définir l'impossible comme « ce qui ne cesse pas de ne pas s'écrire ».

acteur véritable – par le fait même de sortir des coulisses que ce dévoilement n'est rendu possible que parce qu'à l'instant précédant son apparition il était voilé dans ce lieu de retrait, lieu d'invisibilité où il avait disparu.

La coexistence entre la scène – lieu d'apparition – et la coulisse – lieu de disparition – pose cette question : y a-t-il discontinuité ou continuité entre ces deux lieux ? Sont-ils dans un rapport dualiste ou bien sont-ils reliés par une présence tierce ? L'expérience de tout spectateur de théâtre permet de répondre à cette question : ce qu'a de profondément énigmatique la « présence » d'un grand acteur tient à ce qu'à travers sa façon d'être « là », sur scène, il introduit dans ce « là » la dimension de l'« ailleurs » d'où il a surgi. C'est parce qu'il nous fait le don de rendre visiblement présent le lieu invisible de la coulisse que nous lui sommes reconnaissants : le don qu'il nous fait, en rendant transmissible l'ailleurs dans l'ici, n'a pas de prix ; il nous rappelle qu'il y a une possible continuité entre ces deux termes – l'apparition et la disparition –, que nous appréhendons avec effroi quand nous les comprenons comme conflit irréductible de la vie et de la mort.

### « *Phusis philei kryptestaï* »

Héraclite, contemporain des premiers tragiques, est à ma connaissance celui qui conçoit le plus radicalement la pensée d'une tiercité dépassant le dualisme lié à la découverte présocratique de la différence ontologique entre l'être et l'étant. La solution qu'il propose dans la sentence 123 à ce conflit de l'apparition (*phusis*) et de la disparition (*kryptestaï*) est celle-ci : « *phusis philei kryptestaï* ».

Le livre magnifique que Pierre Hadot a récemment consacré à la traduction de cet aphorisme est d'une richesse inégalée. Il montre entre autres à quel point la traduction latine : « la nature aime à se voiler », en a amoindri la portée de façon considérable. En traduisant *phusis* par « la nature », Pierre Hadot met en évidence ce que le latin, par cette substantification, fait oublier : en l'occurrence que « *phusis* » n'est pas un substantif mais un verbe tendant à signifier ce qui croît, ce qui se dévoile, ce qui advient... Par le mot « *philei* » (amitié, amour), qu'il place entre ce qui tend à apparaître (*phusis*) et ce qui tend à disparaître (*kryptestai*), Héraclite introduit l'idée d'un point de vue tiers que Pierre Hadot propose de traduire ainsi : *il y a un même amour pour ce qui apparaît et ce qui disparaît.*

La notion de ce tiers médian ne semble pas présente dans le couple Éros, Thanatos que Freud a repris de son maître Empédocle. De fait, dans sa théorie de la pulsion de vie et de la pulsion de mort, Freud ne semble pas échapper au dualisme d'Empédocle, non plus que dans son commentaire – si génial soit-il – de l'observation de son petit-fils naissant au langage par les phonèmes « o-a » qui accompagnaient l'absence et la présence de la bobine avec laquelle il jouait, en la jetant et en la faisant revenir. Le dualisme « *fort-da* », en renvoyant à deux signifiés (absence-présence), est psychologiquement compréhensible mais ne rend pas compte de cette question : sur quel point d'appui signifiant peut se reposer la bobine disparue en coulisse pour réapparaître sur scène ? Comment ce qui croît peut-il naître ou renaître de ce qui décroît ?

Le simple dualisme qui oppose de façon discontinue l'apparition et la disparition ne suffit pas pour répondre à cette question, qui nécessite de concevoir une assistance tierce – symbolisée par le terme « *philei* » d'Héraclite – permettant d'introduire une continuité comparable à celle que nous avons décrite entre la scène et la coulisse : la « présence » de l'acteur est en effet pour nous la manifestation d'une même « amitié » pour la disparition (coulisse) que pour l'apparition sur scène.

Nous pouvons dire que, comparablement à l'acteur, la bobine qui se dévoile sur scène (*da*) ne peut s'y dévoiler qu'à partir d'un *continuum* tiers entre la coulisse où elle était voilée (*fort*) et le lieu scénique de son dévoilement. L'existence d'un tel *continuum* entre l'être et l'étant, conçu par Héraclite, ne l'a pas été par Platon, qui établissait de ce fait une métaphysique fondée sur un dualisme être/étant prêtant à la conséquence suivante : l'être ne se révèle dans l'apparence de l'étant qu'à travers un processus de décroissance, de dépérissement, de corruption conduisant nécessairement à considérer l'apparence avec suspicion ; l'apparence platonicienne en tant que « quasi-être » est désormais illusion trompeuse qu'il y a lieu de dénoncer.

Dans cette perspective, la clinique psychanalytique ne nous fait-elle pas quotidiennement reconnaître les effets persistants de notre héritage métaphysique qui dévalue métaphysiquement l'apparence : combien d'analysants ne nous disent-ils pas leur souffrance liée à la fragilité angoissante de l'image qu'ils offrent à leur semblable ? *Dès qu'on me regarde, j'ai l'impression qu'on me juge comme si j'étais un menteur, un mystificateur* ; ou encore : *dès qu'on me regarde, j'ai l'impression d'être transparent comme si je n'existais pas.*

Cette suspicion de non-existence ne concerne pas moins le moi que l'objet offert par le monde : n'est-il pas frappant à cet égard que l'existentialisme sartrien soit né d'une expérience de nausée induite, chez le héros de son livre *La Nausée*, par la rencontre d'un objet vécu comme déchet inexistant ? Ce qui octroie à l'objet cette dimension de déchet nauséeux, c'est l'expérience d'un « être là » qui, ne renvoyant à rien d'« autre » qu'à lui-même, est dépouillé de toute existence poétique outrepassant l'identité à soi-même. Ainsi, il ne me paraît pas excessif de dire que Sartre, tout en pensant renverser la conception métaphysique en affirmant que ce n'est pas l'essence qui précède l'existence mais l'existence, qui précède l'essence, demeure en fait captif de la vision métaphysique d'un dualisme où l'étant est déchu de toute continuité avec l'être.

### *Dionysos et l'au-delà du complexe d'Œdipe*

Il nous faut donc reconnaître que le point commun entre l'acte psychanalytique et l'acte artistique est de retrouver la dignité de l'étant et qu'à cet égard la psychanalyse est nécessairement ambivalente par rapport à l'héritage grec : autant elle marque sa défaveur envers la métaphysique qui considère que l'étant est indigne d'exister, autant elle marque sa faveur envers le tragique qui met en scène le surgissement de l'existence comme acte de l'acteur.

Par cet acte d'apparition *ex nihilo*, à partir des coulisses, l'acteur reproduit l'acte du dieu Dionysos qui donna le théâtre aux Athéniens : chaque année, il surgissait de cette coulisse qu'étaient les enfers avec sa suite de bacchants et de bacchantes, pour jaillir à la surface du sol athénien et se mêler, le temps de la fête, aux humains.

Une différence fondamentale entre Dionysos et les Olympiens tient à la façon dont ceux-ci rencontraient les mortels : le mouvement des Olympiens descendus de l'Olympe était dénué de ce caractère surgissant, bondissant, dansant, qui apprit à Nietzsche qu'il était possible de « penser avec les pieds », possible de cesser de raisonner pour « résonner ».

Il s'agit, pour nous psychanalystes, de dire en quoi le mouvement suscité en l'homme par Dionysos, l'enthousiasme (l'endieusement), est le type même du mouvement qui meut le processus analytique. Lacan fut ainsi conduit à reconnaître cette dette envers Dionysos quand il écrivit à ses collègues italiens : « Un analyste qui ne connaîtrait pas l'enthousiasme ne donnerait pas toutes ses chances à la psychanalyse. »

La façon dont se meut Dionysos a ceci d'unique que, tout en étant conduit à empiéter sur le territoire des Olympiens, il ne provoque pas pour autant de conflit avec eux. Pourquoi donc chacun des douze, qui ne cesse d'être en conflit avec les autres aussitôt que son territoire spécifique est empiété par l'autre, n'entre-t-il pas de la même façon en conflit avec Dionysos ?

Parce qu'étrangement Dionysos est toujours ailleurs, à côté, il se déplace dans un lieu où il n'y a pas d'affrontement possible puisque ce lieu est soustrait au découpage dualiste qui détermine les territoires sur lesquels règnent les dieux : Dionysos est en effet toujours dans l'entre-deux, entre la vie et la mort, entre les enfers et le sol terrestre, entre le ciel et l'océan, entre le masculin et le féminin, entre le chaud et le froid, entre le sec et l'humide, entre l'ailleurs et l'ici, entre le divin et l'humain (son père est le dieu Zeus, sa mère est Sémélé, une mortelle).

Si Dionysos a acquis cette place – qui, étant non définie, le voue à un déplacement infini –, c'est vraisemblablement parce que quelque chose d'unique – qu'on nomme génie grec – eut lieu en Grèce et, à ma connaissance, nulle part ailleurs : alors que toutes les conditions étaient réunies pour qu'éclate une guerre de religion quand, avec la victoire de Zeus, la religion olympienne du père se substitua à l'ancienne religion chtonienne régie par les valeurs maternelles autour de Gaïa, se produisit une révolution, la révolution dionysiaque, qui se solda non par l'apparition de soldats, mais par l'invention de nouveaux signifiants : la raison, les présocratiques, le théâtre tragique, soit bien autre chose qu'un compromis politique.

L'invention fut de taille : alors qu'une guerre de religion cesse généralement par la victoire de l'un des camps, qui crée les conditions d'un arrêt du conflit, celui qui opposa la nouvelle religion olympienne à l'ancienne n'eut pas de fin. Ce ne fut pas la disparition, mais la transposition de ce conflit qui fut extraordinairement fructueuse. Par la présentation et le déplacement de celui-ci, les Grecs inventèrent le conflit tragique du *nomos* et de la *phusis*, du chœur et de l'acteur, et, par l'intermédiaire des présocratiques, le conflit de l'être et de l'étant.

L'ancienne et la nouvelle religion cessèrent de s'affronter car une tierce solution était trouvée en la personne de Dionysos : sa place d'entre-deux le mit en position d'être le passeur de l'ancien dans le nouveau et du nouveau dans l'ancien.

Un exemple parmi d'autres montre comment l'antagonisme des deux religions fut transposé en un conflit laïque : l'invention du tribunal démocratique contemporain, du tribunal tragique, dans lequel le héros, soutenu par la loi non écrite, est mis en procès par le chœur, soutenu par le *nomos*.

## Le complexe d'Œdipe, pas assez complexe

Par conséquent, on peut penser que Freud aurait pu enrichir sa théorie de l'Œdipe s'il n'avait pas défini son Œdipe exclusivement à travers le mythe, mais à travers la structure tragique de la pièce de Sophocle. Prendre en charge le dispositif tragique – le héros parlant, d'une part, face au chœur chantant, d'autre part, face à la loi écrite de la cité – aurait pu pousser Freud à reconnaître un au-delà de ce qu'il nomma complexe d'Œdipe. Pourquoi ce « complexe » freudien limite-t-il le champ de l'expérience analytique ? Parce qu'il n'est pas assez complexe, parce qu'il se prive de la complexité de ce qui apparaît aussitôt qu'Œdipe ne renvoie pas seulement à son propre père – Laïos – mais à un autre ancêtre, autrement signifiant, qui est Dionysos, petit-fils de Cadmos, fondateur de Thèbes.

Ce qui apparaît, en effet, dès lors qu'Œdipe n'est pas seulement fils de son père, mais affilié à Dionysos, c'est qu'Œdipe est référable à un mythe et affilié à la structure intime du dispositif tragique, lequel ne put apparaître que dans l'évolution historique du retour dionysiaque. Lorsque les Athéniens assistaient à la représentation d'*Œdipe roi*, de Sophocle, Œdipe était avant tout pour eux un acteur tragique qui était sur scène.

En ne prenant pas en compte le fait que, de tous les personnages tragiques mis en scène par Eschyle, Sophocle ou Euripide, Œdipe était, pour les Grecs, le seul qui fût affilié à Dionysos, Freud laisse passer l'occasion de concevoir à quelle conséquence portait le fait de reconnaître qu'Œdipe était si spécifiquement lié au surgissement de cette étrange béance qu'était la scène, ce lieu vide apparu sur le sol grec le jour où l'acteur, se séparant du chœur dithyrambique, laissa éclore un trou laïque qui n'existait pas jusque-là.

Avant cette séparation – que les historiens attribuent à un certain Thespis –, le chœur originaire n'avait rien de tragique : il était constitué par l'assemblée des Corybantes qui, sous la direction d'un exarque, chantaient et dansaient la passion de Dionysos ; cette passion, qui célébrait rituellement la mort et la résurrection du dieu, faisait revivre l'originaire sacrifice de Diasparagmos, à travers lequel les premières bacchantes, mises en scène par Euripide, éprouvaient une extase mystique en incorporant les fragments d'un animal vivant qu'elles avaient mis à mort et qui symbolisait Dionysos enfant dilacéré par les Titans. Par cette extase, le chœur des bacchantes vivait la résurrection du dieu dans une fusion mystique à travers laquelle la multiplicité des bacchantes se résolvait en unité fusionnelle.

Au moment où les présocratiques commençaient à penser la question de l'un et du multiple, ce rituel nous montre le lien qu'il y avait dans le mouvement qui poussa les Grecs à découvrir ce qui était révélé par la dialectique de l'apparaître et du disparaître : d'un côté, les découvertes de la raison philosophique furent le fruit de cette méditation des présocratiques sur la *phusis*, de l'autre, le culte de Dionysos symbolisant l'apparaître et le disparaître ouvrait à la fréquentation d'un dieu qui n'était pas, comme les Olympiens, un dieu civique garantissant les contrats écrits, mais un dieu dont la fréquentation ouvrait à l'au-delà de la loi écrite de la cité : Dionysos, invoqué par Antigone lorsqu'elle s'autorisa à transgresser l'autorité de la loi de la cité.

## *Ce que Freud aurait pu apprendre de Dionysos*

Ce dieu aurait pu intéresser Freud, car il régnait sur le « *fort da* ». Comparablement à la bobine, il pouvait renaître de sa disparition, il était en même temps le dieu qui permettait de penser ce qui demeura toujours impensable pour Freud : la souffrance de la mère divisée par la castration symbolique.

En effet, le jour où Thespis eut l'idée d'attenter à l'unité mystique du chœur originaire en l'amputant d'un de ses membres, qu'il mit face au nouveau chœur, il créa le dispositif tragique qui obéissait à la logique dionysiaque : la disparition d'un élément du chœur était un acte qui faisait apparaître un trou réel dans le chœur, lequel, devenant incomplet, cessait de représenter la complétude maternelle sacrée.

Ce trou réel, en désacralisant le chœur mythique, introduisait dans l'espace grec la dimension laïque de la scène. Dès lors, l'arrivée de l'acteur sur cette scène était une apparition – qui commémorait la disparition – de la sacralité du chœur. Elle était celle de l'Hérétique, cause de la souffrance du chœur dont les lamentations renvoyaient, au-delà des péripéties de l'acteur, au fait que ledit chœur avait à jamais perdu sa complétude originaire. De ce fait, l'acteur était voué – comme tout hérétique – à la malédiction, il représentait à jamais pour le chœur – qui plus tard sera celui de l'Église chrétienne – la possibilité de perdre son unité. Il faut lire, à ce sujet, le *Manuel des inquisiteurs*, qui explicite en quoi l'acteur sera, pour l'inquisiteur, en même temps que la femme, la sorcière, le juif et l'hérésiarque, l'un des quatre hérétiques fondamentaux. L'hérésie de l'acteur est double, car elle conteste et le chœur et la loi écrite de la cité : elle cause la souffrance du chœur – que nous identifions à la souffrance maternelle marquée d'un (– 1) – et la colère de la loi écrite de la cité, que nous pouvons identifier à la colère du père symbolique causée par la transgression du fils.

Ce dispositif tragique structural outrepasse largement la question du désir incestueux d'Œdipe pour la mère et de son désir meurtrier pour le père : dans cette perspective, ce qui agit sur Œdipe, c'est, au-delà de ce que voit Freud, la structure même du symbolique en tant que symbolique habité d'une défaillance, d'un manque (que Lacan écrit A) qui divise et la mère en tant qu'incomplétée (souffrance du chœur) et le père en tant qu'efficacité de la loi écrite du *nomos* – garantie par Zeus – désormais prise en défaut par le surgissement d'un hérétique qui prétend s'autoriser de lui-même là où l'autorité ne fait plus foi.

La raison pour laquelle un « complexe de Dionysos » est infiniment plus riche pour la psychanalyse qu'un « complexe d'Œdipe » ne s'arrête pas là : le premier nous donne en effet l'occasion d'approfondir la question d'un type de désir que Freud n'eut pas l'occasion d'aborder. Je veux parler du désir enthousiasmant causé par Dionysos ; il mérite notre attention, car il ne s'agit pas d'un désir sexuel causé par un objet visible, mais d'un désir causé par l'audition du rythme : pour quelle raison, quand nous entendons pulser le rythme, le premier temps du tempo nous enthousiasme-t-il en se donnant et en se redonnant chaque fois comme pour la première fois ?

Comment se fait-il, en l'occurrence, que dans son concept de répétition Freud, en accentuant la dimension diabolique de la répétition du « même », ne perçoive pas la possibilité que celui-ci puisse se donner comme absolument nouveau ? Le rapport à un surgissement renouvelé du « nouveau », que nous avons saisi dans le regard étonné du nouveau-né sur le monde, nous pose encore une fois cette question : pourquoi le déjà-vu peut se donner comme un jamais-vu, et le déjà-entendu se donner comme inouï ?

Pour scruter de quoi est faite l'expérience qui nous offrirait un réel toujours nouveau, jamais monotone, nous pouvons nous tourner vers l'expérience de passage par laquelle le pas peut être détourné de la destination qui le porte à marcher dans une direction déterminée pour se métamorphoser en un pas privé de sens déterminé : le pas de danse. Que, par le pas de danse, nous soyons renvoyés encore une fois à ce dieu passeur qu'était Dionysos ne nous étonne qu'en partie : ce dieu qui ne passait chez les humains qu'après avoir surgi des enfers, qui ne réapparaissait à la vie qu'après avoir été porté disparu du fait du crime des Titans, n'avait-il pas transmis gratuitement aux hommes la possibilité de passer, par l'intermédiaire du pas de danse, au-delà du réellement symbolique, en direction du symboliquement réel ?

Je ne pense pas excessif de dire qu'à cet égard Freud, contrairement à Lacan, ne fut pas visité par l'enthousiasme dionysiaque. Sa méconnaissance de Nietzsche en est-elle une conséquence ? Rien ne nous permet de l'affirmer, mais ce qui est certain, c'est que l'explication de Freud pour rendre compte à Lou Andreas-Salomé de son pessimisme stoïque est logiquement compréhensible, mais trop logique : pour alléguer la raison de son pessimisme foncier, Freud met en avant le fait qu'il a perdu toutes ses illusions. Mais la question est celle-ci : le fait de perdre toute illusion justifie-t-il automatiquement le pessimisme ?

En l'espèce, une cure psychanalytique comme processus de deuil de l'illusion doit-elle conduire au pessimisme ? Qu'elle le puisse est tout à fait possible si, avec la chute du fantasme, disparaît la possibilité du désir. Mais cette chute de l'objet fantasmatique n'implique pas celle d'un autre type de désir : le désir qui est propre à l'enthousiasme. Celui-là est précisément un désir sans objet, ou plus exactement soutenu par cette pulsation temporelle qui peut être mise en jeu aussi bien par la vibration lumineuse que par le rythme de la musique qui appellent l'homme à danser.

Puisqu'une psychanalyse peut conduire à la rencontre d'un désir causé par un au-delà du fantasme sexuel, nous nous tournons maintenant – à travers une réflexion autour du pas de danse – vers une recherche sur la nature de la causalité la plus radicale du désir, que nous envisagerons comme l'énigmatique pulsation temporelle sur laquelle le sujet peut danser sa vie.

### *Pourquoi Dionysos danse-t-il ?*

Dionysos danse, c'est un fait. Mais pourquoi danse-t-il ? Répondre à cette question peut être pour nous d'un grand intérêt : saisir – comme Lacan tenta de le faire dans son séminaire *La Topologie et le Temps* – en quoi le surgissement du temps pourrait être l'effet de la structure topologique du sujet.

Ainsi ai-je essayé de montrer que la structure topologique du sujet renvoie à l'acte par lequel l'acteur tragique est structurellement divisé entre deux types de trous : il est à la fois celui qui est cause de la souffrance du chœur ayant perdu sa complétude depuis que l'acteur s'est séparé de lui et celui qui, comme Antigone – fille d'Œdipe –, s'expose à la colère de Créon en faisant valoir qu'au-delà de la loi écrite il affirme l'existence d'une loi non écrite dont il s'autorise.

Entre le trou dans le réel du chœur et le trou dessiné dans le symbolique de la loi écrite, le sujet est en déséquilibre : comment peut-il ne pas tomber, ne pas céder au vertige ? Choisira-t-il de maintenir cette impossible cohabitation à laquelle l'expose sa division ? Ou choisira-t-il, par l'intermédiaire d'un symptôme, de faire taire cette division en tentant d'abolir le conflit ? Le choix du symptôme lui offre plusieurs possibilités : l'une d'elles est de réduire au silence la souffrance traumatique de la mère en s'employant à se faire le « bouchon » du trou réel de la privation maternelle. De tels destins ne sont pas, comme l'apprend la psychanalyse, exceptionnels. Une autre possibilité offerte par le symptôme est d'abolir en lui – en devenant conforme à ce que l'autorité de la loi écrite attend de lui – tout désir de s'autoriser de lui-même.

Mais il existe un autre choix que celui du symptôme : le choix de maintenir vivante la division. Celui donc d'inventer son déplacement entre le trou dans le réel qu'il a produit en s'arrachant à la fusion maternelle et le trou dans le symbolique qu'il introduit dès lors qu'il s'autorise de lui-même.

Ce choix d'une telle possibilité de déplacement me paraît être celui de Dionysos en ce qu'il invente avec la danse un type de mouvement qui, par l'intermédiaire du rythme, et donc de la temporalité, permet de fréquenter ces deux trous. Lorsque le pied de Dionysos s'appuie sur la Terre Gaïa, ne détient-il pas le pouvoir de creuser un trou dans la surface de la terre *qui la métamorphose en scène* ? Inversement, quand il s'envole après avoir pris appui sur son pied, cela ne signifie-t-il pas qu'il est momentanément affranchi de toute loi et qu'il expérimente alors un trou dans le symbolique ?

Le fait que ces deux trous deviennent ainsi dialectisables tient à ce que leur mise en rapport crée un vide tiers où le dualisme (lamentation du chœur, colère de la loi écrite) se trouve transformé par la tragédie. Par l'apparition de ce vide médian tiers, le chœur – symbolisant l'ancienne religion chtonienne – peut être mis en rapport avec la loi du *nomos*, de telle sorte qu'il peut cesser d'être dans le rituel où il chantait et dansait pour accéder au *logos* promu par la nouvelle religion.

Inversement, la nouvelle religion, symbolisée par la victoire du *nomos*, parvient à faire une place à l'ancienne : la tragédie d'Eschyle *Les Euménides* met en scène, comme d'anciennes déesses, les Erinyes, qui consentent à renoncer à leurs privilèges ancestraux de déesses vengeresses dès lors qu'elles acceptent d'être nommées d'un nouveau nom : « Les Euménides – Les Bienveillantes », et d'être dorénavant logées dans une grotte d'où elles recevront la vénération des Athéniens.

Ainsi, Dionysos, faisant passer l'ancien dans le nouveau et le nouveau dans l'ancien, se tient dans un lieu

« entre deux » où ces deux « trous » – trou réel et trou symbolique – sont mis en continuité. Il nous faut ici dire en quoi consiste la différence entre le vide médian et les deux trous qu'il articule.

Elle tient en ceci : alors que le trou qui creuse le chœur archaïque implique un ascendant du symbolique sur le réel et que le trou apporté par la loi du *logos*, du fait de la reconnaissance des Erinyes, implique un ascendant possible du réel sur le symbolique, le trou médian qui articule l'un et l'autre se veut une intersection entre le réel et le symbolique qui n'implique ni l'ascendant du réel sur le symbolique ni l'ascendant du symbolique sur le réel : cette *équivalence entre réel et symbolique* est concevable par la notion déjà évoquée d'une *résonance silencieuse*, détentrice d'un pouvoir d'appel du sujet.

## Pourquoi l'homme danse-t-il ?

Je regarde quelqu'un marcher : sa façon d'avancer, décidée ou timide, me laisse percevoir qu'il sait où il va ; nous pressentons que le marcheur ne perd pas de vue le lieu de rendez-vous où il se rend et que ce lieu est suffisamment localisé pour n'être pas mystérieux. Toute autre est ma perception de l'homme qui danse : lui aussi va quelque part, mais il n'est pas guidé, comme le marcheur, par un point qu'il ne perd pas de vue, car s'il danse, c'est « à perte de vue » ; il est orienté par un point qui n'est pas visible, pas inscriptible dans l'espace à trois dimensions. Quel est ce point qui échappe à la visibilité topographique et oriente les mouvements du danseur ?

Cette nouvelle orientation peut être folle : elle casse les limites de la perspective, amène Fred Astaire à danser sur les murs et le plafond de sa chambre, élève Noureïev vers le ciel comme si, ayant perdu tout poids, il était affranchi des limites imposées par la pesanteur. Le pouvoir étonnant de ce point d'appel qui affranchit le danseur des limites de la loi (spatio-temporelle) et de la loi de la pesanteur tient à sa structure. Je propose d'appeler ce point mystérieux « point aleph », pour des raisons que j'expliciterai progressivement. Je m'en tiens provisoirement à faire remarquer que c'est sur l'aleph, première lettre de l'alphabet hébreu, lettre imprononçable qui incarne le mystère absolu, que Lacan s'est fondé pour nommer son objet *petit a*.

À quel mystère accède l'homme quand il est poussé à invoquer ce point aleph ? À celui de la fréquentation de cette quatrième dimension qu'est le *continuum* espace-temps. Qu'un savoir mathématique puisse rendre compte de ce *continuum* est avéré : Einstein l'a mis en équation. Mais il existe un autre type de savoir que je nommerais, pour l'instant, savoir dans le réel, qui donne, en devenant humain, la possibilité de procréer ce *continuum*. Un tel « savoir » se donnerait, comme je vais essayer de le montrer, par la particularité la plus originaire du signifiant se transmettant comme « scansion » rythmée.

Pour concevoir ce qu'est cette scansion que l'homme dansant va vivre dans la façon dont, successivement, il fera un premier pas le conduisant vers un deuxième appelant le retour du premier, il nous faut saisir une contradiction. Contradiction entre les discontinuités des pas exécutés et cet appel énigmatique et continu que le danseur reçoit : « Viens, adviens, danse ! »

### *Quel appel ?*

Le pouvoir que nous prêtons à ce point d'appel que nous avons nommé « point aleph » nous autorise à reconsidérer l'acte créateur du potier en posant cette question : comment considérer le vide qui est révélé par cet acte créateur ? Est-il l'effet de l'action de la main du potier sur l'argile ? l'effet de l'action propre à la part du réel argileux qui repousse l'action de la main ? Ou faut-il au contraire considérer que si la main révèle le vide c'est moins du fait de son action que de sa *réaction* à l'appel de ce vide structural qui, en poste de commande, lui demande silencieusement, comme il le demande au danseur, de venir à lui pour le laisser être.

La difficulté théorique posée par cet appel tient à ce qu'il est constant – il incarne cette poussée constante dont l'origine intriguait tellement Freud – et qu'il attend continûment de l'humain qu'il advienne dans le temps à travers la pulsation d'un mouvement discontinu. Nous repérons ce mouvement discontinu dans les à-coups successifs de la main du potier persistant à symboliser le réel qui résiste et dans les à-coups successifs des pieds du danseur agissant en deux temps : au temps d'appui sur le sol par lequel le pied, sur la scène, donne la poussée qui le fait s'envoler succède le second temps, où le corps, cessant d'être comparable à celui de l'oiseau affranchi de l'apesanteur, retombe sur le sol. Ce qu'il s'agit de penser est donc la question de cette articulation entre la manifestation de la poussée continue et l'apparition du discontinu.

### *Passage du continu au discontinu*

D'un point de vue phénoménologique, nous pouvons repérer ce passage de l'expérience du continu à celle du discontinu dans l'analyse de l'expérience vécue par le danseur. Dans un premier temps logique infinitésimal, il y a entre la musique et le corps humain qui la reçoit une rencontre vibratoire, une rencontre inaugurale ; là se produit une expérience de résonance qui subvertit radicalement la subjectivité : à l'instant où il entend sonner la musique, le sujet découvre qu'en fait ce n'est pas lui qui l'entend, mais elle qui l'entend. Qu'entend-elle ? Il ne saurait le dire, il ne sait qu'une chose : en lui résonne un réel dont il ne soupçonnait pas l'existence et qui soudain l'arrache au doute qu'il pouvait avoir sur sa réalité. Quand il cherchait jusque-là à s'assurer de cette existence en se disant : « Je pense, donc je suis », il découvrait avec angoisse que ce je pensant était en fait impuissant à lui transmettre la certitude d'un « je » d'existence.

Or, sans plus pouvoir penser, voilà qu'il fait l'expérience d'un réel dont il ne sait rien, qu'aucun auditeur humain n'a jamais entendu, mais qui devient soudain vivant car il est subitement entendu par cette auditrice qu'est la musique. Ce temps infinitésimal est celui d'une rencontre où le sujet fait une double expérience : la première face de cette expérience est celle où le sujet reçoit, de façon extatique, le renversement subjectif par lequel le « vide médian » qu'il incarne se fait reconnaître en résonnant silencieusement. Le second renversement se produit avec une transformation de l'appel transmis par la musique : alors que la première face de l'appel était « laisse être en toi la résonance du vide médian », la seconde face de l'appel est « convertis cette résonance en scansion ».

Dès lors, le sujet va s'arracher à l'instant d'immobilité extatique où lui fut révélée la dimension continue du réel et, ne pouvant littéralement plus tenir en place, il va se déplacer et entrer dans la scansion en inventant la danse.

Le rapport que nous voyons entre les notes de musique qui sonnent de façon discontinue et le « vide médian » qui résonne dans le sujet est suggéré par le fait que le corps humain est créé comme cet instrument de musique qu'est la flûte : la flûte laisse sonner les notes pour autant que le souffle transmis passe par les trous que les doigts du flûtiste ferment ou ouvrent. Mais les trous qui permettent l'apparition des notes sont sous l'ascendant du vide interne de l'instrument. C'est celui qui a fabriqué la flûte qui, comme le créateur du vase, a révélé, en le « laissant être », un vide qui peut résonner continûment avant de sonner de façon discontinue.

### *Révélation ou dévoilement du vide médian actif ?*

Le destin du « vide médian » actif est radicalement différent selon qu'il est porté à être révélé ou dévoilé. Pour situer la différence entre les deux termes, je dirai, en reprenant l'expérience du danseur, que la révélation tient à l'instant d'expérience extatique qui se produit quand le réel humain, dans ce qu'il a de plus mystérieux, se révèle dans un acte de résonance structurel anhistorique où est court-circuitée la dimension du temps historique et de la pensée. Inversement, je dirai qu'il y a dévoilement du « vide médian » quand celui-ci ne se transmet pas immédiatement dans une expérience mystique, mais de façon médiate, avec la dimension du temps qui commence à pulser selon la scansion « dévoilement du réel (– 1), voilement du symbolique (A) ».

C'est vers cette expérience de dévoilement que nous tournons maintenant notre regard. Pour m'aider à penser la façon dont le flux temporel s'incarne dans une scansion à trois temps – en tout cas sur notre planète –, je me fonde sur ce que peuvent nous apprendre les deux pieds du danseur : le premier s'appuie sur le sol pour s'envoler, le second retombe sur le sol de telle façon que cette retombée se convertisse (troisième temps) en nouvel envol.

Nous dirons que le trou fait par la pointe du pied sur le réel terrestre est un trou symbolique dans le réel qui détient le pouvoir de métamorphoser cette surface amorphe qu'est la terre en « scène » : s'il y a métamorphose d'un réel encore non humain en un « réel » humain transformé en scène, c'est que, par l'interpénétration de la pointe du pied et de la scène, ce point transmet au réel de la scène le flux continu dont il a reçu l'appel et qui l'a poussé, dans ce premier temps, à chercher l'appui d'une surface *attendant* d'être symboliquement trouée.

Cette attente signifie que le réel, en attente d'humanisation, n'a pas été trouvé passivement : il faut considérer que, si un signifiant a pu s'incarner dans le réel, c'est que celui-ci disposait du pouvoir de dire « oui » à cette inscription primordiale. Ce « oui » est l'acte le plus mystérieux qui soit, car la présence qui dit « oui » ne sait pas ce qu'elle fait en disant « oui » ; néanmoins, elle dit « oui ». En revanche, si par l'acte de forclusion elle dit « non », on peut dire qu'elle sait ce qu'elle fait :

le nourrisson qui refuse le sein ne signifie-t-il pas qu'il sait que le lait de ce signifiant est incomestible ?

## Pourquoi « *fiat lux* » ne traduit pas « *yehi or* » ?

Pour nous faire une idée du pouvoir du trou creusé par la pointe du pied, nous pouvons porter notre attention sur la signification de la lettre qu'utilise la langue hébraïque pour écrire, sous la forme du *iod*, l'inscription d'un simple point (.). La lettre *iod* a la spécificité d'être l'émergence du point infinitésimal intermédiaire entre le « il y a » et le « il n'y a pas » : il est le lieu le plus simple d'une tension entre une force d'expansion et une force de rétraction, que la kabbale a nommée *Tsimtsoum* pour évoquer le retrait du dieu divin.

Ce point est doué d'un pouvoir de métamorphose que Marc-Alain Ouaknin[1] – après les recherches de Kandinsky sur le point et la ligne – a mis en scène de façon passionnante : les aventures auxquelles donne lieu ce point dès qu'il se met en mouvement sont les aventures mêmes du processus de la création ; si ce point sort de lui-même en engendrant une droite verticale, il produit un trait – que Lacan nomme « trait unaire » et qui en hébreu se dit *vav* – dont la verticalité (pensons à l'échelle de Jacob) évoque la dimension éthique par laquelle le ciel et la terre peuvent être mis en rapport : ו.

Mais ce point peut continuer son aventure d'expansion et engendrer une droite horizontale, qui, elle,

1. M.-A. Ouaknin, *Concerto pour quatre consonnes sans voyelles*, Paris, Balland, 1991.

symbolise le rapport de l'homme à l'autre homme : la lettre judaïque *dalet* qui s'en déduit, associant verticalité et horizontalité, produit une surface qui peut engendrer, avec le concours du temps, la dimension de l'espace : ד.

Pour qui s'intéresse à l'enseignement de Lacan, il est frappant de reconnaître dans cette lettre *dalet* la préfiguration de ce que Lacan écrit comme schéma L. Cette transformation du point qui engendre verticalité et horizontalité nous intéresse pour aborder la façon dont le point creusé par la pointe du pied – agissant comme le stylet sur la cire vierge – transforme un réel amorphe et vierge dans cette nouveauté qu'est la scène : il y a scène, en effet, dès que la jambe du danseur – symbolisée par le trait unaire ou par le *vav* – peut se tenir dans sa verticalité parce qu'une surface plane (*dalet*) lui offre un support pour qu'il y ait point de contact.

La figure de ces trois éléments (le trou du *iod*, la surface du *dalet* et la jambe du *vav*) est d'une façon étonnante mise en scène par cette nouvelle lettre de l'alphabet hébreu : le *he* (ה). Nous allons voir en quoi l'engendrement du *vav* et du *he* par le *iod* concerne et notre recherche sur le rythme et celle de Lacan sur les Noms du Père : il se trouve en effet que l'écriture de l'imprononçable tétragramme est précisément écriture des quatre lettres suivantes : *iod-he-vav-he*.

Si nous revenons à la question du trou creusé par la pointe du pied, nous rencontrons l'idée d'un trou qui, n'existant pas de lui-même, demande à être procréé et la façon dont Lacan évoque cette procréation : relisant le troisième verset de la Genèse, *fiat lux,* Lacan propose de traduire par « *fiat* trou ». Il ressort de cette référence à l'hébreu *iod-he-iod or* traduite en latin par *fiat lux* que Lacan est passé à côté de quelque chose d'essentiel qui contrevient à la possibilité de penser la scansion. Le *fiat* latin donne en effet deux idées : d'une part, que ce qui surgit *ex nihilo* renverrait à un « être » de la lumière (lumière soit) et, d'autre part, que c'est d'un seul coup que surgit la « lumière ».

Or la référence à l'hébreu transmet une tout autre conception intraduisible par le latin : pour la pensée biblique, ce qui advient n'advient pas « d'un coup », comme un « être » achevé de pied en cap, mais à l'issue d'un devenir marqué par trois temps différentiables audibles dans *yehi or* ; ce n'est qu'après le temps du *iod* et du *he*, puis après celui du retour au *iod* qu'advient *or*, la « lumière ».

Qu'une scansion temporelle préside à l'apparition du trou évoqué par Lacan nous conduit à revenir sur cette originaire scansion par laquelle doit nécessairement passer le temps pour devenir rythme pulsionnel : cette pulsion s'incarnera dans le mouvement du danseur pour autant qu'il passera par le trou du « *iod* » (trou symbolique dans le réel) puis le temps du « *he* » (dont nous verrons qu'il est trou du réel dans le symbolique) pour revenir et recommencer un nouveau mouvement.

## *Les quatre temps logiques*

Ces temps logiques ne correspondent pas exactement au rythme sensoriel ; c'est ce qui fait la difficulté de leur abord. Avec le trou symbolique dans le réel qu'introduit, avec le temps du *iod*, la pointe du pied du danseur surgit ce lieu vide qu'est la scène : vacuité donnant l'occasion à un sujet d'apparaître avec une possibilité de liberté donnée par le fait qu'en l'absence de tout objet, de tout signifiant, il échappe au déterminisme. Dans cette suppression de tout déterminisme, la scène agit d'une façon qu'on pourrait qualifier de magique. Le sujet reçoit d'elle le pouvoir mystérieux d'être allégé d'un poids dont il ne sait pas se décharger par lui-même : par exemple, il peut, s'il est bègue, cesser de bégayer, s'il est accablé par le poids de son corps découvrir que celui-ci cesse de peser comme s'il avait acquis – sans que cela vienne de ses muscles – la possibilité d'oublier la pesanteur terrestre.

En fait, il ne s'agit pas tant d'un oubli que du pouvoir propre à la scène, une fois qu'elle est procréée par la *poussée* du pied, d'y répondre par une *contre-poussée* qui lui permet de soustraire le corps à la pesanteur et à la loi d'orientation spacio-temporelle. Nous pouvons comparer cet envol à la façon dont le surfeur glisse sur la vague : la surface de la vague est lieu d'un contact contradictoire entre le flux continu de l'eau et le pied du surfeur (via la planche) : contact contradictoire car le pied dit « oui » à l'énergie de la vague qu'il reçoit et en même temps dit « non » en la repoussant, de telle sorte qu'il est mis en mouvement et amené à glisser sur l'eau.

Le mouvement est ainsi le résultat d'un « oui, je reçois ton flux continu », qui se convertit en : « non, je repousse ce flux et cette repoussée m'amène à voler à la surface de la vague ». La conversion de cette poussée en contre-poussée est le fruit de deux mouvements élémentaires, la *Bejahung* et l'*Ausstossung*, par lesquels le sujet, en une pulsion originaire, dit à la fois « oui » et « non » au flux originaire continu.

Le non par lequel la surface de la vague, ou la surface de la scène, convertit la poussée qu'elle a reçue du pied en une contre-poussée a la particularité de n'être pas continu comme l'est la poussée du flux originaire : c'est un non transitoire discontinu qui ne dure qu'un temps ; la contre-poussée que le danseur reçoit de la scène dure tant que son envol n'est pas interrompu par un troisième temps, celui du retour de l'attraction terrestre, de la loi de la chute des corps. Sans ce troisième temps, le corps du danseur s'élèverait de façon continue en direction du ciel : il serait alors, tel Dionysos, soumis à l'ascension promise à un corps divin ou à un corps divinisé (Superman).

## *La genèse du continuum espace-temps*

Pour concevoir cette procréation humaine qui est celle du *continuum* espace-temps, je vais poursuivre et prolonger l'étude de cet étrange mouvement qui s'empare du corps humain quand il danse : c'est parce que je fais l'hypothèse que ce sur quoi danse le sujet est le mouvement intime qui donne naissance au *continuum* espace-temps que j'espère parvenir, en laissant la danse m'enseigner son art, à comprendre comment il est possible que le temps humain soit engendré dans son rapport à l'espace. Dans la mesure où le temps sera donné par l'apparition du rythme, je vais être conduit à dissocier les deux temps chronologiques audibles (1 et 2 et 1 et 2…) d'un certain nombre de temps logiques – inaudibles – qui me paraissent devoir être comptés jusqu'à 4.

Je vais ainsi essayer de montrer que ce que l'oreille entend comme le premier temps est déjà constitué de deux temps logiques agissant simultanément. Le temps du *iod*, créateur de la scène, et le temps du *he* comme effet du pouvoir acquis par la scène sur le sujet : pouvoir de le propulser vers le ciel. Le troisième temps logique sera celui par lequel le sujet cessera de voler pour amorcer son retour au sol, et le quatrième temps logique sera celui par lequel le pied du danseur retombé au sol convertira instantanément cette chute en nouvelle élévation marquant le retour du premier temps.

Chacun de ces quatre temps logiques seront commentés et situés par rapport à ce qu'ils doivent à Éros et à Thanatos. La première difficulté est de découvrir à quelle conséquence nous expose la possibilité de penser le trou creusé par la pointe du pied dans la scène, dès lors qu'il n'est pas seulement l'effet d'un trou précédé d'un *fiat*, mais l'effet d'un trou précédé par les deux lettres *iod* et *he* qui sont les deux premières lettres du verbe hébreu, prononcé en français, « i-é ».

Que l'hébreu ait eu l'intuition qu'une première scansion introduisait à la première création *ex nihilo* de la lumière nous invite, tout en différenciant l'action du *iod* et celle du *he*, à comprendre quel est le concours que l'une apporte à l'autre. Le *iod* renvoie à l'action la plus inaugurale par laquelle le signifiant, dans sa forme la plus élémentaire, la plus originaire, d'un point s'inscrivant dans un réel informe prend la forme de la scène du fait d'être trouée (.). La lettre *he* (הּ), quant à elle, doit être comprise comme effet de l'aventure du point dont le mouvement temporel engendre la verticalité, l'horizontalité et l'espace troué. Cet espace troué par le *iod* va se donner comme lieu manifestant un pouvoir profondément étonnant.

Avant même de savoir en quoi consiste ce pouvoir sur le danseur, nous sommes avertis par différents témoignages : celui qui bégaie ne cesse-t-il pas de bégayer dès qu'il est sur scène ? Celui qui se trouve lourdaud ne devient-il pas léger ? L'acquisition de cette légèreté me permet d'entrer dans l'essence de ce qui est en jeu. Dès que le pied a imprimé son empreinte sur le sol transformé en scène, le réel de cette scène informée par le pied réagit de façon comparable à l'argile informée par la main du sculpteur ; le réel argileux dispose d'un double pouvoir contradictoire : d'une part, il offre à la main du sculpteur la possibilité de lui donner la forme d'un vase dévoilant l'existence d'un vide ; d'autre part, il apprend à la main du sculpteur qu'elle n'est pas toute-puissante.

Pourquoi en effet ne fait-elle pas tout ce qu'elle veut ? Parce que le réel argileux dispose du pouvoir énigmatique de garder en lui un *reste vierge*, une réserve de résistance sur laquelle le pouvoir symbolique de la main rencontre la limite de sa possibilité ; tout se passe comme si au pouvoir du symbolique disant : « Par moi, le vide *cesse de ne pas s'écrire* », répondait le pouvoir du réel signifiant : « Par moi, *il ne cesse pas de ne pas s'écrire* ».

De la même façon qu'intervient un point où le réel argileux détient le pouvoir de repousser la poussée de la main du sculpteur, la scène, une fois qu'elle a pris forme sous la poussée du danseur, détient le pouvoir de manifester sa résistance au pouvoir du signifiant : « Maintenant je cesse de dire "oui" à ta poussée symbolisante et je te repousse. » Dans ce « non » qui succède au « oui » – ou qui agit synchroniquement avec lui –, nous reconnaissons l'action étrange d'un « non » qui n'est pas – comme le déni ou la dénégation – un adversaire du « oui », mais au contraire un ami du « oui » concourant à son action.

Pourquoi l'acte de repousser le pied du danseur est-il au service du « oui » que la scène, en consentant à être trouée d'un *iod*, a tout d'abord donné à ce pied ? Parce que, au moment précis où le pied exerce une poussée sur la scène, il va en même temps recevoir une contre-poussée de la scène qui, comme si elle était devenue élastique, impulsait au corps un mouvement exactement inverse de celui de la pesanteur : par ce renversement, le sujet est soustrait à la loi de la chute des corps et exposé à s'envoler comme si la contre-poussée qu'il recevait de la scène l'incitait à devenir transitoirement un oiseau.

Je dirai de cette contre-poussée qu'elle est la manifestation d'un retournement pulsionnel : retournement d'une situation où à l'ascendant du *iod* sur le réel succède une situation où le réel de la scène prend l'ascendant sur le symbolique. Dans cette succession nous repérons cette scansion élémentaire dans laquelle la langue hébraïque suggère l'existence de deux temps primordiaux, le temps du *iod* et le temps du *he*, par lesquels la poussée du pied sur la scène, en se convertissant en contre-poussée de la scène sur le pied, impulse au corps un mouvement ascensionnel.

On pourrait comparer cette mise en mouvement à ce qui meut le surfeur sur sa vague : comme le danseur qui reçoit un flux pulsionnel continu trouvant son inscription par le pied, le surfeur reçoit de la vague un flux continu auquel il dit : « Oui, tu t'incarneras en moi par l'intermédiaire de mon pied ». Mais ce « oui » est associé à un « non » par lequel la vague repousse le pied. C'est la conjonction de ce « oui » et de ce « non » qui produit le mouvement de glisse, effet de l'amitié, en somme, entre un « oui » et un « non ».

## *Éros et Thanatos au cœur de la sublimation*

Le mouvement ascensionnel qu'expérimente le danseur pendant un temps éphémère tient à ce qu'il est soustrait à deux aspects du déterminisme : d'une part, il échappe à la loi de la pesanteur ; d'autre part, le lieu qu'il est conduit à fréquenter en s'élevant vers le ciel est un lieu qui, étant l'effet de l'ascendant du réel sur le symbolique, n'est plus structuré par la loi symbolique de l'orientation spatio-temporelle : au sein de ce lieu vide de détermination symbolique le sujet est conduit à toucher, dans une rupture brutale, l'expérience de l'indéterminé, qui est une expérience de liberté offrant une ouverture qui pourrait être folle, mais qui ne l'est pas, vers l'infini. Ce rapport à l'infini est rendu possible par le fait que le réel ne cesse d'abolir la loi écrite – y compris la loi scientifique de la chute des corps – en signifiant que, de façon infinie, « ça ne cesse pas de ne pas s'écrire ». Cette mise en rapport soudaine, brutale, fulgurante avec l'impossible me paraît rendre compte de l'expérience du sublime, expérience d'un absolu « en comparaison de quoi – dira Kant – tout le reste est petit »[1].

Cette expérience – qui est peut-être ce que la langue nomme miracle – serait folle en effet si le réel avait le dernier mot et n'était pas limité par le retour du

---

1. Je voudrais citer ici quelques lignes du livre magnifique de Baldine Saint Girons, *Fiat Lux*, consacré au repérage du sublime dans la peinture européenne : « [...] la conscience du sublime suppose l'irruption d'un "hors temps" [...] il fond sur nous, nous ravit et nous fuit [...] il assigne à un processus de conversion [...] engendre une rupture qui nous arrache à la société pour établir dans le sensible un axe vertical [...] tout se passe comme s'il présentait même l'absolu » (Paris, Quai Voltaire, 1993, p. 29-30).

signifiant par lequel la loi cesse de ne pas s'écrire. Sans ce retour de la loi, le corps continuerait à s'élever et s'offrirait au destin des dieux qui montent au ciel ou à celui des anges.

C'est parce que l'envol du danseur n'est pas l'envol de l'ange que nous rencontrons ce que je nommerai le troisième temps logique du mouvement : c'est le moment où le corps, en redevenant corps biologique pesant, cesse de n'être plus un corps angélique miraculeusement soustrait au déterminisme de la loi. Je propose de comprendre le temps par lequel le danseur va amorcer sa retombée sur le sol comme le temps où, soustrait au pouvoir de la scène, il retombe sous la coupe d'Éros.

Alors que j'attribue à Thanatos le pouvoir d'introduire le trou fondateur de la scène qui *déconstruira* le corps humain en le métamorphosant en oiseau, j'attribue à Éros, comparablement à Empédocle, le pouvoir de s'opposer à la déconstruction d'une forme pour *reconstruire la forme perdue*. Ainsi, le couple Éros-Thanatos serait le conflit qui donne lieu aux deux temps audibles du rythme : dans le premier temps, Thanatos, en creusant – par exemple avec le pied – un trou symbolique dans le réel, donne au danseur l'occasion de surgir *ex nihilo* de façon illimitée, comme Dionysos surgissant du trou infernal.

Dans un deuxième temps, Éros rappelle au danseur qu'il n'est pas Dionysos et que son corps n'est *pas seulement sublime*, mais aussi humain, et en tant que tel voué à la loi humaine commune : il est un corps pourvu d'une forme finie, d'un poids déterminé convié à retomber sur terre. Mais Éros n'est pas un dieu qui aime les trous : pour lui, le sol sur lequel retombera le danseur *n'est pas la scène, c'est Gaïa*, la déesse-mère, dont la sainteté implique qu'elle ne soit pas profanée par le trou laïque qu'est celui de la scène. C'est ainsi que, lorsque le danseur cesse son envol pour retomber sous la coupe d'Éros, la surface sur laquelle il va retomber ne sera plus la scène (qui, elle, est sous la coupe de Thanatos), car elle sera redevenue Gaïa, la terre sacrée qui a momentanément oublié la profanation faite par le trou de la scène. C'est dire qu'il appartiendra au danseur, lorsque son pied entrera une nouvelle fois en contact avec Gaïa, de la profaner à nouveau en créant avec la pointe de son pied le trou symbolique dans le réel divin qui redonnera vie à la scène.

C'est dans ce retour où, une nouvelle fois, la pointe du pied va procréer le trou du *iod* que je repère le quatrième temps logique, qui est non pas retour répétitif du premier temps, mais recommencement de la création du premier temps du temps – celle, selon moi, de *la condition de possibilité de la sublimation.* Recommencement littéralement écrit dans le verbe biblique *yehi or*, lequel fait entendre à travers la pulsation de trois lettres, *iod-he-iod*, le retour du *iod* : la pulsation implique que le commencement du rythme originaire (*iod-he*) ne cesse de recommencer, car le *iod* ne cesse de revenir.

## *L'ouïr mystique*

Lorsque, entendant le swing d'une musique de jazz, nous sommes poussés à danser, il semble évident que la pulsation de nos pieds répond à la pulsation audible de la section rythmique. Mais cette évidence est évidée si nous posons cette question : et si le rythme de ladite section n'était agissant que parce qu'il réveillait les (redonnait vie aux) quatre temps logiques du rythme interne qui, selon moi, nous habitent depuis que le signifiant originaire s'est inscrit dans notre corps.

Qu'il soit possible d'entendre de façon non sensorielle (pensons à la danse des sourds) ce rythme interne nous amène à faire l'hypothèse d'une audition qui, ne passant pas par la sensibilité auditive, pourrait être nommée « audition spirituelle ». En réfléchissant, au début de ce chapitre, sur ce qui conditionne l'humeur des hommes, nous étions déjà conduits à remarquer que cette humeur était d'autant plus joyeuse que le temps passait vite, comme si le rythme de notre tambour intérieur battait sur un tempo rapide ; et, inversement, notre humeur devenait plus triste à mesure que le rythme de notre tambour intérieur ralentissait, au point de nous donner le sentiment que le temps ne passait plus.

L'existence de la mélancolie et du syndrome de Cotard[1] nous autorise à faire l'hypothèse d'une possible forclusion de la pulsation interne du temps. Si tel est le cas, sur quoi porte la forclusion ? Sur l'inscription du signifiant originaire qui est source du flux continu pulsionnel ? Ou sur le fait que ce flux continu est conduit à se convertir en séquences discontinues ?

Certaines expériences mystiques semblent témoigner de la possibilité d'une « audition spirituelle » du flux continu signifiant ou, au contraire, du rythme discontinu qui apparaît avec le *iod-he-iod*. Dans le premier cas, l'expérience mystique se traduit par un état d'extase vécu dans l'immobilité du corps. Dans le second cas – en particulier dans la mystique soufie –,

1. Évoqué *supra*, p. 31-32.

l'audition spirituelle (dite *Sama*) plonge l'âme dans une ivresse s'exprimant par une mise en mouvement du corps, lequel, en dansant, célèbre l'ouïr du verbe divin créateur qui ne cesserait de résonner dans sa création.

Je cite à cet égard ce commentaire de l'ethnomusicologue Jean During[1], qui a voué plusieurs études à la question du *Sama* : « Le principe du Sama est la jouissance de l'injonction du verbe créateur ; ce verbe consiste en ce qu'il a été dit au monde : “soit !” et qu'il fut. La première chose qui parvient aux êtres est la jouissance de cette parole : lorsque les êtres sont à l'écoute, le “Sama” devient une nourriture […] ». Quand j'évoquais la forclusion de l'audition spirituelle du tambour intérieur à laquelle l'état mélancolique du syndrome de Cotard peut renvoyer, ne s'agissait-il pas d'une forclusion de ce à quoi renvoie le *Sama* ?

Dès lors, comment la psychanalyse, qui agit par le mot, doit-elle interpréter le témoignage des ethnomusicologues qui nous apprennent que c'est par l'intermédiaire du son et du rythme des tambours que le chamane parvient à guérir l'homme en état de possession délirante ? La psychanalyse, qui reconnaît l'impuissance du mot à soustraire, grâce à l'interprétation, le mélancolique à son délire, n'a-t-elle pas à se poser la question suivante : *si le mot ne détient pas le pouvoir d'exercer une réversibilité sur ce qui a été forclos, comment rendre compte du fait qu'un son rythmé dispose de ce pouvoir* ?

Cette question d'un tel « ouïr mystique » se retrouve dans d'autres traditions que le soufisme. Un livre mériterait d'expliquer comment chaque culture lui répond. Pythagore, par son ouïr mystique de la « musique des

1. J. During, *Musique et Extase*, Paris, Albin Michel, 1988.

sphères », nous a transmis l'existence de cette musique céleste silencieuse qui, pour le christianisme, inspirait le chant des anges. Pour les Amérindiens tels que les Iroquois, le monde ne tenait sa consistance que de la « voix » de la nature – l'*orenda* –, qui, par l'intermédiaire des plantes, des rochers, du vent, des animaux, disait une vérité sans qu'elle soit, comme pour le monothéisme, révélée par une parole.

Au sujet de cette question de la révélation du monothéisme, il importe de relever que le judaïsme, avant le soufisme, avait fait l'expérience d'une révélation silencieuse : le peuple juif avait reçu la lettre *aleph*, que j'ai été conduit à évoquer comme « point *aleph* » transmettant un appel silencieux continu auquel le danseur répond par la discontinuité de son pas.

Si *aleph* est silencieux, c'est qu'il n'est pas dicible, mais il est « dire » d'une vérité sans parole, signifiant « le vide cesse de ne pas s'écrire ». L'*aleph* prend vie en tant que première lettre qui révèle le tétragramme au Sinaï. Alors que le premier commandement est un simple dire, par lequel une voix se fait entendre et fait entendre qui elle est, la deuxième parole introduit la dimension de l'interdire en disant qui elle n'est pas : « Tu n'auras pas d'autres dieux devant ma face. »

Cette double présentation de Dieu par lui-même, sous ces deux formes que sont l'affirmation et la négation, est interprétée par la tradition kabbaliste comme l'effet de la structure de l'esprit humain, qui, ne pouvant concevoir l'unité primordiale, serait voué à penser dans la dualité. C'est ainsi qu'Elija de Vilna, commentant le psaume 62 : « Dieu a prononcé une seule parole et moi j'en ai entendu deux », propose de comprendre qu'en réalité les deux premiers commandements du Sinaï ont été prononcés en une parole unique[1].

Dans cette perspective, Rabbi Menahem Mendel de Rymanow – l'un des maîtres du hassidisme du XIXe siècle – a prolongé le commentaire d'Elija de Vilna en suggérant que les Hébreux n'auraient même pas entendu directement les deux premières paroles. Tout ce qu'ils auraient entendu serait l'*aleph* initial du premier mot du premier commandement : *Anochi* (je). Idée, donc, d'une révélation purement mystique qui aurait donné le transcendant au peuple hébreu par le son d'une voyelle imprononçable transmettant un sens infini, dénué de toute signification spécifique.

S'il existe – pour employer une expression de Freud – une perception endopsychique qui nous transmet une « claire audience » nous ouvrant à l'ouïr de la pulsation du temps, il faut cesser de parler de la disposition mystique dont seraient pourvus certains êtres très particuliers : comme M. Jourdain qui ne savait pas qu'il parlait en prose, M. Tout-le-Monde ne sait pas que, *s'il résonne à la musique et à son rythme, c'est parce qu'il est capable, sans le savoir, de dire « oui » sans raisonner. Résonner sans raisonner est l'acte mystique par excellence.*

1. Voir A. Steinsaltz, J. Eisenberg, *Le Chandelier d'or*, Lagrasse, Verdier, 1988, p. 238 *et sq.* La métaphore paternelle originaire s'inscrit selon une double inscription. Elle est production d'un « dire » – je suis ce que je suis – qui implique un « interdire », lequel est d'emblée l'interdit de l'inceste : « Tu n'auras cet autre dieu immanent qu'est la divinité maternelle. »

# 2

# L'INTERRUPTION DE LA QUESTION ET DE L'APPEL : LE TRAUMATISME

Pour aborder cette expérience inintelligible nommée « traumatisme », commençons par nous interroger : pourquoi l'homme est-il traumatisable ? Et pourquoi demeure-t-il à jamais traumatisable ? Si, en effet, l'expérience traumatique est l'expérience d'une déchéance où l'humain est voué à découvrir qu'il peut choir comme un déchet radicalement désubjectivé, la question est de savoir pourquoi la langue dispose de certains mots tels que « pisseux, merdeux, morveux », doués du pouvoir de réduire le sujet à un déchet désigné comme « pisse, merde ou morve ».

Je pars donc de l'idée que la langue dispose d'un savoir sur le fait qu'un sujet peut cesser d'ex-sulter (sauter en dehors de soi) si tant est qu'il peut être in-sulté (sauter en dedans de soi). Dans la mesure où j'ai supposé – en m'appuyant sur la métaphore de la danse – que le mouvement le plus originaire poussant le sujet à entrer dans la vie renvoyait à cet acte d'ex-sultation par lequel le sujet originaire danse sur la scansion originaire, je suis conduit à interpréter l'expérience traumatique comme l'entrée dans un monde devenu brutalement « immonde » parce que radicalement inhospitalier à l'appel de la scansion, à l'appel du *continuum* espace-temps où peut résonner le rythme de la vie.

Nous comprenons l'aptitude de l'inconscient humain à être traumatisable par le fait que la consistance maternelle s'effondre, alors que préalablement le sujet a fait l'assomption, par l'intermédiaire du rythme qui scande, d'un réel transcendé sur lequel il danse avant de pouvoir parler : c'est parce qu'il y a primordialement l'appel de l'Un que *dans l'après-coup peut apparaître la signification traumatique du – 1.*

Mais ce n'est pas parce que l'Un, rendu transmissible par la musique, introduit à la possibilité de signification du traumatisme qu'il permet de résoudre l'épreuve traumatique : pour que le sujet puisse sortir du traumatisme dans lequel il est entré, il faut une tout autre dimension que celle de la musique, à savoir celle de la *parole* qui *seule peut prendre en charge le traumatisme.* Ainsi musique et parole s'opposent-elles : la première donne accès à l'entrée dans le traumatisme, la seconde donne accès à sa sortie.

D'une certaine façon, la musique est une consolatrice hypocrite. Elle est la grande consolatrice, parce que, sous son pouvoir, en rencontrant un Autre fiable, présent au rendez-vous, l'homme oublie la dimension traumatique de l'Autre absent au rendez-vous. Mais c'est une consolatrice contradictoire puisque c'est par son entremise que l'absence prend sens. La contradiction tient à la différence de structure de l'absence à laquelle le sujet est introduit, d'un côté par la musique, de l'autre par le traumatisme : alors que par la musique le sujet est amené à découvrir l'absence *de* l'Autre, qui, pour revenir, s'absente rythmiquement, par le traumatisme le sujet est conduit à rencontrer l'absence *dans* l'Autre.

La musique prépare à penser une absence réversible située dans la diachronie temporelle, alors que le traumatisme introduit à une absence synchronique, irréversible en tant qu'elle n'est pas inscrite dans la pulsation temporelle. À cet égard, le vrai traumatisme n'est pas l'absence *de* la mère, mais l'absence *dans* la mère.

La reconnaissance de la privation maternelle est en effet la reconnaissance de ce que, différemment de la présence *de* son corps, l'absence *dans* son corps transmet simultanément un enchevêtrement chaotique de présence et d'absence. De la même façon qu'avant l'acte de séparation des ténèbres et de la lumière[1] existait entre elles un état d'indistinction où l'on peut dire que la lumière était « enténébrée », on peut dire qu'avec le trauma est introduite une caducité de la loi symbolique qui, en cessant de régir un monde où présence et absence sont séparées, laisse surgir le règne de l'immonde où présence et absence sont indistinguées.

Cet ascendant que le règne indistinct du réel prend sur la loi symbolique de la distinction fait que le sujet traumatisé, cessant d'être soutenu par la loi symbolique, choit hors du symbolique tel cet étron dont l'« homme aux loups » fait l'expérience, selon un processus d'expulsion dont le retentissement subjectif est, au dire de Freud, une expérience de « mortification[2] » du sujet.

1. Genèse I, 4.
2. S. Freud, *Études sur l'hystérie*, trad. française de J. Breuer, Paris, PUF, 1967, p. 5.

Alors que, face à l'absence de la mère, l'enfant n'est pas absolument sans recours du fait qu'il peut crier, appeler « au secours » pour la faire revenir, il est au contraire, dans la confrontation au trou réel de la privation maternelle, privé de tout recours à la parole. L'état de stupeur silencieuse dont l'expérience analytique nous fait part est questionnante : comment devons-nous comprendre le silence auquel est réduit le sujet « troumatisé » ? De quoi est fait ce silence absolu auquel est renvoyé l'*infans*, qui, dans l'expérience traumatique, ne crie pas, n'appelle pas au secours pour autant qu'il est alors réduit à n'être qu'un pur regard fasciné et silencieux ?

Je fais l'hypothèse que ce qui induit un tel regard est l'expérience du monstre dont l'essence est d'incarner la cause d'un silence horrifiant. Pourquoi horrifiant ? Parce que ce n'est pas un silence comme les autres, ce n'est pas un silence qui succède à une parole, qui tend à démontrer que la parole a pris fin, c'est un silence qui montre monstrueusement ce qu'André Neher nomme « le silence plus silencieux que le silence ».

Ce silence de silence est littéralement le sentiment d'effroi dont témoigne le psaume XXII, quand le psalmiste s'écrie (verset 3) : « La nuit, pour moi, point de silence. » À travers l'expression « *lô dùmya* », celui-ci évoque l'expérience d'un « non-silence » de Dieu ; l'étrangeté de cette expérience tient à ce qu'il pourrait y avoir un « non-silence » qui ne serait pas parole. Comme le remarque Neher[1] : « Si la négation de la parole – la non-parole –, c'est le silence, le non-silence

1. A. Neher, *L'Exil de la parole. Du silence biblique au silence d'Auschwitz*, Paris, Seuil, 1970, p. 75

n'est pas automatiquement ni nécessairement la parole. Ce non-silence, c'est un silence plus silencieux que le silence. »

À l'inverse, le silence de la « nature » n'est-il pas ce silence éloquent qui ne parvient pas à oublier l'énonciation de la parole originaire *fiat lux*, en tant qu'elle continue à retentir ? Les poèmes que la nature silencieuse dicte au poète n'en sont-ils pas le témoignage ? Si le « *fiat* trou » continue à résonner dans le silence de la nature, c'est que ce silence n'est pas le silence qui le précédait, mais celui qui lui a succédé : alors que le silence précédant la création renvoie au *ex nihilo* de l'incréé, le silence lui succédant est l'effet d'une création par laquelle le silence n'est pas négativement défini comme non-parole, mais positivement définissable comme lieu d'habitation pour la parole. C'est parce qu'il est habité que le silence s'entend. C'est parce qu'elle nous parle silencieusement que la nature nous transmet une interprétation pacifiante du sens de son silence.

À l'inverse, par le silence absolu du monstre[1] nous sommes renvoyés à ce réel qui en nous n'existe pas puisqu'il a été soustrait au pouvoir de la lumière, car le silence du monstre ne se laisse sentir que dans les ténèbres où il rôde.

Quelle issue donnerons-nous à notre compagnonnage avec ce jumeau monstrueux qu'est un certain réel ? Le monstre détient le pouvoir de nous renvoyer à ce lieu d'être où règne un silence absolu. Il est le témoin du fait que, dans le dire créateur par lequel a surgi un « *fiat* trou » originaire, se sont produits, dès

1. A. Didier-Weill, *Les Trois Temps de la loi*, Paris, Seuil, 1995, p. 55.

l'origine, une réussite symbolique et un ratage : cette demi-réussite est l'effet de ce que le dire originel ne peut être qu'un mi-dire dans lequel s'énoncent conjointement tant un bien-dire attestant l'existence du monde qu'un mal-dire cause de cet immonde qui ne cessera plus jamais de contester que le monde puisse avoir un sens.

Comment se traduit phénoménologiquement l'emprise qu'a sur le sujet le silence absolu auquel il est renvoyé par le monstre ? Par le fait qu'à l'instant du face-à-face avec lui le sujet ne se conduit pas comme le fait la Belle avec la Bête : si, en effet, il pouvait parler à cette Bête, elle cesserait – comme le raconte d'ailleurs le conte – d'être Bête pour recouvrer sa forme humaine. Ce qui traduit peut-être le plus éloquemment le fait que, devant le silence absolu du monstre, le sujet ne dispose plus de la parole, c'est qu'il se manifeste dans le seul acte vocal qui reste à sa disposition : le hurlement. Le hurlement est en effet cette vibration sonore la plus simple qui tente non pas de rompre le silence, mais précisément de le faire entendre ; il permet de faire entendre qu'un tel silence hurle de douleur.

Cette douleur de ne pas pouvoir sortir de soi-même n'est-elle pas l'effet de la part du signifiant qui, restant inexorablement en souffrance, condamne la part maudite du sujet à demeurer en exil dans un lieu inhospitalier à la parole ? Silence si absolu que, de ce lieu, le sujet ne dispose pas même du pouvoir d'appeler au secours. Pouvoir faire appel à ce recours qu'est le symbolique impliquerait en effet la manifestation d'une présence qui ne peut appeler que parce qu'elle-même a déjà été appelée à être : nous pouvons supposer que, dans l'appel inaugural adressé au sujet, quelque chose fonctionne comme un mauvais appel, un appel maléfique comparable au sort jeté par la mauvaise fée au nourrisson dans son berceau et qui produit une forclusion, cause d'une part d'incréé dans le sujet.

Du fait de ce sortilège originaire, le sujet est renvoyé en lui à un point de forclusion où il n'y a pas eu création de représentations inconscientes ; c'est de ce lieu où il ne peut pas avoir de pensée inconsciente qu'il apprend, par la présence même du monstre, que celle-ci se donne à lui dénuée de re-présence : parce que non représenté, non représentable, le monstre se spécifie, en tant que réel, par le fait de transmettre sa présence non par l'intermédiaire d'une pensée inconsciente, mais de ce que Freud nomme « perception interne[1] ».

Par cette « perception interne » le sujet accédant au réel sans médiation signifiante fait l'expérience mortifère du monde d'iniquité, qui est un monde sans loi, dépourvu de ce signifiant de l'altérité qui, s'interposant entre le sujet et le réel, a pour effet d'interdire au réel de s'offrir à la perception interne du sujet en ne lui permettant que d'être symbolisé dans un dire.

Il y a une énigme dans l'interdit symbolique : s'il est suffisamment efficace pour permettre au sujet de vivre dans un monde qui ne soit par perpétuellement envahi par l'immonde, comment devons-nous comprendre le fait que le pouvoir de cet interdit soit si limité puisqu'il suffit, par exemple, du retour de l'obscurité pour qu'apparaissent ces angoisses nocturnes dans lesquelles l'enfant « sent » la proximité du monstre qui pourrait le « toucher » ?

1. Par exemple, S. Freud, *Totem et Tabou*, trad. française de S. Jankélévitch, Paris, Payot, coll. « Petite bibliothèque Payot », 1965, p. 82.

Cette horreur d'être touché – retour dans le réel de la « perception interne » –, en nous renvoyant au surgissement de la prohibition tabou du contact, nous pose cette question : quelle différence fondamentale y a-t-il entre la prohibition induite par l'interdit et celle induite par le tabou ?

Pour l'instant, nous comprenons cette différence comme liée au fait structural de l'interdit qui, en tant que mi-dire, mi-interdire, ne peut prendre en charge la symbolisation de « tout » le réel ; c'est ainsi, selon nous, que ce qui a été soustrait au pouvoir symbolisant de l'interdit revient dans le réel comme part maudite intouchable : cette prohibition du contact de l'impur est dès lors, au point où l'interdit fait défaut, l'ultime barrière que le tabou dresse contre le réel. Mais elle est éminemment fragile, car le tabou, contrairement à l'interdit qui est dit « distincteur », est fondamentalement silencieux, de telle sorte que, si la loi symbolique *précède* clairement l'infraction, le tabou ne se manifeste silencieusement qu'*après* l'infraction : le fait qu'il se venge alors, en donnant parfois la mort, sans procédure judiciaire, sans instruction symbolique, nous introduit au cœur même de la possibilité de comprendre ce qu'est le pouvoir mortifère du réel.

Pourquoi le tabou du toucher expose-t-il à la mort s'il est violé ? Parce qu'en l'absence d'interdit, s'il y a contact entre le sujet et le réel, une opération complexe se produit qui fait apparaître que le réel, en tant que forclos du symbolique, ne connaît pas la signification de la limite humaine octroyée par la loi. Si la confusion des limites qui est montrée par le monstre – dans la mesure où sa monstruosité est monstration d'une immixtion de l'informe dans la forme humaine – est à ce point menaçante pour le sujet, c'est qu'elle rappelle qu'il y a dans la limite humaine une porosité essentielle, une déficience, par laquelle à la discontinuité instaurée en lui par la loi symbolique peut se substituer une mise en continuité et que, par ce biais, l'inhumain peut s'emparer de ce qui, en lui, est humain.

À cet égard, qu'est-ce qui nous horrifie tout spécialement si l'humain se transforme en inhumain, si l'homme se transforme en loup-garou ? C'est le spectacle d'un processus qui nous montre une lutte intérieure où la frontière humaine résiste, pendant un certain temps, à l'assaut interne d'une force anonyme[1] la poussant à renoncer à ce qu'elle est, pour laisser progressivement place à la nouvelle frontière de la bestialité. Ce qui est effrayant, ce n'est pas la substitution finale de la forme stable d'un loup à la forme humaine, c'est le travail de métamorphose qui s'est opéré sous nos yeux et qui a fait de nous les témoins d'une sorte d'hésitation entre la décision humaine de persévérer en direction de l'humain et la décision anonyme d'aller vers l'inhumain.

## Les trois temps de Thanatos

Y a-t-il un rapport pensable entre le trou du « troumatisme » et celui du « *fiat* trou » ? Dans la mesure où le « *fiat* trou » évoque un trou qui est l'effet de l'action d'un verbe (le *fiat* latin ou le *yehi* hébreu), comment devons-nous penser le trou du troumatisme qui ne serait pas l'effet du verbe ? Serait-il possible que le réel

1. Force que nous pouvons identifier à l'« il y a » de Levinas.

humain conjugue le paradoxe d'être à la fois ce qui échoie au verbe et ce qui en déchoie ?

Qu'il y ait une dialectique – voire une amitié – entre la poussée qui tend à faire apparaître et celle qui tend à faire disparaître, la façon dont Freud veut hériter les poussées qu'Empédocle nomme Éros et Thanatos nous a donné l'occasion d'en convenir. Cependant, si ces deux forces, dans leur évolution dialectique, nous permettent de penser, d'une part, l'entrée dans le traumatisme et, d'autre part, la sortie du trauma, quelque chose demeure insondable : en quoi consiste l'action de Thanatos quand il agit seul, sans aucun rapport avec Éros ?

Pour tenter d'expliciter cette énigme, je m'appuierai sur les premiers versets de la Genèse, qui nous permettent de différencier trois signifiants renvoyant à trois types de trous de structures différentes : il s'agit, en l'occurrence, des trois signifiants « abîme – ténèbres – nuit » qui, d'après le récit, ont chacun des destins différents. Les signifiants abîme et ténèbres apparaissent dans le deuxième verset : « Or la terre n'était que tohu-bohu, des ténèbres couvraient la face de l'abîme et le souffle d'Eloïm planait sur la surface des eaux. »

Point fondamental, les versets suivants ne mentionnent plus le signifiant abîme mais reprennent le signifiant ténèbres, une deuxième fois dans le verset quatre et une troisième fois dans le verset cinq. Le verset quatre nous dit : « Dieu vit que la lumière était bonne et il sépara la lumière des ténèbres. » Et le verset cinq : « Dieu appela la lumière jour et les ténèbres il les appela nuit. »

Abîme et ténèbres incarnent des types de trous qui sont différenciables par le fait que le destin de ténèbres est d'échoir à la nomination « nuit », tandis qu'abîme présente un type de trou qui défie toute possibilité de nomination, comme si le verbe divin lui-même était abîmé, troué en lui-même d'un abîme le privant de toute possibilité de pouvoir nommer. Quand à la nomination de « ténèbres » en « nuit », elle ne survient qu'après la séparation de la lumière et des ténèbres : nous sommes donc conduits à reconnaître qu'il existe un temps logique préliminaire où lumière et ténèbres sont indistinctement mélangées, de telle sorte qu'il est possible en ce point d'évoquer l'oxymoron : « lumière enténébrée ».

Une telle indistinction, une telle confusion du « il y a » et du « il n'y a pas » m'apparaît correspondre à ce que nous avons reconnu dans l'expérience troumatique où l'*infans* est fasciné par le corps de la mère qui se montre monstrueusement comme lieu d'indistinction sur lequel le symbolique n'a pas encore agi en transformant le trou réel de la privation en « *fiat* trou » symbolique.

Dès lors, nous pouvons distinguer trois types de silences radicalement différents : le silence des ténèbres m'apparaît être le silence troumatique que revit l'enfant dans ses terreurs nocturnes, où il sent, sans le voir, la présence du monstre. Je dirai de ce silence qu'il est un silence fait d'angoisse, pour autant que l'angoisse est attente de quelque chose. Attente de quoi ? Attente que puisse cesser la dimension non temporelle, non historique des ténèbres, afin que puisse advenir la « nuit », c'est-à-dire un type d'obscurité qui entrera dans la « pulsatilité »[1] rythmique du temps : la nuit ne prend sens que de son alternance avec le jour. Nous observons, à cet égard, que souvent les angoisses nocturnes

1. J'entends par « pulsatilité » l'aptitude à la pulsation.

de l'enfant cessent quand il parvient à concevoir que l'obscurité dans laquelle il est n'est pas celle des ténèbres intemporelles, mais celle de la nuit qui n'a qu'un temps.

Dans cette perspective, je dirai que le silence des ténèbres n'est pas un silence absolument désespéré, car, du fait de leur primordiale indistinction avec la lumière demeure en elles un lieu qui, n'étant pas radicalement inhospitalier à la lumière, peut laisser espérer l'apparition du jour et du rythme jour-nuit.

L'acquisition de ce rythme, dans lequel Thanatos et Éros sont articulés, nous permet d'évoquer ce qui est nécessaire à la sortie des ténèbres traumatiques : le fait que « ténèbres » puisse être appelé « nuit » signifie que la façon dont Thanatos a expulsé une part de la lumière n'est pas une expulsion aussi radicale que celle de la *Verwerfung* (forclusion), qui est une expulsion sans espoir de retour. Le fait que, dans certains textes – par exemple la dénégation –, Freud utilise le terme « *werfen* » plutôt que « *Verwerfung* » est peut-être l'indication de l'existence d'un type d'expulsion qui n'est pas dénué d'espoir de retour.

Mais nous ne dirons pas la même chose du type d'expulsion du signifiant utilisé par Thanatos pour laisser être l'« abîme ». Ce « laisser être » de l'abîme ne manifeste-t-il pas l'intuition par laquelle la Bible suppose que, dans l'instant même où Elohim se met à créer le ciel et la terre, il ne commence pas par l'octroi d'une forme mais par l'expulsion de toute forme (tohu-bohu), et surtout par une expulsion de son propre verbe qui, sous le nom d'abîme, laisse être un trou radicalement différent du « *fiat* trou » du troisième verset ? Alors que le verbe *fiat* procrée un trou symbolique dans le réel, l'abîme n'est pas l'effet de l'action du verbe, mais l'effet d'une inaction à laquelle est voué le verbe en tant que forclos par Thanatos.

Une telle forclusion du verbe par lui-même est-elle à l'origine de l'intuition kabbalistique du *tsimtsoum*, où le créateur s'abolit pour laisser une place habitable pour l'homme ? Cela n'est pas certain : en effet, le vide laissé par le *tsimtsoum* est un vide vivant habitable par l'homme, tandis que l'abîme lié à la forclusion n'est porteur d'aucune promesse de vie. Il y aurait promesse si ce vide, comparablement à celui de la coulisse de théâtre, était articulable à Éros.

Or il semble que, si « abîme » demeure innommé par Dieu quand Il nomme sa création, c'est peut-être qu'il est innommable par Dieu lui-même. À cet égard, il désignerait sans doute le point où la création attestée par le verbe est à jamais contestée, mise à mal, par la face la plus sombre de Thanatos.

Par « face la plus sombre » j'évoque ce que devient le pouvoir de Thanatos quand son action radicalement dissociée de celle d'Éros renvoie à l'action de ce « Dieu obscur » réclamant le sacrifice du langage, c'est-à-dire le sacrifice de ce qui fait que l'homme peut devenir homme. Un tel sacrifice peut se produire dans des cas singuliers où le sujet est conduit à ne pas pouvoir dire « oui » au verbe fondateur. Mais, bien au-delà d'une forclusion génératrice de psychose, il se peut qu'un tel sacrifice du langage se produise non pas parce que le sujet n'a pas pu dire « oui » au langage, mais parce que le sujet n'a pas pu dire « non » à la fascination induite par la monstration monstrueuse du sacrifice au Dieu obscur.

L'expérience de la Seconde Guerre mondiale, qui nous a appris que des millions de sujets pouvaient être fascinables par la monstration de ce sacrifice du langage, nous instruit de ceci : si le sacrifice du langage peut être cause de fascination, c'est que l'homme peut être tenté par l'acte de forclore la cause de sa propre humanité. Tout se passe comme si, ayant connu l'expérience du traumatisme, l'homme consentait à être tenté de revenir à un point de néantisation allant beaucoup plus loin que celui de l'expérience des ténèbres, qui, comme nous l'avons vu, n'est pas radicalement désespérée puisqu'elles ne sont pas structurellement inhospitalières à la lumière.

Beaucoup plus loin, donc, en direction d'un abîme où s'est abîmée à jamais la possibilité même d'une étincelle de lumière.

Thanatos désire-t-il quelque chose ?

Je dirai que, quand il fait régner les ténèbres (*werfen*) et disparaître la visibilité des formes et l'audibilité du rythme, il appelle le retour et le concours d'Éros pour que puissent réapparaître des rythmes audibles et des formes visibles. Mais quand il se manifeste comme le dieu obscur qui requiert le sacrifice d'Éros et du langage, que désire-t-il ?

## 3

# LA RÉAPPARITION DE LA QUESTION : LE SIGNIFIANT SIDÉRANT

Je me suis appuyé sur l'expérience de la danse pour montrer que la conquête de la scansion signifiante était fondatrice du temps et que le fondement de l'expérience traumatique était lié à une brutale interruption du temps et de la scansion.

Quand le sujet fait l'expérience du traumatisme, il ne peut pas sortir seul, avec ses propres moyens, de la prison dans laquelle il a été enfermé : une clef signifiante doit lui être souverainement apportée pour qu'il retrouve la possibilité de se déplacer ; il s'agira alors d'un nouveau type de déplacement requérant non plus la scansion du rythme musical, mais une scansion d'une autre structure : celle de la parole. Ce déplacement est rendu possible par le signifiant sidérant qui dispose du pouvoir d'indiquer qu'il existe un « ailleurs » vers lequel aller pour quitter la prison mortifère de la scène traumatique.

En vérité, cette quête de « l'ailleurs » manifeste que l'homme pouvait ne pas être satisfait par tout ce que la nature mettait à sa disposition : dès l'origine de l'histoire, les hommes ont agi comme s'ils étaient en quête d'un « ailleurs » dont ne disposait pas ce qui était « ici ».

## L'ailleurs et la « *dritte Person* »

### *L'ailleurs*

Il n'est peut-être pas impossible d'imaginer qu'une telle quête ait été au principe du mouvement qui, un jour, arrachant les premiers hommes du sol, d'où leur parvenaient les odeurs de nourriture, leur fit relever la tête, voir l'horizon et marcher vers lui. Avec la perspective d'un ailleurs géographique apparaît l'idée d'un possible déplacement qui les en rapprocherait. Cette recherche d'un horizon lointain qui cherche à s'assouvir dans l'aventure du voyage nous indique déjà que ce désir du lointain – visant, comme tel, quelque chose d'inappropriable et qui recule – est en opposition radicale avec le désir de l'objet appropriable voulu par le moi. Le moi n'est pas seulement un propriétaire acharné, comme Harpagon avec sa cassette, il est tout aussi acharné à nier l'existence d'un réel inappropriable qu'aucune cassette ne saurait contenir.

La résistance au réel fait de lui, comme le découvre la psychanalyse, le résistant radical à l'appel que le sujet reçoit du signifiant. La modalité qui exprime ce résistant est la dénégation, laquelle, avec l'aide de la censure, tend à s'opposer à la manifestation du symbolique, de cette tierce personne qui se révèle au moment de la joie éprouvée par un sujet, quand un signifiant nouveau chargé d'esprit parvient à dissoudre la censure et la dénégation.

Cette joie où s'expérimente, dans l'étincelle du rire, l'ouverture à ce que la signifiance acquiert d'infini quand, avec la sidération, tous les signifiés s'écroulent met en évidence qu'au fond de lui l'homme désire cette rencontre avec cet ailleurs qu'est l'illimité, mais que ce désir, le plus souvent, reste en panne, refoulé, laissant cours à cette plainte dépressive : « Pourquoi ne trouvé-je pas le goût de vivre ? Je sens que, malgré tous ceux qui m'entourent, ma famille, mes amis, mon travail, ma voiture, mes décorations, rien ne m'intéresse. Je sens que je rêve d'autre chose, d'un « ailleurs » que je ne trouve pas ici ! » La question est celle-ci : si cet « ailleurs » supposé existe, pourquoi est-il si difficile à rencontrer ?

Surgit ici une difficulté : si la résistance propre au moi était abolie, l'accès à l'ailleurs serait-il automatiquement accessible ? Non : le réel ne se situe pas derrière un voile qu'il suffirait de déchirer pour qu'il se révèle ; si l'ailleurs est voilé, ce n'est pas parce qu'il est derrière le voile, c'est parce qu'il est ici, dans la visibilité même du voile. Il est si près que sa présence – telle la « lettre volée » d'Edgar Poe – peut être invisible : pourquoi le regard est-il ainsi déchiré entre sa capacité de regarder l'ailleurs quand il est au loin – par exemple l'azur – et son incapacité de le voir quand il est si proche ? Dès lors, nous pouvons nous demander où commence la proximité qui cause la cécité.

N'est-ce pas contre cette cécité commune qu'intervient le regard du peintre ? Ce regard n'a-t-il pas pour effet de signifier à la dimension invisible de l'ailleurs : « Viens ! Rends-toi visible ! » ? Que signifie ce « Viens ! », sinon l'expression même de la quête inassouvissable par laquelle l'amant est tourné vers l'aimée : elle est inassouvissable car, si elle était assouvie par l'effective venue de l'aimé, la quête d'amour s'épuiserait aussitôt. Comment est-il possible que ce « Viens » adressé à l'aimée puisse ne pas cesser lorsqu'elle est venue ? À quelle condition pourrais-je continuer de demander à l'Autre de « venir » dès lors qu'il est effectivement venu ? Si je continue à le faire, est-ce parce que je signifie à l'Autre qu'en fait, malgré les apparences, il n'est pas venu ?

Non : il est bel et bien venu, mais dans ce qui est venu avec lui persiste « quelque chose », un reste que lui seul – car il est unique – me transmet et qui est précisément l'« ailleurs ». Si j'aime cet Autre et si je continue à pouvoir lui dire « Viens », bien qu'il soit venu, c'est dans la mesure où sa présence me donne ce qu'elle n'a pas : ce qui la dépasse et qu'elle me passe comme tel, comme un excès dont l'accès est insaisissable, quand bien même nous nous étreignions. Cet excès insaisissable pour la pensée est le point d'impensable par lequel l'aimée conjoint le paradoxe d'être l'être que je connais le mieux tout en étant le plus mystérieux. À cet égard, que lui dis-je par « Viens ! » si ce n'est : « Laisse venir à moi ton mystère, donne-moi ce que je ne peux pas connaître de toi mais seulement reconnaître » ?

D'où cette question : pourquoi aimé-je ainsi le mystère dans ce qu'il a de radicalement étonnant ? Pourquoi le contact avec ce trou dans le savoir me transmet-il un sentiment d'élargissement qui illumine le sens du mot « liberté » ? N'y a-t-il pas, dans le moment même où je me rapproche indéfiniment de l'aimée, un instant unique dans lequel je perçois que le mouvement infini qui me rapproche d'elle rencontre le mouvement infini par lequel son mystère fait qu'en même temps elle s'éloigne infiniment ? N'est-ce pas la perception de ce mouvement doublement infini qui me transmet l'existence d'un lieu qui, n'étant plus régi par le déterminisme du fini, me donne l'occasion de fréquenter l'« ailleurs » du déterminisme ?

L'accessibilité de cet « ailleurs » où « souffle l'air du grand large[1] », l'air du non-encore-devenu, n'est-elle pas ce qui peut permettre à un sujet de respirer le parfum de la liberté quand bien même celle-ci aurait déserté les lieux ? D'où vient, par exemple, que cette jeune femme, Etty Hillesum, plongée dans l'enfer des camps nazis, soit parvenue envers et contre tout, en dépit de l'appareil de destruction qui l'entourait, à témoigner de ce que son existence n'était pas uniquement celle d'une victime survivant au jour le jour, mais aussi celle d'une vivante dont le regard pouvait voir que, au-delà des barbelés, au-delà de la finitude de son peuple promis à la mort, il existait un « ailleurs », un lieu d'infinitude – la vastitude de l'azur, l'éclat d'une fleur – auquel elle pouvait dire « oui » ?

L'acquiescement à cet au-delà signifie qu'elle n'était pas réduite à ce à quoi son moi était assigné par la persécution, qu'il y avait un « ailleurs » qui échappait à la réalité historique de la persécution, un « ailleurs » d'où elle devenait étrangère à la révolte, à l'abattement, à la résignation, d'où elle ne répondait pas à la peur par la peur, à la haine par la haine ; sa liberté était de pouvoir affirmer que son intégrité psychique n'était pas détruite par la persécution, elle lui laissait la possibilité d'écrire ceci : « Je suis auprès des affamés, des persécutés, des mourants, mais *je suis aussi*[2] près du jasmin et de cette part de ciel bleu derrière ma fenêtre [...] j'ai une

1. Catherine Millot, *La Vie parfaite*, Paris, Gallimard, 2006.
2. Souligné par nous.

certitude : je trouve la vie belle, digne d'être vécue et riche de sens en dépit de tout. »

Les quatre mots que je retiens sont ceux-ci : « *mais je suis aussi* ». En effet, en disant qu'elle est auprès des mourants « mais aussi » près du jasmin, elle témoigne que la réalité de la persécution n'est ni niée, ni déniée, ni forclose par elle, mais qu'elle n'envahit pas tout puisqu'elle laisse *place* à un *déplacement* vers autre chose, en l'occurrence la couleur du ciel ou celle d'une fleur. Toute la question est là : d'où vient cette capacité à creuser, à procréer cette place qui laisse possible le surgissement de la vie ?

Cette capacité d'altérer la réalité en y introduisant cet « alter » absolu qu'est l'au-delà de la réalité ressortit à cet exploit psychique consistant à se déplacer, par l'action de la sublimation, au-delà des limites du principe de plaisir, « sub-limites », vers cette autre place, vers ce *trou réel dans le symbolique* que nous nommons pour l'instant l'« ailleurs ».

### *La* « dritte Person »

L'analysant qui est sur le divan découvre une chose à laquelle il ne s'attendait pas nécessairement. S'il continue à espérer que cesse la douleur infligée par son symptôme, cet espoir évoluera, s'orientera autrement, en lui révélant qu'est née en lui une espérance nouvelle, celle d'une rencontre avec l'ailleurs, avec une personne autre qu'il n'avait jamais rencontrée ou qu'il pense n'avoir jamais rencontrée.

Il n'a pas tort d'attendre ainsi que cette personne supposée, qui n'est ni celle de son analyste ni celle de ses imagos, puisse exister réellement : Freud a souligné le fait qu'elle était tierce en la baptisant « *dritte Person* ». Par cette fonction tierce est introduit ce qui est entre « le réel et l'inconscient » : une articulation entre le réel et le symbolique rendue possible par le temps de trouvaille d'un signifiant spécial.

Il faut beaucoup d'*adresse* à l'analyste, et de chance, pour trouver l'*adresse* du lieu où est située cette *dritte Person* (un des noms de l'inconscient). Pour parvenir à s'*adresser* à elle, il ne suffit pas de l'appeler ou de la prier de bien vouloir sortir de sa retraite. À l'instar du producteur d'un mot d'esprit, il faut inventer : si proche soit-elle, la *dritte Person* est lointaine et d'un accès difficile ; le moi, en effet, ne veut rien savoir d'elle et dispose, par l'entremise de son pouvoir dénégatif, des moyens nécessaires pour la rendre le plus inaccessible possible.

L'analogie entre un mot d'esprit et une interprétation analytique est indéniable et pose la question de ce qui est suscité dans le sujet quand s'ouvre en lui la dimension de « l'ailleurs ». Quiconque fait l'expérience du rire – ou du fou rire – causé par un mot d'esprit sait qu'à cet instant s'est ouverte une rencontre avec un réel inoubliable : bien que cette rencontre soit éminemment fugitive, elle a laissé entrevoir au sujet que certaines de ses aspirations, dont la réalité lui a appris qu'il lui fallait généralement y renoncer – soif de liberté, soif de certitude, soif d'ailleurs, soif de nouveauté absolue –, renvoyaient à un impossible qui étrangement pouvait – fût-ce une seconde – cesser d'être impossible.

Le mystère du rire tient en effet à ce qu'il se déploie dans un temps où jaillit une jubilation liée au fait qu'il dit « oui » à quelque chose dont il ne sait strictement rien. Il sait seulement qu'a travers ce « oui » il a touché du doigt une certitude dépourvue de toute logique, mais il n'a aucun doute sur ce qui l'a fait rire ; aucun doute sur le fait qu'il a « touché » un lieu où peut souffler l'esprit du grand large, l'esprit de la liberté. Avant d'essayer de rendre compte théoriquement de cet « ailleurs » que Freud nomme « l'incompréhensible, le mystérieux, l'énigmatique », je me propose d'approfondir le processus qui met en jeu la sidération par un mot d'esprit.

## Freud et le mot d'esprit sidérant

Parmi les nombreuses histoires juives que Freud citait dans son livre sur le mot d'esprit, je choisis une de celles qu'il plaçait sous la rubrique « histoires absurdes ». L'« ab-surdité » n'est-elle pas une voie nous permettant d'entendre ce qui peut nous arriver si nous sortons de notre « surdité » ?

L'histoire est celle-ci : « Un prétendant, fort désagréablement surpris de la fiancée qu'on lui présente, prend le marieur à part et se plaint à son oreille : — Pourquoi m'avoir amené ici, lui reproche-t-il, elle est naine ! — Elle te coûtera moins cher à habiller. — Elle est bossue ! — Les hommes ne la regarderont pas. — Elle est borgne ! — Elle ne regardera pas les hommes. — Elle est… — Tu peux parler à haute voix, interrompt le marieur, elle est également sourde[1]. »

Nous pouvons supposer que si nous rions en entendant le mot de la fin, c'est que nous l'entendons comme une interprétation faite par le marieur au

1. À cette histoire, citée dans *Les Trois Temps de la loi* (*op. cit.*, p. 117), je donne ici un tout autre développement.

demandeur : « Par l'absurdité (*ab-surditas*) de ma réponse je viens de te révéler, en te réveillant, de quelle surdité tu étais atteint : réalises-tu que, lorsque tu me demandais de te donner un objet désirable, tu étais sourd au véritable appel de ton désir ? » Pourquoi cette question dispose-t-elle du pouvoir sidérant de laisser le demandeur bouche bée, incapable de dire un mot de plus ? Parce qu'il vient de réaliser, de façon foudroyante, qu'il y a en lui *une présence qui reconnaît la justesse* de l'interprétation, mais il ne comprend pas en quoi consiste ce qu'il a reconnu.

Tout se passe comme s'il était conduit à se détourner brutalement de la question qu'il ne cessait de poser – « où est l'objet de mes rêves ? » – pour laisser place au surgissement d'une tout autre question – « où suis-je ? » : question portant non plus sur l'objet, mais sur le sujet qu'il ne savait pas être. Si cette question le laisse bouche bée, c'est qu'il en reconnaît la justesse et qu'en même temps il ne connaît rien du sujet supposé par la question « où est le sujet ? »

Cette reconnaissance sans connaissance spécifie ce qui est mis en acte par la sidération : en reconnaissant l'existence d'un réel dont il n'est pas connaissant, il découvre une modalité de non-savoir qui est autre chose que l'ignorance. Alors que l'ignorance est ce que le sujet n'a pas encore appris, le non-savoir révélé par la sidération ne concerne pas ce qui n'est pas encore su, mais ce qui ne sera jamais su : le mystère même par lequel le « *fiat* trou » a créé une aptitude à ne rien savoir d'un mystère qui n'a pas été créé une fois pour toutes par le refoulement originaire. C'est un mystère qui se recrée avec chaque expérience de sidération et dont la proximité arrache le sujet à son innocence. En croyant, innocemment, que l'objet de son désir était l'objet de son fantasme, il ne savait pas deux choses : d'une part, que cet objet avait pour fonction de boucher l'ouverture ouverte par le « *fiat* trou » ; d'autre part, que cette ouverture pouvait être cause d'un désir, que nous nommerons « désir x » afin d'indiquer l'énigme d'un désir sans objet.

Pour mesurer l'intensité de la rupture subjective produite par l'apparition du rire, il faut comprendre qu'avant le temps de cette rupture rien ne disposait le demandeur à rire : on peut en effet supposer que, se découvrant trompé, le demandeur devait être vert de rage. La tromperie du marieur n'est pas apparue uniquement quand la porte de la promise s'est ouverte sur une naine bossue, mais aussi dans son discours, puisqu'il ne cache pas sa mauvaise foi et qu'en plus il en rajoute : quand le demandeur lui dit « elle est naine ! », il n'hésite pas à répondre sans rougir « elle te coûtera moins cher à habiller ». Et quand le demandeur dit « elle est bossue ! », il répond « les hommes ne la regarderont pas ». On imagine la rage grandissante du demandeur : le marieur confirme non seulement sa tromperie, mais aussi le fait qu'il ment éhontément. À l'exclamation « elle est borgne ! », il répond toujours aussi impunément « elle ne regardera pas les hommes ».

Nous pouvons toutefois supposer qu'à ce moment du dialogue le demandeur doit être divisé entre deux mouvements : un mouvement de rage que le sujet trompé peut éprouver envers son trompeur, mais aussi un mouvement d'étonnement devant le fait que le marieur ne semble pas troublé par la preuve patente de son mensonge.

L'expérience ne nous apprend-elle pas que, lorsqu'un menteur est pris la main dans le sac, en général il rougit de honte, il bafouille et cherche à se justifier ? Pourquoi ? Parce qu'il y a chez le sujet quelque chose qui l'incite à trouver insupportable le fait d'être soupçonné : quelque chose de tellement insupportable qu'un enfant, soupçonné à tort de vol par son professeur, peut être conduit à s'accuser malgré son innocence, afin de n'être plus soupçonné.

Toujours est-il que le marieur ne donne pas prise à ce genre de chose ; il supporte sans ciller de passer pour trompeur. Est-ce pour cette raison que le demandeur reste là, sans faire demi-tour, comme si quelque chose le retenait dans une étrange hésitation ? Et si, malgré toutes les apparences, le marieur n'était pas le trompeur absolu ? En instillant le doute, cette question incite aussi à ne pas céder à l'impatience d'une rupture. Cette possibilité de patience n'est pas étrangère à ce que découvre parfois le patient en analyse, qui, dans certains moments de transfert négatif, peut être conduit à douter de l'analyste : il peut arriver au patient, s'il juge que sa demande n'est pas prise au sérieux, de s'estimer trompé et de se séparer de celui qui lui semble être un trompeur.

Mais il peut arriver aussi que l'analyste, comme le marieur, parvienne à faire entendre qu'au-delà de l'apparente tromperie il y a quelque chose d'autre qui est en jeu et qui mérite, pour être révélé, un peu de patience. Si le patient trouve le temps de la patience, il sera dans une position comparable à celle du demandeur, qui, en ayant su patienter, en ayant su mettre un instant son jugement entre parenthèses, a créé les conditions d'une ouverture dans laquelle le marieur s'engouffrera pour produire son interprétation (tu peux parler plus fort, elle est sourde). Alors, en entendant « l'esprit » du mot – du mot d'esprit –, il pourra rire à son tour car il aura inconsciemment compris que, tant qu'il était englué dans sa demande d'objet sexuel, il n'était pas capable de voir qu'au-delà de l'objet convoité il y avait un sujet en quête d'un autre désir qui lui était totalement voilé.

Le demandeur apprendra que ce désir peut être dévoilé à l'instant où le souffle de l'esprit, libéré par le mot d'esprit, lui donnera l'occasion de reconnaître, dans la jubilation du rire, que ce qu'il désirait réellement était voilé derrière l'objet de sa demande. Le rire agit en deux temps successifs : le premier temps, comme le remarque Freud, est un temps de sidération. Dire que le sujet est sidéré par ce qu'il vient d'entendre signifie qu'il n'y comprend rien, sinon ceci : il y a quelque chose à entendre.

Mais cette chose est tellement « inintelligible, incompréhensible, énigmatique » que tout ce qu'il sait jusqu'à présent ne lui est d'aucun secours pour pouvoir affronter ce face-à-face avec le signifiant sidérant qui lui pose cette question : « Où es-tu ? » Tant qu'il est sidéré, le sujet reçoit cette question en étant incapable d'y répondre. Ce n'est que s'il peut sortir de la sidération, s'il peut accéder à la possibilité d'être dé-sidéré, qu'il rencontrera avec joie un nouveau type de désir (*desiderarium* signifiant en latin « désir ») qui lui sera révélé à travers l'expérience du rire. La jubilation propre au rire est ainsi liée à la possibilité inconsciente de répondre à la question « où es-tu ? » : « Je suis là, au lieu même de "j'ouïs-sens" où le signifiant de la "*dritte Person*" m'a rencontré. »

Ainsi le mot d'esprit, comme le rythme de la scansion, agit en deux temps. Pour déployer son efficacité inconsciente, il s'y prend à deux fois, selon deux scansions différentiables, introduisant l'une et l'autre deux expériences différentes de nouveauté : l'expérience de nouveauté liée à la scansion sidérante et l'expérience liée à l'expérience illuminante du rire. La première est expérience du réel, du « pas-de-sens », et la seconde est expérience du symbolique, du « pas-vers-le-sens-du-désir ».

Si Lacan fut, à la fin de son enseignement, conduit à se tourner vers l'expérience de la sidération pour aborder la question de la production d'un « signifiant nouveau » par l'analyste, c'est parce que cette expérience du « pas-de-sens » est, comme nous l'entrevoyons, une sorte de charnière qui amène la subjectivité à transmuter : elle renvoie, dans un premier temps, au lieu où un sujet récepteur reçoit la question « où es-tu ? » et, dans un second temps, au lieu d'où un sujet devient émetteur, producteur, en ayant répondu en se « dé-sidérant ».

Nous pouvons alors dire qu'il y a progression analytique chaque fois que le sujet, étant « sidéré », comprend que l'objet sexuel n'est pas demandable. C'est parce qu'il peut renoncer à la demande qu'il peut passer à une autre étape : celle où, en tant que « dé-sidéré », il croit à son propre désir. Pourquoi cette renonciation à la demande est-elle si difficile à obtenir ? Parce que le moi humain veut fondamentalement être aliéné, marié par un marieur supposé capable de lui donner ce qu'il désire. Pourquoi cette renonciation est-elle libératrice ? Parce que la capacité du sujet à être charmé par un objet survient si cet objet est le fruit d'une création par le sujet et non le résultat d'une donation répondant à une demande.

Lorsque je parle d'une création de l'objet, j'évoque la création à laquelle participe tout sujet – comparablement à l'artiste qui crée son objet – quand, ayant « fait son trou » (*fiat* trou), il procrée dans le même temps un objet dont la fonction n'est pas de boucher ce trou, mais, à l'instar d'une mélodie, d'une couleur ou d'un mouvement, de le faire résonner.

Inversement, que se passe-t-il quand l'objet résulte de la « passivité » de la demande ? Il devient, comme dans notre histoire de marieur, frappé de défectuosité : que la promise apparaisse naine, bossue et borgne symbolise le fait que la répulsion envers l'objet est ce que produit sur lui la demande adressée à l'Autre. Pourquoi, par exemple, le nouveau-né peut-il se détourner du sein maternel si ce n'est parce que la façon dont sa mère *lui demande* de recevoir son sein l'empêche de le désirer ? Pourquoi la demande de cette mère est-elle cause d'anorexie ? Parce qu'elle signifie au nouveau-né : « Je te demande d'accepter ce que je t'offre parce que c'est ça que tu désires. »

Le sens du message que le nourrisson anorexique lui renvoie est celui-ci : « Je pourrais dire oui à ton lait si ce qu'il me donne n'avait pas le goût de la "bouffe", mais celui de la signifiance. Ma véritable soif n'est pas d'assouvir cet estomac qui crie famine, mais d'être éveillé par un lait qui me transmette, comme un mot d'esprit, l'esprit d'une signifiance qui vienne "d'ailleurs". D'un "ailleurs" dont tu n'es pas propriétaire mais transmettrice. »

Si, par son anorexie, le nouveau-né peut signifier que le lait qui lui est proposé est trop « laid » pour être accepté, c'est que la demande maternelle est perçue comme une injonction surmoïque d'être gavé par une mère se gavant de jouissance. Si je fais ce lien entre la « laideur » du lait repoussé par le bébé anorexique et la « laideur » repoussante de la promise – naine et bossue –, c'est pour exprimer ce qu'il peut advenir de l'objet dès lors que nous sommes conduits à poser sur lui le regard du « mauvais œil ».

Le mauvais œil avec lequel il nous arrive de regarder le monde est l'effet de la catastrophe à laquelle nous sommes exposés dès que nous cessons – sans même le savoir – d'être désirant : nous devenons alors, tel le mendiant, des êtres demandants, mettant l'Autre dans une position de toute-puissance qui lui permettrait, s'il le voulait, de nous faire le don absolu de l'objet qui nous manque. Que cet Autre absolu, capable de « tout » donner, puisse ne pas exister est quelque chose que le moi – même s'il se pense athée – est incapable d'accepter. Le moi qui « demande » signifie : l'Autre absolu existe.

Pour faire face à la frustration induite par l'impossibilité d'acquérir l'objet demandé, le moi a recours à deux solutions en rapport, bien que de façons différentes, avec la haine. La première solution, souvent consciente, consiste à haïr l'Autre, cet ingrat, ce trompeur, ce menteur qui m'aurait apparemment laissé croire qu'il allait me donner, absolument, l'objet. La seconde solution, parfaitement inconsciente, consiste à ruser en jetant sur l'objet le mauvais œil : plutôt que de reconnaître que c'est l'objet qui m'est inaccessible, je ferai en sorte d'être moi-même inaccessible ; sa laideur, procréée par mon mauvais œil, est telle qu'il ne me mérite pas ; une naine bossue et borgne peut-elle me mériter ? Mais la question, pour devenir pertinente, doit être renversée et devenir : qu'est-ce que la laideur ? En quoi mon regard peut-il l'engendrer ? Quand une femme scrute son miroir en lui demandant : « suis-je belle ? », n'est-ce pas pour vérifier si son regard n'est pas habité par le pouvoir maléfique de détruire sa beauté ?

Nous pouvons dire que le mot « laideur » est ce que la langue met à notre disposition pour nommer l'apparition d'un objet très particulier qu'est le « laid ». Un tel objet me paraît définissable par le fait qu'il a perdu son pouvoir d'évocation, son pouvoir énigmatique de renvoyer à autre chose qu'à lui-même : ce faisant, ne renvoyant qu'à une ipséité dénuée de toute altérité, il se donne comme dépourvu de tout mystère. La « laideur » m'apparaît à cet égard naître de la disparition de tout « mystère ». La conséquence de cette disparition est l'apparition de quelque chose qui se *montre silencieusement.* Cette monstration silencieuse pouvant être vécue comme monstrueuse témoigne de ce que la laideur est effet de la possibilité d'incarnation du mauvais œil.

Nous pouvons opposer le mauvais œil au regard étonné de Picasso que nous avons évoqué : le mauvais œil – qui est le regard du surmoi – signifie que l'objet « est », mais n'existe pas. Quand un sujet dit se sentir « laid », cela signifie qu'il traduit par ce mot le sentiment qu'il n'ex-siste pas, mais qu'il « siste » sans rapport à l'« ex » : il demeure dans un « ici » où il n'est que « ça », cette chose dépourvue de tout mystère, de tout rapport à l'ailleurs, de tout rapport à ce lieu « ex » sans lequel il ne saurait surgir à l'ex-sistence. Le mot « laid » qualifie en somme le statut d'un réel qui, n'ayant pas échu comme chose poétique, demeure chu comme un « reste » qui n'existe pas.

Il est significatif que l'existentialisme de Sartre prenne précisément appui sur la « nausée » que le héros de son roman éprouve dans la rencontre d'un objet incarnant la non-existence absolue. Cette expérience nous apprend que le « mauvais œil » peut être fécond : c'est peut-être parce que Sartre put expérimenter à quelle déréliction, à quelle angoisse le livrait la laideur – la sienne et celle du monde à l'origine de la nausée – qu'il fut conduit à conquérir, par son écriture, une existence qu'un mauvais œil, agissant à son insu, contestait radicalement. Conquérir « l'existence » signifie-t-il conquérir l'existence de l'objet ou celle du sujet ? En forgeant le néologisme « l'extime », Lacan répond à sa façon à la question : l'existence du réel porte sur un *continuum* ; pas seulement sur une continuité « dedans-dehors, être-apparaître... », mais sur une continuité (que nous avons nommée « point *Aleph* ») au sein de la discontinuité du rythme sur lequel pulse le temps.

Nous avons fait l'hypothèse que le sujet traumatisé pouvait être soustrait à la prison traumatique parce que pouvait succéder à la forclusion du symbolique une réapparition insistante de celui-ci : si nous avons soif de cette insistance du symbolique, c'est que depuis l'expérience traumatique nous demeurons à jamais traumatisés ; parce qu'une part du réel traumatiquement déchu demeure perpétuellement en souffrance, nous ne cesserons jamais d'attendre le retour sidérant du signifiant. Mais nous l'attendrons de façon contradictoire, car le traumatisme a deux héritiers en conflit : l'un – le sujet de l'inconscient – persévère continûment à vouloir « devenir » par la rencontre avec le signifiant, tandis que l'autre – le surmoi – tend à s'opposer à ce devenir en ne cessant de regarder de son mauvais œil notre réel humain.

Ainsi, le sujet oscille entre le destin de ces deux partis : celui qui est voué à être maudit sera à jamais en conflit avec celui qui est appelé à être mi-dit.

## La *Bejahung* – le « oui » originaire

### *Les présocratiques et la différence ontologique*

La première fois que Lacan introduit dans son enseignement la notion de *Bejahung*, à travers laquelle Freud repère le « oui » le plus originaire donné par le sujet de l'inconscient, il articule deux pensées directrices qui traverseront, sans se démentir, toute son élaboration ultérieure : d'une part, c'est un concept qui trouve sa source chez Heidegger et chez les premiers penseurs que furent les présocratiques ; d'autre part, il faut associer à cette *Bejahung* la genèse de cette dimension humaine qu'il nommera le « réel » et dont il dira ultérieurement avoir été l'« inventeur ».

Pourquoi la question découverte par les présocratiques de « l'Être et [de] l'Étant » est-elle une ouverture permettant à Freud – via Empédocle – et à Lacan – via Héraclite et Parménide – de penser la pulsion au moyen du couple divin Éros-Thanatos ? Parce que la notion de « différence ontologique » – que Lacan recueille de Heidegger – permet de concevoir la différence entre deux types de « oui ». Le *« oui » que le moi donne*, avec l'aide du principe de plaisir, à la réalité perceptive des Étants est radicalement différent de ce

« oui » primordial de la *Bejahung* qu'un réel primordial possède au-delà du principe de plaisir.

Pour marquer la radicalité de cette différence, Lacan, héritier des Lumières, n'hésite pas à employer un mot que les encyclopédistes auraient banni de leur vocabulaire, celui de « révélation ». Il n'hésite pas à dire que l'effet de cette *Bejahung* originaire est de l'ordre de la révélation suivante : « La *Bejahung* [...] n'est rien d'autre que la condition primordiale pour que du réel quelque chose vienne s'offrir à la *révélation* de l'être[1] [...] » Ce terme évoque un acquiescement, d'ordre mystique, à l'existence d'un « au-delà » de ce que le moi perçoit dans de monde des « Étants ».

Pourquoi le mouvement par lequel le moi, guidé par Éros, recherche l'objet désirable n'est-il pas de l'ordre de la « révélation » ? Parce que l'objet du fantasme poursuivi par le moi renvoie à la mémoire inconsciente de quelque chose de « déjà connu » ne tendant pas « à révéler » un réel – jamais connu – qui serait au-« delà » du fantasme. Ainsi, ce qui tend à se « révéler » au-delà de l'Étant, au-delà de l'objet, est ce « réel » primordial qui, par l'acte symbolique de la *Bejahung*, vient s'offrir à la révélation de l'être : « ou, ajoute Lacan, pour employer le langage de Heidegger, soit laissé être[2] ».

La reconnaissance de cette dette envers Heidegger – dont Lacan traduit le texte « Logos » en 1951 – est d'autant plus intéressant à saisir qu'elle le conduira à donner une raison paradoxale d'admirer Freud : alors que Lacan fait partie de la génération qui doit à Heidegger une relecture de la différence ontologique discernée par les

1. J. Lacan, *Écrits*, *op. cit.*, p. 388.
2. *Ibid.*

présocratiques, il est amené à reconnaître que Freud, sans avoir eu connaissance du chemin frayé par Heidegger, apprit par lui-même, par sa propre pratique, à contester « la tradition de notre pensée comme issue d'une confusion primordiale de l'être dans l'étant ». À cet égard, Lacan dit[1] que Freud « se montre très en avance sur son époque et bien loin d'être en reste avec les aspects les plus récents de la réflexion philosophique » (c'est-à-dire celle de Heidegger).

Quelques lignes plus loin, Lacan écrit que ce qui atteste chez Freud la sortie de cette « confusion primordiale de l'être dans l'étant » est lisible dans son attachement profond aux présocratiques : « On ne peut manquer d'être frappé par ce qui comparaît constamment dans l'œuvre de Freud d'une proximité de ces problèmes, qui laissent à penser que des références répétées aux doctrines présocratiques ne portent pas le simple témoignage d'un usage discret de notes de lecture (ce qui serait du reste contraire à la réserve presque mystifiante que Freud observe à la manifestation de son immense culture) mais bien d'une appréhension proprement métaphysique de problèmes pour lui actualisés[2]. »

Pour appréhender la façon dont Freud actualise, dans sa pratique, la différence ontologique entre l'Être et l'Étant, il suffit de suivre la démarche qui lui permet de découvrir la thèse du déplacement qu'il discerne avec génie dans son travail d'interprétation du rêve. Car ce déplacement renvoie à un processus de détournement du regard aboutissant au désinvestissement d'une

1. *Ibid.*, p. 383.
2. *Ibid.*

question « hautement signifiante » au moyen de l'investissement d'une représentation sexuelle : par ce détournement, le sujet, oubliant le signifiant sidérant de « haute valeur psychique », « cause du rêve », n'est-il pas conduit à oublier la question sidérante par excellence, celle qui lui pose l'interrogation fondamentale sur son être : « est-ce ? », au moyen d'un détournement de l'attention vers cet « Étant » qu'est l'objet sexuel ?

En termes heideggériens, ne pourrions-nous pas dire que le déplacement freudien renvoie à un processus d'oubli de « l'Être dans l'Étant » ? et que la métaphysique platonicienne agit là comme le rêve, en inventant une solution pour éluder la rencontre sidérante de la question « est-ce ? » ? En interprétant le rêve, Freud parvient ainsi à retrouver l'idée que la manifestation d'un désir sexuel n'est *pas tant un but qu'un moyen*, rendu possible par la métonymie, pour voiler une question métaphorisant l'existence du sujet. Dans cette perspective, l'aliénation humaine se produit quand l'oubli de la question de l'Être est permis par le transfert à l'objet des qualités de l'Être : devenu idole, l'objet sexuel incarne, entre autres, cette confusion.

Cependant, ladite confusion peut se produire de façon beaucoup plus subtile que ne le fait, en l'occurrence, la grossière idolâtrie à travers le génie même de Socrate. Si l'apparition du questionnement socratique fut une immense avancée en direction de l'émancipation de la raison, elle marquait en même temps un oubli de la question qui, par la découverte de la *phusis*, avait été posée aux présocratiques avant d'être soumise deux millénaires plus tard aux psychanalystes. En posant sa question sur l'Étant : « qu'est-ce que *le* bien, qu'est-ce que *le* beau, qu'est-ce que *le* juste ? », Platon cessait d'être questionné par le signifiant sidérant portant sur l'être : « Est-ce ? » (et non « Qu'est-ce ? »). En pouvant questionner avec maîtrise et en répondant à la question : « Qu'est-ce que *c'est* ? », il cessait de recevoir la question « Est-ce ? » pour poser la question de l'Étant : « Qu'est-ce que *c'est* ? » La question « Est-ce ? » (et non « Qui est-ce ? ») n'est-elle pas celle que pose l'acteur tragique divisé par le masque qu'il porte ? Lacan écrivant la lettre « $ » ne fait-il pas entendre ce « Est-ce ? » ?

S'il y a actualisation, par Freud, d'Empédocle, c'est selon moi qu'il redonne au mot *phusis* sa signification grecque originaire d'un verbe qui signifiait « ce qui pousse à advenir, ce qui surgit, ce qui se dévoile » et qui fut totalement oublié, refoulé par la tradition latine : le substantif *natura* donnera cours à l'idée d'une « nature » se manifestant fondamentalement par des choses matérielles (atomes).

Si Freud trouva dans la *phusis* présocratique sa notion de pulsion, c'est que cette *phusis* originaire sera l'occasion pour lui de l'essor d'une pensée scientifique non mécaniste, mais poétique ; indissociablement liée au pouvoir du *Logos* : « notre seul Dieu », dira-t-il. Dans la mesure où la *phusis* est le mouvement dans lequel ce qui s'est « laissé être » sera dans « l'après-coup » retrouvable comme « étant », la question freudienne est ainsi formulée par Lacan : « C'est en ce point reculé (la révélation de l'être) que Freud nous porte, puisque ce *n'est que par après* que quoi que ce soit pourra y être retrouvé comme étant[1] ».

1. *Ibid.*, p. 388.

L'expression « par après » est fondamentale et mérite d'être commentée, car, d'une part, elle rencontre la démarche freudienne et, de l'autre, elle est le point de divergence entre Freud et Lacan. Reconnaître que « par après » l'objet sera retrouvé, c'est reconnaître l'essence de la découverte de Freud : l'objet cherchera à être retrouvé, car, en tant qu'objet symbolisant ce qui est à jamais perdu – l'être –, il ne sera jamais « trouvé » : un voile est tombé sur le réel primordial, de telle sorte que le « oui » originaire qui a acquiescé à la présence de ce réel ne pourra plus avoir lieu ; dorénavant, ce « réel » ne sera plus accessible comme « présence » mais seulement, à travers l'objet symbolisé, comme « re-présence » de la représentation du désir.

La différence ontologique signifie qu'il est impossible au principe de plaisir guidant le moi de retrouver le réel qui a été assumé par le oui originaire de la *Bejahung* et qui demeure, de ce fait, au-delà du principe de plaisir, à jamais inaccessible. C'est sur la signification de cette inaccessibilité que Freud et Lacan divergent. *Pour Freud, la rencontre de cet inaccessible est marquée par la dimension traumatique de la perte, alors que pour Lacan elle est marquée par son caractère mystérieux* requérant l'existence d'une jouissance d'ordre mystique.

Le commentaire que l'un et l'autre donnent du célèbre épisode du « *fort da* » est à cet égard significatif : alors que, pour Freud, ce jeu est une tentative visant à amadouer la disparition traumatique de la mère, pour Lacan, il est célébration par l'enfant de sa façon d'entrer dans le langage : acte d'invocation se trouvant être, en même temps, acte de chant s'appuyant sur les voyelles « o-a ».

Cette divergence entre Freud et Lacan tient à mon avis à ce que la différence ontologique qu'ils empruntent aux présocratiques se réfère chez Freud à Empédocle, chez Lacan davantage à Héraclite. La conception de Freud, qui oppose de façon dualiste, avec sa pulsion de vie et sa pulsion de mort, le surgissement d'une présence qui défie le surgissement traumatique de l'absence, est conforme à la notion d'Empédocle d'un Éros constructeur de liens en lutte avec un Thanatos destructeur des liens : dans la mesure où Éros est ici la force qui donne forme aux Étants en combinant amoureusement les particules élémentaires entre elles (l'eau, la terre, le feu, l'air), Thanatos est, à l'inverse, la force qui, en défaisant ces liaisons, tend à réduire de façon traumatique les particules élémentaires à une sorte de bouillie originaire informe qui incarnerait l'absence traumatique de toute forme. Le génie d'Empédocle est d'avoir supposé que c'était de cette bouillie informe que pouvait, dans l'après-coup, renaître une nouvelle forme par l'action d'Éros recombinant de façon nouvelle les particules élémentaires. Éros, dans cette perspective, ne cesse de redonner forme à la bobine (*da*), car Thanatos (*fort*) ne cesse de la déconstruire.

Cette vision dualiste entre Thanatos et Éros, construction et destruction, laisse de côté la question d'un au-delà de la discontinuité « présence-absence ». L'existence du signifiant d'une continuité « présence-absence » est un point fondamental de l'enseignement de Lacan, qui a écrit ainsi ladite *continuité* : présence d'un signifiant de l'Autre barré, c'est-à-dire présence signifiante (S) de l'absence de signifiant (Ⱥ), soit SȺ. Ce signifiant passeur de l'absence réelle dans la présence symbolique et de la présence réelle dans l'absence symbolique est la réponse qu'apporte Lacan à la différence ontologique selon Héraclite. Et, pourrais-je ajouter, selon Dionysos.

Relisons la célèbre sentence d'Héraclite : « *Phusis kruptesthai phileï* ». À la traduction métaphysique traditionnelle qui substantive la nature en disant : « "La" nature (*phusis*) aime (*phileï*) à se cacher (*kruptesthai*) », Pierre Hadot, nous l'avons dit, oppose la grande richesse sémantique des Grecs, pour lesquels *phusis* n'était pas une substance, mais un verbe signifiant : « ce qui fait apparaître, ce qui fait croître, ce qui fait se révéler »... Dès lors, l'énigme – associant trois verbes – se trouve formulable : « Ce qui fait apparaître aime ce qui fait disparaître. »

Grâce à cette traduction, le conflit Éros (ce qui fait apparaître)-Thanatos (ce qui fait disparaître) est soustrait à son dualisme par l'intermédiaire du verbe *phileï* (aimer), signifiant qu'il existe *un même mouvement qui aime* ce qui fait apparaître et ce qui fait disparaître, ce qui dévoile et ce qui voile. S'il s'agit bien d'un même mouvement, nous pouvons dire que le dévoilé aime le voilement qui montre un mystère. C'est en cela que la démarche de l'art s'oppose à celle de la science. Si nous pouvons dire que ce qui est « dévoilé » par l'art aime le voilement, pouvons-nous dire que ce que la raison scientifique « dévoile » aime, respecte le secret voilé par la nature ?

Si la psychanalyse a plus de proximité avec le questionnement présocratique qu'avec le questionnement socratique, c'est parce que la dialectique « *lethé/aletheia*, voilement/dévoilement » est plus proche de son expérience que de celle de Socrate. Dans la mesure, en effet, où Socrate démontre à ses concitoyens que la connaissance peut, par la raison dialectique, venir à bout de l'ignorance, il choisit d'ignorer ce qu'avaient découvert ses devanciers, les physiciens : que tout dévoilement (*aletheia*) impliquait une réserve, un voilement (*lethé*) de la vérité, devant laquelle le *logos* devait s'incliner.

Si Lacan est conduit à parler de « mi-dire de la vérité », c'est que, découvrant l'ascendant du voile sur le dévoilement de la vérité, il en reconnaît les conséquences. Contrairement à Freud, qui, dans son rapport aux Lumières, est conduit à penser qu'à l'inconscient peuvent être substituées la conscience et la raison, Lacan ne voit pas la vérité comme une victoire des Lumières sur les ténèbres ressemblant à la victoire de cette déesse de la raison, Athéna, chérie de Freud, qui surgit un jour, de pied en cap, de la cervelle de son père.

Ce qu'il est essentiel de comprendre, c'est que l'accent poétique de la vérité surgit parce qu'il y a voilement. Ce que Lacan a nommé discours de maître et discours universitaire a pour caractéristique de ne pas dévoiler le voile du mystère de l'énonciation. Paradoxe de ce voile : il est à la fois ce qui conteste la possibilité de « la » vérité et ce qui atteste la possibilité de sa transmission. La vérité « sonne » quand ce qu'elle fait entendre n'est pas réductible à un savoir. C'est quand elle peut renvoyer à un point impensable par la raison, quand elle fait résonner un point de non-savoir radical où cesse tout raisonnement qu'elle est en mesure de faire appel.

Le point de non-savoir qui est ici évoqué n'a rien à voir avec la possible ignorance qui m'empêcherait de comprendre ou d'apprendre ceci ou cela : l'ignorance de l'homme ne renvoie pas uniquement à un manque de connaissance, mais, bien au-delà, à un réel qui défie toute connaissance.

Ce voilement qui défie la connaissance, cet impossible, va avoir un double destin : s'il est conçu comme un *secret caché* par la nature, il pourra susciter un type de curiosité qui sera la source de l'investigation scientifique. S'il est au contraire conçu comme un *mystère*, ce non-connu ne se donnera pas à l'homme comme ce qui est interdit au savoir, mais comme ce qu'il est impossible de savoir. L'existence de ce réel impossible renvoie à l'existence d'un mystérieux qui sera rebelle au dévoilement scientifique, mais non au dévoilement poétique. Alors que ce qui est dévoilé par l'art aime le voilement en montrant le mystère, nous dirons qu'inversement ce qui est dévoilé par la raison n'aime pas, ne respecte pas ce que voile la nature.

### *Prométhée et Orphée*

Ce double mouvement est éloquemment mis en scène par les mythes grecs qui opposent les démarches contradictoires de Prométhée et d'Orphée vis-à-vis des secrets de la nature. Si Prométhée est le père de l'esprit des Lumières, c'est qu'il a arraché par la ruse à Zeus le secret du feu et des forces de la nature – que Zeus voulait se réserver – pour le révéler à l'homme. Il enseigna à ce dernier l'utilisation des procédés techniques permettant de ruser avec la nature par l'invention d'instruments mécaniques et de machines obtenant des résultats apparemment contre nature : soulever des poids énormes, lancer des objets très loin, etc.

Cette notion de ruse et de violence faite à la nature, qui apparaît dans le mot même de « mécanique » (*mekané* signifie ruse), aboutira quelques siècles plus tard, avec l'apparition de la science expérimentale, à une approche qui verra l'expérimentateur de la Renaissance et des Lumières engager avec la nature une relation où elle cessera d'être le lieu de la *phusis*. Dès lors, ce qui était respecté chez les mécaniciens grecs deviendra dans l'expérimentation scientifique une chose à maîtriser dénuée de toute respectabilité.

La nouveauté du développement de la physique moderne tient à ce que la *phusis* cesse d'être le *logos*-poème de l'univers : en cessant d'être perçue – ainsi qu'elle l'était par les Anciens – comme cause d'étonnement permanent, de terreur sacrée devant l'énigme de l'existence, elle choit comme un lieu qui, déserté par le poétique, devient une machine dont la raison mathématique peut rendre compte. Que la découverte de l'équation mathématique ait fondé l'essor de la science est une chose ; autre chose est le type de subjectivité que cette évolution induit chez le nouveau scientifique : la maîtrise qu'autorise la mathématisation exclura une possible relation d'amour avec le réel. De ce désamour les propos de Francis Bacon, fondateur de la science expérimentale moderne, témoignent de façon éloquente ; les secrets de la nature seront désormais traités selon des procédés judiciaires n'excluant pas la torture : « Les secrets de la nature, dit-il, se révèlent plutôt sous la torture des expériences que lorsqu'ils suivent leur cours naturel[1]. »

Si nous songeons qu'à cette même époque des femmes, dites sorcières, étaient torturées parce qu'elles refusaient d'avouer leurs secrets diaboliques, nous mesurons l'effet

1. F. Bacon, *Novum Organum*, I. § 98, Paris, PUF, 1986.

des fantasmes masculins : maîtriser toute nature féminine. Évoquons aussi la façon dont la raison, selon Kant, doit se comporter à l'égard de la nature : « non pas comme un écolier qui dira tout ce qui plaît au maître, mais comme un juge en fonction qui force les témoins à répondre aux questions qu'il leur pose[1] ». Et n'oublions pas la formule célèbre de Cuvier : « L'observateur écoute la nature, l'expérimentateur la soumet à un interrogatoire et la force à se dévoiler. »

Ce vocabulaire de maîtrise laïque où il s'agit de soumettre à un interrogatoire évoque l'inquisition religieuse et pose cette question aux psychanalystes : à quoi correspond le rejet du féminin auquel se livrent d'un côté le scientifique, de l'autre l'inquisiteur : au refoulement ? au déni ? à la forclusion ?

Il est important, pour nous psychanalystes, de remarquer que l'attachement de Freud pour les sciences de la nature le rend plus proche de Léonard que de Prométhée. Son rapport au réel n'est pas scientiste, car il fait place – comme chez Léonard, Spinoza ou Goethe – à l'esthétique et à l'amitié existant entre Éros et Thanatos. Dès lors, le désir pour l'objet désirable *fini* (Éros) peut se transférer en un amour visant l'au-delà *infini* de l'objet où se tient Thanatos.

C'est ce point « au-delà », impossible à atteindre aussi bien par la raison que par la jouissance sexuelle, qui s'ouvre comme non inaccessible à l'expérience esthétique. Cette tout autre voie, opposée à celle de Prométhée, est celle qu'Orphée avait ouverte pour les Grecs. En l'empruntant, il ne s'agit plus de forcer

1. Kant, *Critique de la raison pure*, trad. de B. Pacaud, Paris, PUF, 1944, p. 17.

irrespectueusement la nature, mais de pénétrer ses secrets : en tant que *phusis*, elle est un poème déchiffrable par le poète ; le *logos* qui l'habite se fait entendre et se montre au regard de Goethe par des « hiéroglyphes », car la nature n'est pas seulement un poème structuré par des mots, elle est aussi le lieu de la signature visible, lisible, qui par des signes hiéroglyphiques met en évidence une essence.

Elle se fait ainsi entendre à Orphée, qui, par l'harmonie de sa lyre, s'adressait aux arbres qu'il faisait danser. Elle se rend audible à Pythagore en lui révélant, à travers la vibration harmonique des sons, que l'existence de la tierce, de la quinte, de la septième et de l'octave, que l'univers sont structurés mathématiquement par des nombres. Elle se fait lire par Léonard, qui découvre que la décomposition de la lumière en couleurs permet de penser ce qu'est l'ombre. Elle fait dire à Kant que, pour concevoir le réel sublime de l'océan, il ne faut pas le regarder comme un météorologue mais comme un poète.

Nous savons que Freud renonça à faire des études de philosophie après avoir entendu une conférence sur « l'hymne à la nature » de Goethe qui l'incita à choisir la médecine. De Goethe Freud reçut l'idée que la nature n'était pas réductible à un mécanisme mathématique : un mystère demeurait, dont les nombres ne rendaient pas compte ; sans nul doute fut-il instruit par le livre de Goethe sur la « métamorphose des plantes », dans lequel l'auteur emploie le terme « *Trieb* » (pulsion) pour évoquer l'énigmatique mouvement présidant au savoir intime qui conduit une plante à se métamorphoser.

À ma connaissance, aucun romantique ne fut plus près de la conception d'Héraclite d'une *phusis* voilée par un voile qui ne cache pas mais révèle (Goethe l'observa à travers les signes hiéroglyphiques présents dans le mouvement des plantes). À sa façon, il nomma ce réel mystérieux l'« inexplorable ». C'est ainsi qu'à travers son poème « Grand est le dieu des Éphésiens » il manifeste son opposition à un dieu sans forme : dieu est inséparable des formes mystérieuses qui ne cachent pas mais révèlent. On pourrait ainsi opposer le regard scientifique au regard de l'artiste : le premier sollicite un mode de lumière qui fait disparaître le secret qui était caché à la raison, alors qu'avec le second la lumière ne fait pas disparaître le secret mais le manifeste au contraire en toute clarté.

Je conclurai sur le regard de Freud : si la clarté scientifique ne l'empêchait pas de regarder ce que la raison prométhéenne ne pouvait pas voir, c'est que son expérience de la *phusis* le prédisposait à entendre simultanément que derrière ce que disait Éros le dieu Logos poussait Thanatos à creuser le mystère du réel que seul l'expérience esthétique peut entrevoir.

## Le verbe et l'hyperverbal

### *In principio erat verbum*

Lacan s'est penché sur la question de l'originaire autrement que ne le fit Freud, qui, enjambant la filiation historique du sujet, n'a pas hésité à faire reculer l'origine dans une perspective phylogénétique renvoyant l'homme à l'assomption des multiples générations qui l'ont précédé. Cette démarche l'a par exemple conduit, pour essayer de rendre compte de l'antisémitisme, à affilier les Juifs à l'histoire de Moïse.

À l'inverse, par sa conception structuraliste, Lacan est amené à rechercher l'originaire dans l'événement signifiant originel, fondateur de la causation d'une structure du sujet. Il croise l'expérience présocratique qui lui donne l'occasion d'aborder un sujet originaire se révélant – par le « laisser être » – la dimension qu'on pourrait dire immanente de l'être.

Mais Lacan va devoir, pour repenser cette expérience première, chercher ailleurs que dans l'expérience grecque d'une *phusis* immanente, éternelle, incréée : il sera conduit à rechercher cet ailleurs à travers l'expérience biblique d'un commencement historique absolu par lequel une création advient *ex nihilo*. Il n'est pas indifférent de remarquer qu'avec ce passage de la tradition grecque à la tradition biblique s'opère celui d'une expérience de la contemplation à une expérience de l'ouïr : alors que le divin grec s'offre au regard contemplatif, le dieu biblique attend l'ouïr du prophète.

Élohim, contrairement au *logos* qui ne parle pas, est un dieu parlant et s'adressant à un auditeur qui ne cherche pas à le voir. Il n'est, à cet égard, pas étonnant qu'à l'orée de son enseignement Lacan ait été conduit, pour essayer de penser ce que pourrait être le signifiant le plus originaire, à se tourner vers ce que deux textes sacrés (l'Évangile grec de saint Jean et la Genèse I, 3) cherchent à dire de l'originaire.

Il est passionnant de voir comment, dans ce séminaire[1] où il propose un commentaire très personnel du prologue de saint Jean « *in principio erat verbum* », il est

1. J. Lacan, *Le Moi dans la théorie de Freud et dans la technique de la psychanalyse*, Le Séminaire, livre II, Paris, Seuil, 1978, p. 336-337.

amené à si bien brouiller les pistes entre les catégories grecques et bibliques qu'une partie de son auditoire, déroutée, réagit de façon conflictuelle.

Avec cette liberté qui est la sienne, Lacan n'hésite pas – comme il le fit entre autres avec la linguistique – à rompre avec le sens traditionnel de certains mots qui, en acquérant un sens nouveau, pourraient être mis au service de la recherche psychanalytique. Il va par exemple, dans ce séminaire du 25 juin 1955, détourner la conception grecque traditionnelle du *logos* et celle, biblique, de la création *ex nihilo* : il attribue en effet le commencement absolu non pas au lexique biblique (et Dieu dit « lumière sera » – *vayomer Elohim yehi or*) mais au signifiant *logos*. Acquérant une telle signification, le *logos* est également détourné de sa signification évangélique de fils de Dieu « engendré » (et non créé) par le père.

Toujours est-il que le conflit qui, ce jour-là, anima le séminaire commença à la suite de cette proposition de Lacan : « *In principio erat verbum*, c'est incontestablement le langage, ce n'est pas la parole. » Réaction immédiate de Leclaire, son élève et analysant : « Alors, il n'y a pas de commencement ? On écrit toujours la parole, ou le verbe, et jamais le langage. » Cette position de Leclaire fut aussitôt soutenue par un auditeur du séminaire, un certain M. X, sans doute un théologien chrétien proche de Vatican II : « Je suis d'accord avec Leclaire… "*verbum*" est la traduction du mot hébreu "*davar*", qui veut bien dire parole et non langage. »

La réticence d'un psychanalyste et d'un théologien à entendre que dans le commencement était le langage et non la parole (*davar*) est une réaction, d'une certaine façon, conforme à l'enseignement de Lacan : si, en effet, l'homme est parlant, n'est-ce pas parce qu'originairement il a été parlé ? qu'il y a donc eu une parole originaire qui, un jour, a commencé à parler à un récepteur ? C'est sur ce point que réagit Leclaire : si *in principio* règne non pas la parole mais le *logos*, le langage, « c'est donc qu'il n'y a pas de commencement ? » Effectivement, comment penser le commencement d'un sujet s'il n'y a pas une voix personnelle, habitée pas un « je », qui sollicite l'advenue d'un « tu » en produisant cette énonciation : « Tu seras fils du langage » ?

Puisque – contrairement à la parole, au *davar* – le *logos* grec, le « langage », est impersonnel, ne parle pas et n'interpelle pas directement une personne, comment le langage pourrait-il « s'adresser à » ? À cette objection Lacan répond par cette proposition : dans « langage » il n'entend pas le sens traditionnel attribué au *logos* grec, qui, comme le rappelle M. X, renvoie à la rationalité d'une loi fixe déterminant le monde d'une façon absolument étrangère à la pensée biblique ; il « entend » un « autre sens » que celui de la rationalité, et il croit trouver cet « autre sens » dans le mot *verbum*, utilisé par saint Jérôme pour traduire *logos*.

Si nous lisons attentivement les développements liés à cet « autre sens », nous découvrons qu'il renvoie à l'altérité signifiante primordiale que le nouveau-né doit pouvoir intégrer pour devenir nouveau naissant au devenir humain : altérité d'autant plus complexe à comprendre qu'elle transmet, selon Lacan, l'essence du vivant – à savoir cette « scansion vivante[1] » du un et du zéro offerte à l'acquiescement primordial.

1. *Ibid.*, p. 350, 354.

En quoi la référence du *verbum* de saint Jérôme est-elle une objection à Leclaire ? En ceci : alors que pour Leclaire le commencement du sujet passe par une parole originaire audible, pour Lacan le commencement renverrait à un signifiant – *verbum* – qui s'exprimerait non par une parole s'adressant à l'oreille, mais par une action silencieuse.

Pour aborder la question de cette *action silencieuse* du verbe créateur, Lacan évoque le troisième verset de la Genèse (*fiat lux*) : le « verbe » serait plus originaire que la voix par laquelle Elohim profère « *yehi or* » (traduit en latin par *fiat lux*). Il n'aborde pas la question de savoir si le premier verset, « *berechit bara Elohim* », pourrait correspondre à ce qu'il dit du « verbe », mais il introduit le « verbe » comme ce qui pourra donner à la « parole » sa condition radicale[1]. L'énigme est celle-ci : alors que la parole créatrice (*fiat lux*) agit par la parole divine, l'action du verbe agit silencieusement, donc autrement que par la parole.

Vingt-deux ans plus tard, Lacan reprendra cette opposition entre ce qui parle (l'inconscient) et ce qui ne parle pas mais dit la vérité (le réel)[2].

## *L'hyperverbal et l'art*

Il existerait ainsi un état du signifiant – *verbum* – qui, ne parlant pas, agit auprès d'un autre récepteur que celui de l'ouïr. Pour appréhender cet autre récepteur,

1. *Ibid.*, p. 310.
2. J. Lacan, *L'insu que sait de l'une bévue s'aile à mourre*, 15 février 1977 (séminaire inédit) : « Le réel tel qu'il apparaît dit la vérité mais ne parle pas. Le symbolique, lui, ne dit que mensonge quand il parle [...] »

nous pouvons de nouveau évoquer ce qui s'est ouvert à Rilke quand il a touché du doigt, silencieusement, la statue réalisée par Rodin : l'art peut-il nous faire toucher le Verbe ? Il nous permet en tout cas d'être « touchés » sans avoir, comme le fait remarquer Delacroix, à penser. La scansion vivante que me transmet la sculpture me permet de ne plus penser, mais de faire l'expérience de l'existence. En effet, quand je suis « touché », ne suis-je pas dispensé de penser ? de penser « donc je suis » ? Rilke, en touchant cette statue, fit, selon moi, l'expérience de cette « scansion vivante » qui est résonance vivante. Mais dire cela pose deux questions : d'une part, quel est le signifiant qui permet d'induire cette résonance ? D'autre part, où cette résonance résonne-t-elle ?

À la première question, Lacan répond – dans le séminaire *L'insu qui sait de l'une bevue s'aile a mourre* du 28 janvier 1977 – que la plus grande efficacité du signifiant réside dans l'art, qui est « au-delà du symbolisme. L'art est un savoir-faire et le symbolique est au principe du faire. Je crois qu'il y a plus de vérité dans *le dire de l'art* que dans n'importe quel blabla… l'art n'est pas un préverbal : c'est un *verbal à la seconde puissance*[1] ». Ce verbal à la « seconde puissance » – qualifié ailleurs d'« hyperverbal » – est, selon moi, ce dont Rilke fit l'expérience dans l'exemple que nous avons donné.

À la seconde question : « où se produit la résonance ? », Lacan donne deux réponses apparemment contradictoires (dans le séminaire *Le Sinthome*) : cette contradiction donne à penser que la difficulté du sujet mérite d'être examinée de près. Dans le séminaire du

1. C'est nous qui soulignons.

18 novembre 1975, Lacan évoque ce qui l'oppose à l'IPA : les praticiens de l'IPA sont pour lui des « philosophes » et non des « psychanalystes », car « ils ne s'imaginent pas que les pulsions, c'est *l'écho dans le corps, du fait qu'il y a un dire.* Ce dire, pour qu'*il résonne*, qu'*il consonne* – autre mot du « sinthome » –, il faut que le corps y soit *sensible*[1] ». Alors que nous nous demandions comment penser le récepteur du « verbe » silencieux – ou de l'hyperverbal –, Lacan répond en évoquant le « corps » comme étant doué d'une « *sensibilité* » définie par sa *capacité de « résonner »* au dire.

Mais, au cours du séminaire suivant, il apporte une nouvelle réponse, plus complexe, proposant de situer la « résonance » *non pas au niveau du corps, mais au niveau de ce tiers qu'est le réel* et qu'il faut distinguer du corps[2]. Dès lors, la question du lieu de la résonance devient plus difficile à entrevoir dans la mesure où celle-ci se produit dans un lieu qui, n'étant pas topographiquement localisable, est purement topologique ; c'est un lieu tiers entre le corps et le verbe : « Ce que je peux solliciter comme réponse est de l'ordre d'un appel au réel, non pas comme lié au corps, mais comme différent [...] il est très difficile dans cette occasion de ne pas considérer le réel comme un tiers [...]. Loin du corps, il y a possibilité de ce que j'appelais la dernière fois résonance ou consonance. C'est au niveau du réel que peut se trouver cette consonance. Par rapport à ces pôles qui constituent le corps et le langage, le réel est là ce qui fait accord[3]. »

1. C'est nous qui soulignons.
2. J. Lacan, *Le Sinthome*, Le Séminaire, livre XXIII [1975-1976], Paris, Seuil, 2005, p. 17.
3. *Ibid.*, p. 40.

Puisque le corps n'est « sensible » que par l'intermédiaire du réel qui détient un double pouvoir – possibilité d'être *mis en résonance* par le verbe et possibilité de *transmettre* au corps cette résonance –, ne devons-nous pas considérer que la mise en continuité du corps et du verbe par l'intermédiaire du réel tient à ce que le trou dans le symbolique creusé par le refoulement originaire est aussi un trou dans la chair : le pouvoir de l'hyperverbal serait ainsi de faire vibrer, de faire résonner le trou originaire de l'*Urverdrangung*.

Dès lors, la grande question pour la psychanalyse est la suivante : dans la mesure où elle ne dispose que de mots prosaïques pour parler, est-elle capable de retrouver, derrière les mots que la parole met à sa disposition, le pouvoir signifiant que le « verbe » ouvre au réel en le faisant résonner ? Pour déterminer à quoi renvoie la reconnaissance que nous inspire le message délivré par l'artiste, je dirais que son dire exprime quelque chose de plus que : « Là où c'était, deviens », et qu'il pourrait se formuler ainsi : « Là où c'était, tu n'es pas encore venu ! » Ce « pas encore » me renvoie au message suivant : « Il y a en toi une "vibration vivante" par laquelle s'est ouverte pour toi une attente infinie, surabondante, dont tu n'as "pas encore" pris la mesure car elle est immesurable. En tant qu'immesuré elle restera à jamais inoubliable malgré ta tentative d'oublier l'inoubliable. »

Quand cet « inoubliable » réussit à nous revenir, nous faisons une expérience étrange : alors que les contraintes de la réalité nous ont appris que nous n'étions pas « libres », voici qu'en touchant la statue de Rodin, ou en entendant chanter Billie Holiday, nous faisons une expérience stupéfiante qui contredit ce que nous pensions savoir, car elle nous dit : « Tu ne savais pas que tu étais libre ? que la surabondance signifiante de mon "verbe" touche en toi ce qui n'est pas et ne sera jamais déterminé ni terminé ? »

Pour répondre à cette expérience d'une liberté inoubliable, je ferai la remarque suivante : cette saveur de liberté est, entre autres, liée au fait que, par sa façon de donner, l'artiste ne nous oblige pas : nous ne nous sentons pas ses obligés, contraints par lui à une quelconque reconnaissance de dette. De quoi est donc faite la gratuité de ce don gracieux ? Pourquoi, contrairement à l'endettement culpabilisant dans lequel je suis pris quand un être se donne totalement à moi, de façon sacrificielle, suis-je libéré de toute culpabilité lorsque Vermeer me fait le don de sa lumière et Billie Holiday celui de sa voix ? Précisément parce que l'artiste ne donne « pas tout ». Il ne se donne pas sans une réserve lui permettant de n'être pas « tout » entier dans ce qu'il donne, de demeurer toujours au-delà, de telle sorte qu'il n'y a pas de confusion possible entre le donné et le donnant.

Nous transmettant l'existence d'une réserve permanente, d'une *lethé* (un voilement) inépuisable, inépuisée par le donné, l'artiste nous apprend qu'il n'a pas la propriété de cette réserve vivante : contrairement à Harpagon, il n'est pas propriétaire de sa richesse, et c'est pour cela que cette richesse est surabondante et qu'elle ne se donne jamais deux fois de la même façon. Il n'est pas impossible que la racine de cette surabondance soit référable à la signifiance infinie qui, selon l'audacieuse hypothèse de Lacan, naîtrait à l'occasion de la métaphore fondatrice du refoulement originaire.

Je rappelle, à cet égard, qu'il compare le processus du refoulement originaire à une fraction dans laquelle la présence du signifiant originaire au numérateur est annulée par sa disparition au dénominateur ; fraction s'écrivant en somme $\frac{(\textit{il y a})}{(\textit{il n'y a pas})}$ ou encore $\frac{(\textit{un})}{(\textit{zéro})}$. Ce rapport du sens (le un) à l'annulation du sens (le zéro) serait pour Lacan au principe de la fonction de la liberté : « Ce qui fonde dans le sens et le non-sens du sujet la fonction de la liberté, c'est proprement le signifiant de l'*Urverdrangung* qui tue tous les sens… En les abolissant tous[1]. » Et Lacan introduit quelques lignes plus loin la question de l'infini de la façon suivante : « La valeur de la fraction n'a plus de sens si le zéro apparaît au dénominateur mais prend par convention ce que les mathématiciens appellent une valeur infinie[2]. »

Ce rapport à « l'infinitisation de la valeur du sujet » ne serait-il pas le rapport à la surabondance signifiante à laquelle nous invite l'« hyperverbal » dont l'artiste nous fait le don ?

## *La pulsion invoquante*

Dans la mesure où le verbe agit silencieusement (contrairement à la parole), la question est de mesurer la dimension créatrice de ce silence. Je me tourne pour cela vers l'expérience de l'écoute musicale. J'ai déjà eu l'occasion d'évoquer le saisissement que nous éprouvons en entendant sonner la musique : cela tient à ce que nous découvrons, stupéfiés, que c'est moins nous qui l'entendons qu'elle qui nous entend.

---

1. J. Lacan, *Les Quatre Concepts fondamentaux de la psychanalyse* [1964], Le Séminaire, livre XI, Paris, Seuil, 1973, p. 277.
2. *Ibid.*

Qu'entend-t-elle ? Une chose qui, en nous, était silencieuse et dont nous ne supposions pas l'existence avant que la musique – nous apprenant qu'elle entendait cette « chose silencieuse » – ne nous en instruise. C'est ainsi que cette « chose » sans nom, ce récepteur qui n'existait pas parce qu'il était innommé, devient existante parce que la musique, en l'*entendant*, a *entendu* un réel non innommable, un réel pouvant être dénoté non par un mot, mais par une note de musique. Ce qu'il importe de comprendre, c'est qu'une note de musique – par exemple, un la bémol – détient le pouvoir non seulement de nommer le récepteur « toi » par un adverbe, mais aussi de le procréer.

La transmutation subjective créée par la musique tient au passage d'un type de silence à un autre : en devenant auditrice de la « chose silencieuse » qui était en moi, la musique a transformé un silence en un autre. Le silence dans lequel était la « chose silencieuse » avant qu'elle ne soit entendue par la musique était un silence qui s'ignorait. Mais, depuis qu'un « la bémol » a fait résonner la chose silencieuse, le silence de cette chose est devenu cause d'une audibilité spirituelle et m'informe que ce qu'il me laisse spirituellement entendre a trait à la vérité. En cela, il me rappelle cette étrange parole de Lacan : « Le réel ne parle pas, mais il dit la vérité. »

Ce que laisse entendre ce silence inouï, imperceptible, est exactement le contraire de ce que le silence traumatique ne laisse pas entendre : ce qui caractérise le silence traumatique, c'est qu'il est « silence de silence », autrement dit un silence qui ne s'entend pas. À ce silence traumatique inaudible j'oppose le silence « inouï » que la musique ou la poésie peut entendre et fait entendre.

Ce dernier n'est pas sans rapport avec le type de silence qu'un analysant peut « ouïr » à travers le silence de son analyste. Si celui-ci, comme cela arrive dans certains cas, est traumatisé par ce qu'il entend de l'analysant, il peut lui donner à entendre un « silence de silence » traumatique qui ne peut plus être un asile pour la parole.

Je bifurque maintenant légèrement en évoquant l'expérience de ce producteur de musique qu'est le chanteur. Quand la musique du chant fait résonner chez l'auditeur, sans même qu'il le sache, le lieu qui, en lui, était silencieux, le rapport de l'auditeur à ce lieu de silence insu se transforme ; là où régnait un réel innommé, un signifiant nouveau va advenir à l'existence : existence d'un « tu », d'un « toi », qui pourrait se formuler ainsi : « En toi je suis ». Par ce « toi » est invoquée l'existence d'un récepteur qui, aussitôt appelé, va répondre : « oui – amen ! » Ce faisant, il se transmute en sujet invoquant, transformant le message adressé par la musique en un message adressé à la musique : « En toi je suis ; je te suis. »

Cette énonciation inconsciente dit exactement le contraire de « Je pense, donc je suis ». Si cette énonciation ne dit pas : « En toi, je suis *donc* je te suis », c'est qu'il n'y a aucun lien causal réflexif entre le « toi » et le « je » ; le « je » est immédiatement effet du « toi » : c'est la résonance.

Par cette inversion où un « tu » invoqué est devenu un « je » invoquant, le chanteur reçoit le contre-don du don qu'il a fait à l'auditeur, et nous pouvons poser cette question : comment à son tour entend-il la transformation subjective qui s'est produite chez l'auditeur ?

Entend-il, en l'occurrence, l'advenue du silence vivant qu'il a suscité ?

On peut supposer qu'une mutation s'est produite en lui entre l'instant infinitésimal où son chant s'adresse à l'écoute perceptive de l'auditeur et l'instant où son chant rencontre ce que nous avons nommé une « écoute spirituelle » : en effet, quand est suscitée chez l'auditeur l'existence d'un nouveau silence rendu vivant par le fait d'être habité par ce nouveau sujet invoquant, le chanteur entend deux appels : son appel *à* l'Autre (en toi je suis) lui revient sous forme inversée, l'appel *de* l'Autre (je suis par toi).

Ce message inconscient circulant entre le chanteur et l'auditeur silencieux – « En toi je suis ; je te suis » – témoigne de la vérité de l'amour. Que deviendrait ce message s'il était littéralement prononcé comme une « déclaration d'amour », avec les « mots » que la langue met à notre disposition ? Il y aurait de grandes chances pour que l'amoureux ou l'amoureuse s'estime trahi(e) par les mots, comme si leur syntaxe même s'opposait, contrairement à la musique, à la transmission de l'amour. Juliette Drouet en fit l'expérience dans les milliers de lettres qu'elle adressa à Victor Hugo. Ses paroles infinies n'acquirent jamais la certitude de pouvoir dire l'amour, parce que, contrairement au chanteur qui, dans le silence de son auditeur, a l'insigne privilège d'entendre le son inouï du verbe, elle ne pouvait pas entendre un tel inouï dans le silence de Victor Hugo.

Il est possible de renverser la dialectique du chanteur et de l'auditeur en supposant que ce qui est au commencement n'est pas le chant, mais le silence inouï du verbe qui habite le silence de l'auditeur : serait-ce parce qu'il a le privilège de pouvoir entendre résonner ce verbe silencieux procréateur que le chanteur peut y répondre en laissant sonner sa voix ? Là résiderait le mode d'action du verbe : le chanteur peut donner le verbe à entendre non parce qu'il en est le propriétaire, mais parce qu'il a, en propre, la possibilité d'être le passeur audible de ce passant silencieux.

Dans le rapport verbe-chanteur-auditeur, nous pouvons discerner un triple oui, une triple *Bejahung* : le chanteur dit « oui » au verbe ; il passe ce « oui » à l'auditeur, qui à son tour produit un « oui » silencieux. Ce « oui » de l'auditeur n'est pas univoque : il est à la fois adressé au chanteur et, au-delà de la voix chantante, à plus haut que le chanteur, au tiers qu'est le verbe dont le chanteur est le passeur. Ce triple « oui » met en rapport les éléments de la « triplicité » que la langue discerne : le « je », le « tu » et le « il » ; le chanteur s'adresse à l'auditeur par l'énonciation d'un « je » nommant ce « tu » : « En toi je suis ».

Quant à l'auditeur, il devient un « je » qui, en disant « je te suis », signifie : « Je poursuis celui qui est plus haut que toi, le verbe qui te poursuit. » En évoquant ainsi celui qui est « plus haut que toi », l'auditeur allude ce que les grammairiens arabes nommaient « le grand absent » : le « il ». Par l'intermédiaire de ces trois pronoms, le « je », le « tu », le « il », le « oui » de la *Bejahung* agit de façon discontinue : grâce au « En toi je suis », la nomination d'un « toi » par un « je » est un « oui » à un « tu » (ainsi sois-tu), qui lui-même peut dire oui à un « il » : « ainsi soit-il ».

### *L'écoute spirituelle*

L'hyperverbal (le verbe créateur) dispose à une écoute spirituelle qui est une expérience à laquelle aucun système symbolique ne saurait être soustrait. La trace d'un inouï, imprononçable, requérant une approche mystique, est retrouvable dans toutes les traditions, qu'elles soient monothéistes, polythéistes ou animistes. Cette trace a été nommée « *sama* » par les soufis, « *aleph* » par les Hébreux, « musique des sphères » par Pythagore.

# 4

# LA RÉPONSE

## La réponse de l'hérétique et l'invention du sinthome

### *L'incognito, la nudité et le regard*

Pendant une visite au zoo, un petit garçon me demanda : « Pourquoi personne ne dit que les animaux sont tout nus ? » Cette question innocente posait implicitement une question plus radicale : pourquoi la nudité est-elle le propre de l'homme et pourquoi est-il voilé ? Pourquoi en se voilant devient-il celui qui peut se dévoiler, montrant une nudité que les animaux ne peuvent pas montrer ?

Mais de quelle nudité s'agit-il ? De la nudité qu'offre au regard la stripteaseuse ou de celle que fait entendre celui qui se met à nu en confessant sa faute ? La complexité de l'acte de dévoilement ne tient-elle pas à la structure complexe du voile, puisque, à première vue, nous constatons qu'il est triple : le vêtement cache le sous-vêtement, qui, lui, voile le cache-sexe ?

Le voile du vêtement nous montre l'image de l'homme social qui, par sa parure, dévoile le semblant de sa condition sociale. Ce voile flottant évoque, avec ses plis, l'existence du corps humain, dont les contours sont, eux, enserrés par le sous-vêtement : l'imaginaire soutient ainsi le réel du corps par une double enveloppe qui assume deux fonctions. La première enveloppe, le vêtement, est souple ; souplesse qui montre celle du corps. La deuxième enveloppe, le sous-vêtement, voilé par la première, est, à l'image du corset ou de la guêpière, un voile qui, en enserrant, en corsetant, n'évoque pas la fluidité mais la contention. Ces deux enveloppes voilent, chacune différemment, le troisième voile qu'est le cache-sexe, auquel Freud a donné un nom.

En découvrant l'inconscient, il a été conduit à renvoyer ce voile au signifiant inconscient qui, au temps du refoulement originaire, disparaît pour qu'apparaisse le sexuel et la parole comme manifestation parlante de ce qui a disparu et s'est voilé. Mais que se passe-t-il si ce troisième voile tombe et qu'apparaît ce qu'on nomme la nudité ?

Pour approcher ce à quoi renvoie le mot « nudité », il nous faut faire un détour et recourir à la clinique psychanalytique, qui nous pose la question suivante : comment rendre compte des symptômes qui ont en commun de traduire la souffrance psychique d'un sujet se sentant mis à nu sous le regard d'autrui ? Il peut s'agir de sujets souffrant de rougir, d'exposer au regard d'autrui la monstration d'une couleur intime signifiant qu'ils ne peuvent plus rien cacher. Il peut aussi s'agir de sujets qui restent muets de honte à l'idée de parler, car l'imminence de la parole leur donne le sentiment intolérable qu'ils vont, ce faisant, vivre l'expérience angoissante d'être mis à nu. À quoi renvoie une telle angoisse ? Le cas de la femme « tachée », dont j'eus l'occasion de parler dans un livre précédent[1], permet d'aborder cette question.

**Le cas de la femme « tachée ».** Cette jeune femme avait depuis sa naissance une large tache rouge sur le visage qui handicapait sa vie sociale : elle avait le sentiment, dès qu'elle entrait en rapport avec autrui, que celui-ci ne pouvait voir que cette tache et qu'à travers ce regard elle était entièrement mise à nu. Ce sentiment de transparence l'empêchait d'avoir une apparence, car, selon elle, c'était son « être » lui-même, son intériorité la plus intime, qui était saisi par le regard de l'autre.

Pendant longtemps elle considéra que mon regard agissait, conformément à son symptôme, comme un œil qui voyait « tout » d'elle – comparable à des rayons X.

Un jour se produisit quelque chose d'inattendu : elle raconta, au cours de la séance, qu'à notre précédente rencontre je l'avais regardée d'une manière absolument nouvelle et que pour la première fois elle s'était sentie vue, de façon étonnante pour elle, par un œil qui ne la transperçait plus ; cet œil, en effet, ne regardait que la surface de sa peau, il n'allait pas plus loin.

Pourquoi ce regard eut-il le pouvoir de l'étonner radicalement ? Parce que, pour la première fois, elle découvrait un regard sous lequel elle était non pas mise à nu, mais reconnue dans ce que sa nudité – aussi bien psychique que physique – offrait de mystère : un lieu inaccessible au savoir de l'autre. Cette nudité, impossible à aborder par le savoir, avait donc été abordée, à mon insu, par mon regard, qu'elle qualifia – pour

1. A. Didier-Weill, *Les Trois Temps de la loi*, *op. cit.*

l'opposer au « regard-qui-sait-tout » – de « regard du peintre ».

Par « regard du peintre » elle évoquait la possibilité d'observer en toute clarté un mystère dont la caractéristique était la suivante : il ne s'agissait plus d'un secret qui avait besoin de se cacher pour demeurer secret – comme l'ombre qui permet de jouer à cache-cache –, mais d'un secret qui ne craignait pas l'action dissolvante de la lumière, requérant au contraire la lumière afin d'être vu et reconnu en toute clarté.

Je dirais d'un tel secret qu'il est le « vrai » secret de l'être : c'est le voile sur le savoir, le non-savoir qui ne renvoie à rien d'autre qu'a lui-même. Contrairement au voile du vêtement, qui renvoie à la nudité, ou au voile du savoir inconscient (interprétable comme renvoyant à un fantasme sexuel), ce que j'appelle « vrai » secret ne renvoie pas à un au-delà caché. Dans cette perspective, j'opposerai trois types de secrets :

- Le voile du vêtement est un semblant de secret qui oppose l'apparence à un « être » inapparent.
- Le voile du savoir inconscient est un « vrai-faux » secret, de la même façon qu'un mot faussement employé, dans un lapsus par exemple, renvoie à une vérité refoulée.
- Contrairement à ces deux types de secrets, le « vrai » secret du sujet n'a pas à se cacher pour être caché : étant par lui-même ce qui est caché, il n'a pas besoin de faire des secrets puisqu'il est « le » secret absolu. Devant lui, le regard « se dépose comme on dépose les armes »[1] et sans s'imposer se pose, se repose, moins par la vue que par la voyance : celle du peintre,

1. J. Lacan, *Les Quatre Concepts fondamentaux de la psychanalyse* [1964], Le Séminaire, livre XI, *op. cit.*

ouvert à ce que le nu a d'incompréhensible, d'invisible. Autant le vêtement, qui cache la nudité, est fait pour la visibilité, autant le réel de la nudité peut laisser sidéré, car il montre quelque chose d'invisible.

Nous pourrions ainsi opposer la position subjective de cette analysante pendant et après son symptôme : tant qu'elle était sous la coupe du mauvais œil, elle était vouée à dissimuler qu'elle se percevait comme transparente, elle ne savait pas qu'il y avait en elle un *incognito* radical qui ne parvenait pas à exister :

– elle (3) ne savait pas
– qu'elle (2) cachait
– qu'il (1) y avait du caché.

Par le premier « elle » – elle (3) ne savait pas –, c'est la dénégation moïque qui agissait, tandis que par le deuxième – elle (2) cachait –, c'est le refoulement symbolique qui agissait.

La sortie du symptôme produisit un remaniement subjectif pouvant se traduire ainsi :

– elle (3) savait
– qu'elle (2) ne cachait plus
– qu'il (1) y avait du caché radical.

Ce caché radical, c'est l'incognito par lequel reste dans le sujet, au-delà de ce qu'il donne à voir et à entendre, une part d'invisibilité. Cette « invisibilité » du sujet, que nous interprétons comme effet du « *fiat* trou » dans l'Imaginaire, est fragile ; elle est, en l'occurrence, victime fondamentale du « mauvais œil » dont le message est : « Rien de toi ne saurait m'être caché. » Or le regard du peintre dit ceci : « Je vois ton mystère, il ne me fascine pas mais il me sidère, car il me fait entendre le verbe silencieux "*fiat* trou" qui l'a engendré. Et je me pose cette question : "Qu'est-ce qui fait que l'action de ce verbe, de ce 'fiat', puisse continuer à agir ?" »

Inversement, en tant que psychanalyste je me pose la question : « Qu'est-ce qui fait que ce que nous appellerons le "mauvais œil" témoigne de ce que le "*fiat*" peut perdre son pouvoir ? » Comment comprendre dans le cas du symptôme de cette femme que le pouvoir de l'interdit symbolique ne soit pas suffisant pour protéger le sujet du mauvais œil ?

Nous sommes ainsi conduits à penser qu'il existe un point où l'interdit est inefficace et à considérer que, si interdire l'inexistence ne suffit pas à garantir l'action du « *fiat* », c'est que le non au non, le non à l'inexistence, n'est pas l'équivalent d'un « oui » à l'existence. Qu'est-ce donc que ce « oui » à l'existence qui a été octroyé par le regard de l'analyste ? Si un tel dire « oui » a été possible, cela signifie-t-il qu'il a pu se passer de la loi fondée par l'interdire pour retrouver, de façon inventive et procréative, le signifiant originaire précédant le pouvoir de la loi ?

**La question du dieu obscur.** Le cas de la femme « tachée » met au jour, au-delà de sa singularité, un type de symptôme que Freud semble ne pas avoir rencontré dans sa pratique. Cette non-rencontre paraît, à mon avis, avoir deux sources : d'une part, les symptômes dont Freud nous parle sont toujours – en tant que formations de l'inconscient – des symptômes interprétables. D'autre part, le symptôme « tache » est un signifiant (comparable, mais non identique, à une hallucination) qui ne renvoie pas à un signifiant refoulé *dans* l'inconscient. Il est bien plutôt à comprendre comme effet d'un échec du refoulement originaire : effet d'interruption provisoire de l'action originaire du « *fiat* trou ».

Par conséquent, nous sommes fondés à opposer deux types de symptômes : les « freudiens », qui s'interprètent comme liés à des événements historiques traumatiques, et ceux qui ne sont pas abordables par l'histoire du sujet, mais par sa structure originaire. De tels symptômes sont moins des formations de l'inconscient que la manifestation d'un réel informe qui n'a pas été informé. J'ai dit que Freud n'avait pas rencontré de tels symptômes parce que sa préoccupation était l'interprétation ; j'ajouterai qu'il n'est pas impossible que, de son temps, l'émancipation de la malignité d'un regard mortifère ne participât pas – comme aujourd'hui – au malaise dans la civilisation. Freud et ses contemporains n'ont pas expérimenté, comme nous, ce qu'est devenu le regard scientifique qui nous tient sous surveillance. Car nous sommes regardés de toutes parts, dans le ciel par des satellites, dans le métro par des caméras de surveillance, chez nous par un œil télévisuel, et dans les cavités de notre propre corps par des caméras endoscopiques qui pénètrent l'obscurité de nos chairs les plus intimes.

Ce regard de la science est autrement plus traumatisant que le regard divin qui, jadis, sondait nos cœurs et nos reins : alors que celui de Dieu était culpabilisant et supposait un sujet lui répondant par le refoulement cause de la névrose, celui de la science n'est pas culpabilisateur car il ne suppose rien : il sait d'un savoir absolu qui voit « toute » l'existence du parlant. J'eus l'occasion d'évaluer l'effet forclusif de ce regard le jour où je reçus en consultation une jeune femme qui avait fait une bouffée délirante après avoir passé une échographie. Comme elle ne voulait connaître le sexe du bébé que le jour de sa naissance, elle avait demandé qu'on ne le lui communique pas à l'avance. Mais il existait un savoir sans sujet : la photographie rangée quelque part dans un dossier. L'idée de ce savoir impersonnel et absolu la rendit folle. Déposé dans l'œil de la caméra, il était psychotisant car, en tant que regard absolu, il était un regard total qui, tels les rayons X, voyait tout et à travers tout. Il était voisin du regard totalitaire, quoique non identique : le regard fasciste, par exemple, utilisa le regard scientifique sans être strictement identique à lui, car l'œil de la caméra est neutre, sans sujet, alors que le regard fasciste a besoin d'un sujet fasciné pour être.

Comment était-il possible d'échapper à la fascination qui fut proposée à l'Europe pendant la dernière guerre ? Rappelons que le contexte dans lequel Lacan fut appelé à parler de l'existence d'un « courageux regard »[1] est celui de son interprétation du « mal » et, plus spécialement, du « mal » mis en pratique par les ennemis du genre humain responsables de la Shoah. Cette interprétation était radicalement nouvelle et récusait aussi bien l'interprétation marxiste de l'Histoire que l'interprétation psychologique courante réduisant les assassinats de masse au « sadisme » des bourreaux.

Selon Lacan, la possibilité de la Shoah renvoyait, au-delà du sadisme, à l'aptitude humaine à être « fascinable » par les sacrifices rendus au « dieu obscur ». Une telle interprétation est à la fois politique et éthique. Elle fait écho à cette leçon, effrayante, que nous pouvons recevoir de la psychanalyse : pour aborder l'aptitude à

1. *Ibid.*

être fascinable par ce « dieu obscur », nous devons nous demander à quoi renvoie le fait que l'homme soit « fascinable » au point de mourir sur place s'il rencontre le regard de cette « déesse obscure » que les Grecs nommaient la Méduse.

Ce que la psychanalyse découvre, c'est que la Méduse n'est pas seulement une présence mortifère qui, du dehors, peut nous observer, elle renvoie aussi au regard médusant que nous portons en nous et par l'intermédiaire duquel il peut nous arriver de regarder le monde et notre prochain.

Comment cette force destructrice que nous détenons peut-elle être abolie ? La mort peut-elle être mise à mort ? Concrètement, un analyste dispose-t-il du pouvoir de regarder en face la méduse qui est dans l'analysant sans être fasciné (et comment ne pas être fasciné) ? Peut-il tuer cette méduse sans imiter Persée, qui ne réalisa cet exploit qu'en lui coupant la tête ? Oui, il le peut, et c'est de cette possibilité qu'a témoigné la pratique de Lacan (selon différents témoignages d'analysants) : en réussissant à regarder, face à face, la méduse de l'analysant sans en mourir et en être fasciné, Lacan démontrait qu'elle ne tirait sa vie que de la fascination mortelle qu'elle suscitait et qu'elle était vouée à mourir si un regard non fascinable se posait sur elle.

Pour reprendre la différence opposant Freud et Lacan, je tiens pour avéré que l'interprétation sexuelle freudienne sur le pouvoir de la Méduse – si géniale soit-elle – est incapable de soustraire le lecteur à son efficacité mortifère, car les interventions explicatives ne sont d'aucun pouvoir sur le réel. Quel est donc le type de désir qui permet de se tenir vivant devant le réel fascinant du dieu obscur ? Comment soutenir qu'il n'est pas impossible à l'homme de soustraire ledit dieu au pouvoir de l'obscurité où il demeure ? En lui donnant un nom – lequel, par son pouvoir nommant, l'arrache au non-être fascinant de l'obscurité silencieuse –, le silence monstrueux du dieu obscur peut en effet être métamorphosable en un autre type de silence.

Le silence devient monstrueux quand il devient silence qui ne s'entend pas : un silence tellement terrifiant que même le hurlement d'un cri ne permet pas de le faire entendre. Un silence qui s'entend est le silence qui succède à celui de la méduse si l'analyste a pu la regarder en face : l'énonciation silencieuse de l'analyste peut nommer le silence monstrueux et le transformer en un nouveau silence, un silence qui s'entend.

Le jour où ces monstres obscurs qu'étaient les Erinyes acquirent, par le biais de la déesse Athéna, le nom d'Euménides, elles cessèrent d'errer dans l'obscurité indéfinie pour habiter l'obscurité limitée d'une grotte proche d'Athènes. Dans cette grotte d'où elles ne sortirent plus, elles étaient devenues, par le pouvoir de leur nouveau nom – les Bienveillantes –, des déesses vénérables pour les Athéniens : le silence monstrueux qui avait été le leur avait cessé d'être malveillant, car il était devenu silence audible propre à l'existence acquise par leur nouveau nom.

**L'homme au point noir.** Les deux faces du symptôme, la face freudienne appelant l'interprétation et la face lacanienne appelant la nomination du réel, ayant été présentées, évoquons maintenant un cas permettant de mettre en évidence leur articulation. J'exposerai la question du symptôme, de sa dissolution et de la production ultérieure d'un sinthome à partir du rêve que j'avais déjà évoqué dans *Les Trois Temps de la loi*, et ce afin de prolonger, d'approfondir l'interprétation que j'en avais donné alors.

> « Un homme me regardait et je remarquais un petit point noir sur le coin de sa bouche. J'étais comme fasciné par ce point noir que je ne pouvais m'empêcher de regarder et je restais ainsi, silencieux, pendant un temps qui n'en finissait plus. Et puis une femme s'approcha de l'homme et lui demanda s'il avait du feu. L'homme sortit son Dupont et alluma la cigarette de la femme.
>
> Je me suis dit alors que j'allais compter jusqu'à trois et que j'allais m'en aller, et je suis parti [1]. »

La première séquence du rêve met en scène ce qu'il advient d'un sujet rencontrant l'existence de ce qui, ne pouvant être démontré par la parole, ne peut que se montrer dans le réel : ce que désigne monstrueusement le « point noir », c'est un réel qui n'a pu échoir à la symbolisation. Par sa fixité, le point noir s'impose silencieusement au sujet du rêve, de telle sorte que ce sujet, arrêté sur place, tend à demeurer stupidement, pendant une durée indéterminée, dans un état d'immobilité absolue.

Pourquoi ne peut-il plus se déplacer, ne peut-il plus penser ? Parce que le déplacement du corps, comme celui de l'esprit, n'est rendu possible que par la parole vivante et que c'est précisément cette parole qu'a mise à mort le message silencieux transmis par le regard en direction du point noir : « Tu n'es que ça, ce réel fixe, dépouillé de toute parole, qui ne peut plus se déplacer, car il ne reste pour toi qu'une seule place, celle qui est fixée par mon regard. »

1. A. Didier-Weill, *Les Trois Temps de la loi*, *op. cit.*, p. 62.

À quoi renvoyait ce réel silencieux du point noir ? Au silence du père. Le père du sujet était en effet un homme mutique ne transmettant à son fils aucune parole signifiante, en particulier au sujet de sa généalogie, qu'il gardait comme un héritage intransmissible.

Le silence évoqué par le point noir renvoyait à l'absence d'opération de cette métaphore paternelle par laquelle un fils peut devenir fils, une fille devenir fille, dès lors qu'il ou elle peut entendre dans l'énonciation du père ce message inconscient : « Tu seras celui – ou celle – qui sera fils – ou fille ». Mais un tel message ne sera transmissible que si le père laisse aussi entendre le message silencieux qui lui parvient : « Tu seras celui qui sera père. » Le rêve du sujet met en évidence, par la monstration du point noir, celle du silence dans lequel était ce père qui n'avait pu transmettre – car il n'avait pu l'entendre – la dimension de la métaphore paternelle.

Le rejet par le père de sa propre paternité était-il radical ? La suite du rêve met en évidence que non, pour autant que le rêveur invente la nouveauté d'un scénario dans lequel une femme (la mère) demande à l'homme au point noir (le père) s'il a du feu et qu'à cette question le père réponde en sortant son Dupont pour allumer la cigarette de la mère. Il est intéressant de constater qu'à l'instant même où je proposais à l'analysant d'interpréter Dupont comme l'établissement d'un pont entre le père, la mère et lui, celui-ci faisait la même interprétation.

Ce pont, qui permettait à la « flamme » du briquet Dupont de brûler, réinstallait un équilibre dans le trio père-mère-fils : la mère en demandant la flamme du père signifiait qu'elle se détournait de la relation incestueuse avec son fils en se tournant vers la flamme de son mari.

D'un autre côté, cette flamme nouvelle disait au fils que le patronyme du père (Dupont) était devenu un nouveau nom : un nom habité par une flamme signifiante qui redonnait vie à la métaphore paternelle « tu seras fils ». Du fait d'avoir pu, par ce rêve, se donner un père symbolique qui n'était plus voué à être un « point noir », cet analysant éprouva un soulagement suffisant pour interrompre l'analyse.

Cependant, deux questions subsistaient : s'il s'était donné un père symbolique, était-ce parce qu'il était *parvenu à entendre, dans le silence du père*, le réel d'une voix assourdie qui lui disait : « Il y a un pont entre toi et moi » ? Ou bien avait-il agi, à la façon de Joyce, en créant *ex nihilo* un père qui en réalité n'existait pas ? Pour ma part, je supposais que ce rêve traduisait le fait que le sujet avait pu entendre qu'au-delà du point noir il y avait quand même « du » père : une sorte de murmure inconscient lui avait soufflé que malgré le silence le père n'était pas véritablement forclos.

La seconde question était différente et soulevait implicitement – sans que je le comprisse à l'époque – l'hypothèse d'un autre type de réponse que celle qui avait été apportée par le rêve : en devenant fils d'un père symbolique possible, le patient, tout en s'inscrivant dans l'ordre symbolique, s'adaptait de façon nouvelle à son environnement familial et professionnel, mais… il y avait un « mais ».

Alors que la flamme du briquet Dupont – qu'il comparait à la flamme du buisson ardent – le remettait en rapport avec la loi du Nom du Père, il découvrait le paradoxe suivant : par l'interdit de l'inceste que le

« pont » du nom Dupont avait introduit, il recevait un certain type de protection ; il était devenu interdit de s'opposer à tout ce qui pouvait empêcher l'éclosion de l'existence ; interdit en somme d'interdire ce qui faisait obstacle à son existence d'homme. Or le sujet découvrait que l'accès à l'existence, bien qu'ayant cessé d'être hors d'atteinte par l'introduction de l'interdit de l'inceste, ne lui était pas possible. Il découvrait en particulier, stupéfié, qu'il lui était impossible de faire une déclaration d'amour à celle qui le faisait rêver quand bien même, désormais, plus rien ne s'y opposait. Le fait que la relation incestueuse avec la mère – incompatible avec l'amour d'une femme – ait été abolie, interdite, ne suffisait pas pour qu'il puisse se déclarer. « Pourquoi, si l'existence m'est aujourd'hui devenue ouverte grâce à l'analyse, ne puis-je pas y mordre à pleines dents ? » se demandait-il. Et j'ajoute : pourquoi ce qui cesse d'être interdit ne cesse pas pour autant d'être impossible ?

Quelques années plus tard, il revint me voir et ce qu'il m'apprit dans cet unique rendez-vous était une réponse à la question restée en suspens. Il m'invitait à une exposition, car il était devenu peintre et il exposait son travail pour la première fois. Sa peinture, comparablement à celle de Soulages, était une recherche abstraite autour du mystère qui se dégageait de la couleur noire lorsqu'elle était visitée par la clarté de la lumière. Lui qui, des années auparavant, avait découvert que l'interdit de l'inceste permettait d'exister mais ne garantissait pas pour autant l'acte d'existence avait découvert que pour rencontrer l'existence comme telle il fallait rencontrer le paradoxe propre au Nom du Père : signifiant faisant, d'un côté, acte de présence en transmettant un interdit qui ouvrait une porte vers le possible ; et, de l'autre, signifiant faisant acte d'absence laissant le sujet radicalement seul pour trouver de lui-même comment agir pour exister.

Après qu'il m'eut dit cela, je repensais à son cheminement du symptôme au sinthome : dans un premier temps, il avait par la création de son rêve réussi à retrouver la présence du signifiant du Nom du Père qui, par l'interdit de l'inceste, ouvrait du possible. Dans un second temps, en peignant, il se tournait vers ce mystère permettant au signifiant du Nom du Père de s'absenter afin que l'obscurité puisse se démontrer éclairée et éclairante. Lui qui avait par son rêve requis un père audible et visible requérait maintenant, par sa peinture, le mystère d'un père invisible. Lui qui, quelques années auparavant, ne savait pas comment faire pour exister avait découvert qu'exister impliquait la recherche d'une solitude créant les conditions d'une sortie : en sortir par une production picturale transmettant simultanément l'absence (le noir) dans la présence (la lumière), et la présence dans l'absence.

### *Le sinthome de Lacan. Comment Lacan commence*

Il y a dans ce qui est commençant une fécondité stupéfiante qui insémine ce qui suit : n'est-il pas audible dans les premiers mots de *À la recherche du temps perdu*, dans la première note d'un concerto de Mozart, qu'un élan, une scansion originaire se met en route qui retentira jusqu'à la dernière note ? Il y a, à cet égard, une manière de lire Lacan qui permet d'entendre comment les derniers mots – évoquant son « invention du réel »

– qui concluent son enseignement résonnent avec les premiers, qui introduisent le mot « réel ».

La mise en rapport entre ce qui commence et ce qui conclut chez Lacan nous permet de mettre en évidence la nature de la question qui ne cesse d'insister : le réel est le nom – peut-être emprunté au « surréel » d'André Breton ? – donné à un mystère[1] qui détient un double pouvoir : d'une part, celui de laisser le sujet « angoissé[2] » ou « interdit[3] » ; d'autre part, celui de requérir du sujet qu'il sorte de cet état d'angoisse en trouvant la possibilité d'une « réponse ».

La question correspondant à cette réponse possible est pour la première fois introduite par Lacan, qui, analysant le rêve d'Irma, interprète le dernier mot du rêve – trimétylamine – comme un *witz* (« mot d'esprit ») qui parvient à répondre à la question troumatique du réel : « *quod* ? qu'est-ce que c'est que ça ? qu'est-ce que ce réel abyssal[4] ? »

La réponse de Lacan à la question posée par cette « tête de méduse innommable[5] » consiste à dire que, face à l'impossible, il est cependant possible « qu'une autre voix prenne la parole[6] » : une autre voix qui – là où le logos ne dispose plus de mot – peut disposer du pouvoir de nommer par un nouveau mot : « triméthylamine », que

1. J. Lacan, *Encore*, Le Séminaire, livre XX [1972-1973], Paris, Seuil, 1975, p. 118.
2. J. Lacan, *Le Moi dans la théorie de Freud et dans la technique de la psychanalyse*, Le Séminaire, livre II, *op. cit.*, p. 190.
3. J. Lacan, *Le Sinthome*, Le Séminaire, livre XXIII [1975-1976], *op. cit.*, p. 167.
4. J. Lacan, *Le Moi dans la théorie de Freud et dans la technique de la psychanalyse*, Le Séminaire, livre II, *op. cit.*, p. 196.
5. *Ibid.*
6. *Ibid.*, p. 202.

Lacan définit ainsi : « C'est un mot qui ne veut rien dire, si ce n'est qu'il est un mot[1]. »

L'insistance avec laquelle Lacan entend montrer qu'un sujet peut « répondre » de l'impossible est manifeste si l'on met en perspective ce qu'il dit en 1955 (la réponse apportée dans le rêve d'Irma) et ce qu'il dit vingt ans plus tard, lors de la clôture des journées de l'École freudienne de Paris, le 13 avril 1975, au sujet de sa « réponse apportée à Freud » : « C'est dans la mesure où Freud a vraiment fait une découverte que l'on peut dire que le "réel" est ma réponse sinthomatique[2]. »

Le mot « réel » n'est pas un mot comme les autres puisque nous pouvons dire qu'il est « un mot qui ne veut rien dire, si ce n'est qu'il est un mot » ; nous sommes donc confrontés à un mot qui ne renvoie pas à un signifié mais à un « dire » énonciateur d'une nomination très particulière. La difficulté consiste à comprendre de quelle nomination il s'agit, car il en existe différents types.

Nous commençons à entrevoir en quoi le mot sinthome se distingue du mot symptôme : alors que le symptôme est dérivé d'un mot grec qui, par sa racine « pt », renvoie à la notion de « chute », le mot sinthome est débarrassé de cette idée : il est ce par quoi la fécondité d'un sujet est requise pour « répondre » en produisant un signifiant nouveau qui sera éventuellement une « invention ». Dans cette perspective, Lacan inventeur du « réel » n'invente pas *ex nihilo* : il ne devient inventeur, il ne devient lui-même qu'en « répondant » à la découverte freudienne de l'inconscient, en deux temps.

1. *Ibid.*
2. J. Lacan, *Le Sinthome*, Le Séminaire, livre XXIII [1975-1976], *op. cit.*, p. 132.

Dans un premier temps[1], Lacan dit : « Je suis “freudien” car, si j'ai appelé quelque chose “la chose freudienne”, c'est parce que Freud a nommé l'inconscient et qu'une chose n'existe qu'à partir du moment où elle est bel et bien nommée par quelqu'un. » Dans un second temps, Lacan cesse d'être strictement freudien et devient inventeur d'un nouveau signifiant, le synthome, qui ne renvoie plus – comme pour Freud – à l'inconscient mais à « quelque chose qui va plus loin que l'inconscient[2] ».

La nomination par Lacan de ce réel qui « troue » l'inconscient, « qui va plus loin que l'inconscient », pose un problème. Puisque Freud avait déjà découvert, dans son travail sur le rêve, l'existence de ce trou et en son sein celle d'un « ombilic » du rêve, d'un « non-reconnu » radical, « *Unerkannte* », pourquoi sommes-nous conduits à penser que Freud, bien qu'il ait parlé de cet ombilic dans l'inconscient, soit dit l'inventeur du savoir inconscient et non pas celui de l'« *Unerkannte* », du « non-reconnu » radical ?

Cette question nous ramène à différentes façons de nommer : lorsque Freud nommait le mot « inconscient », cet acte – en tant qu'il engageait son énonciation, son désir inconscient – détenait le pouvoir spécifique de porter à l'existence ce qu'il nommait. Si certains de ses élèves l'agaçaient, c'est probablement parce qu'ils utilisaient le mot « inconscient » en se référant à lui, le « père nommant » l'inconscient. De ce

1. « Journée de l'École freudienne de Paris, 13 avril 1975 », *Lettres de l'EFP*, n° 18, p. 266.
2. J. Lacan, *L'insu que sait de l'une bévue s'aile à mourre*, 16 novembre 1976 (séminaire inédit).

fait, ce mot ne laissait pas nécessairement entendre que l'« inconscient » existait pour celui qui en parlait : celui qui parle en tant que « fils » du père nommant suggère essentiellement que ce qu'il nomme, c'est qu'il est « fils ».

Dans cette perspective, nous devons dire qu'un mot, le mot « inconscient », renvoie à une signification absolument différente selon le discours dans lequel il s'inscrit : il ne résonne pas de manière identique s'il est énoncé par un professeur (au nom du savoir du maître), par un hystérique (au nom du désir de maître) ou par Freud (au nom de son propre savoir inconscient).

Je veux dire par là qu'il y a, dans l'énonciation de Freud lorsqu'il nous parle de « l'inconscient », une présence réelle, mais qu'inversement cette présence ne se transmet pas de la même façon quand il nous parle en tant que scientifique rendant compte rigoureusement de son observation à un lecteur doué de raison. Ainsi, lorsqu'il nous parle de l'« ombilic du rêve », son ton n'est pas celui qu'il emploie lorsque, affecté par la découverte de l'inconscient, il découvre le transfert par lequel c'est à notre inconscient qu'il s'adresse.

Dès lors, pourquoi n'a-t-il pas, quand il nous parle de l'« ombilic » du rêve, la flamme qui l'anime quand il explique l'interprétation du rêve ? Toujours est-il que de Freud à Lacan se produit un déplacement passionné et passionnant ; le premier nous dit : « J'ai une bonne nouvelle, il y a quelque part du savoir inconscient dans l'homme » ; et le second répond : « J'ai une nouvelle à vous annoncer, pas nécessairement bonne : "l'être humain n'est pas le chef-d'œuvre de la création, le point d'éveil de la connaissance, il est le siège d'une impossibilité de savoir, en particulier en ce qui concerne le sexe[1]". »

Ainsi, de Freud à Lacan, deux sinthomes s'enchaînent : alors qu'avec son sinthome Freud répondit aux symptômes de ses patients par sa découverte du savoir inconscient, Lacan, étant donné son sinthome, répondit à Freud et à ses patients en inventant le réel : « Ici, il y a plus de savoir inconscient. » La fécondité d'un sinthome tient donc à sa possibilité d'engendrer une réponse d'une autre nature que celle, symptomatique, par laquelle l'inconscient, mettant en jeu l'équivoque signifiante, répond généralement. Il existe en effet une grande richesse dans cette réponse de l'inconscient, mais il faut savoir distinguer *la différence entre la richesse du symptôme et celle du sinthome.* Celle du symptôme tient à l'invention d'une inversion qui permet à « l'émetteur [de recevoir] du récepteur son propre message sous forme inversée ».

Je citerai entre mille cet exemple d'inversion. Un homme vient consulter parce qu'il a adopté un enfant, un fils, qui n'a jamais rien su de cette adoption. Devenu adolescent, le garçon s'est mis à fréquenter assidûment une salle de musculation qui le rendit progressivement, selon sa propre expression, « beau » comme un athlète. Un jour, sur une plage où la famille était en vacances, le père et le fils jouèrent à lutter ensemble. Après avoir fait tomber son fils sur le sable, le père dit : « Tu es laid ! » et entendit son fils répondre du tac au tac : « Je ne suis pas laid, je suis beau ! » Le père demande l'avis du psychanalyste : « Quand il m'a

1. « Journée de l'École freudienne de Paris, 13 avril 1975 », art. cité, réponse à Marcel Ritter.

répondu qu'il était "beau", je me suis aussitôt demandé s'il était possible qu'il sache qu'il était mon "beau-fils". »

Voilà l'exemple d'une formation de l'inconscient caractéristique de l'inversion : qu'un signifiant puisse renvoyer à un autre (laid renvoyant à beau) est le propre de l'invention du symptôme. L'invention du sinthome procède d'une autre structure, car le signifiant du sinthome est une nomination du réel qui ne renvoie pas à un autre signifiant.

Le travail de nomination du réel qu'a fait Lacan s'exprime de la façon la plus claire et la plus radicale dans cette litote de deux mots qu'il proposa, en conclusion des journées du 15 avril 1975, comme traduction du troisième verset de la Genèse : que se passe-t-il dans le passage de « *fiat lux* » à « *fiat* trou » ? D'une part, « *lux* », qui est l'expression du signifiant du nom du père, disparaît pour laisser place à l'apparition du signifiant « trou ». D'autre part, l'énonciation de ce nouveau « *fiat* » cesse d'être l'énonciation divine : alors que l'énonciateur de « *lux* » était Dieu procréateur *ex nihilo* de la lumière, l'énonciateur de « *fiat* trou » n'est plus Dieu.

C'est en cela que Lacan dévoile la clef de son rapport passionné au réel : en identifiant dans la même phrase le mot « trou » avec le refoulement originaire de Freud (*Urverdrangt*), il dévoile que le sujet est l'énonciateur originaire procréateur d'un trou réel dans le symbolique. Alors que Dieu créait *ex nihilo*, dans notre situation *c'est le sujet en devenir qui crée du* nihilo ; mais il n'est pas Dieu, il ne crée pas ce trou à partir de rien (*ex nihilo*), il le crée en faisant disparaître quelque chose qui était déjà là : le signifiant divin « *lux* ».

Ainsi, en se passant du signifiant du Nom du Père, « *lux* », il se sert de sa disparition pour créer le trou qui sera son point de départ. Ce « *fiat* trou » qui voue l'homme à « faire son trou » pose la question du verbe « faire » : comment faire pour faire ? À cela l'homme peut répondre à l'instar du danseur qui, en posant son pied sur la scène, y creuse un trou d'où il surgira par son envol.

Danser sa vie ou nommer sa vie sont les voies qui s'offrent au possible. Cependant, il nous faut dire en quoi diffère le « *fiat* » par lequel l'artiste procrée, avec son pied (s'il danse) ou avec son pinceau (s'il peint), de celui par lequel sa parole peut procréer le trou le nommant. Car toute nomination ne dispose pas de ce pouvoir procréateur.

Je dirai à cet égard que, s'il est vrai que le réel fut le sinthome de Lacan, c'est que toute son élaboration est une réponse à la nécessité de nommer ce trou. En avril 1975, il conclut une journée de l'EFP par ces mots : « J'essaie de me réduire à ne nommer que ce qui s'appelle avec Freud "l'*Unverdrangt*", ce qui se résume en somme à nommer le trou. »

Quelle conséquence pour la psychanalyse ? L'analyste n'a-t-il pas à nommer le trou du réel, de l'analysant, c'est-à-dire à lui faire rencontrer un réel dont il aura ou n'aura pas à répondre par un sinthome faisant de lui un passant du réel ? Or nommer le « trou » ne va pas de soi. L'opération par laquelle un déplacement peut être opéré, allant du « *fiat lux* » au « *fiat* trou », est une opération laïque pour autant qu'elle substitue au « *fiat* » divin un acte humain qui est celui du refoulement originaire.

L'opération « *fiat* trou » requiert l'assomption d'un vertige qui naît aussitôt que le sujet suppose la possibilité de se passer du Nom du Père. Il rencontre alors une solitude radicale, conséquence d'une nudité psychique assumée, d'un incognito intime qui doit demeurer – comme nous l'avons vu dans le cas de la femme « tachée » – pour que l'existence soit fondée. Pouvoir nommer ce trou sans le déparer de son mystère implique d'assumer le vertige qui surgit lorsque se produit le face-à-face avec ce qui n'a pas de nom. Ici apparaît la dissymétrie entre la tâche artistique et la tâche psychanalytique : alors que l'incognito d'un sujet, ce qu'il a de plus intimement secret, peut être touché, reconnu, voire nommé (notamment par un son musical), il n'est pas reconnu de la même façon immédiate par le nom patronymique du sujet. La musique peut m'apprendre qu'elle entend en moi un incognito inouï et que, tout en l'entendant, elle le fait résonner et exister. Le nom patronymique, lui, ne dispose pas du même pouvoir immédiat ; il peut cependant réussir à nommer l'innommable s'il possède le pouvoir poétique que Lacan a évoqué avec la notion de « métaphore paternelle » : la métaphore, en tant que verbe, dispose effectivement du pouvoir de nommer le réel.

**Les quatre discours de Lacan.** La théorie lacanienne des quatre discours nous donne l'occasion d'une approche dialectique des diverses façons dont le sujet entre en rapport avec le signifiant du Nom du Père. Si, dans le discours du maître, celui-ci est conduit à s'identifier à son patronyme dans une absolue identité à soi-même, il est porté par son nom : son autorité n'est autre que celle transmise par son nom. Son infatuation, sa morgue éventuelle sont autant d'effets de l'aliénation produite sur un sujet quand il devient fixe et fixé par un signifiant. Effet comique quand le bourgeois se prend pour « le » gentilhomme, pitoyable quand Napoléon se prend à Sainte-Hélène pour « Napoléon », terrifiant quand le responsable politique se prend pour « le » destin.

Le maître est unifié par le rapport à son nom de telle sorte qu'il n'y a aucune division entre ce qu'il dit et ce qu'il fait : quand il énonce – comme le fait, par exemple, Jean-Marie Le Pen – « Je dis ce que je fais et je fais ce que je dis », nous pouvons frémir car nous pressentons, derrière ce blindage de la division humaine, la possibilité des divisions blindées.

Le discours que Lacan qualifie d'universitaire ne renvoie pas particulièrement à l'université, mais à ce qui se passe chez tout homme qui ne parle qu'en s'estimant autorisé à le faire parce que, s'il parle, c'est au nom de l'autorité du maître. C'est ainsi que le discours des docteurs de l'Église n'avancent jamais un énoncé sans qu'il ne soit garanti par une citation légitimante (saint Thomas, saint Augustin, etc.).

Le conflit le plus ancien auquel exposa cette pratique de la citation fut peut-être celui qui opposa les pharisiens aux sadducéens, prêtres du temple : à ces derniers, qui considéraient que la citation de la Torah écrite légitimait leur autorité, les pharisiens opposaient l'idée qu'en vérité Dieu avait transmis non seulement une loi écrite, mais aussi une loi orale, ininscriptible, qui requérait l'acte d'interprétation de l'homme. Ce conflit apparut quand, avec la disparition du dernier prophète, Dieu, devenu sourd ou mutique – en tout cas silencieux –, accentuait l'angoisse juive : le fait d'appliquer à la lettre les commandements pouvait-il désormais donner aux pratiquants la certitude que leurs actes étaient conformes à la volonté divine ? Un tel doute se décèle souvent derrière le discours du conformisme : « Je ne comprends pas ce qui m'arrive : je fais tout ce que je dois faire, je respecte la loi, je respecte ma femme, je respecte mes enfants, mes collègues et j'entends une voix qui me dit "tu mens" ! »

Cette angoisse du conformiste nous ramène, d'une certaine façon, à l'instant historique où Dieu, devenu silencieux, mit l'homme biblique devant un choix : « Suis-je sauvé par l'observance de la loi écrite ou bien, là où l'autorité divine ne répond plus, puis-je m'autoriser à interpréter, c'est-à-dire à introduire du nouveau ? » D'une façon un peu caricaturale, nous pourrions dire qu'il y a un certain rapport entre le conflit qui opposa les sadducéens aux pharisiens et celui qui opposa l'IPA à Lacan. Le reproche que faisait Lacan à l'IPA n'était pas sans relation, en effet, avec le reproche que faisaient les rabbins aux gardiens du Temple :

> « Pourquoi considères-tu que le fait de citer, à la lettre, l'écriture sainte prouve en quoi que ce soit que tu lui es fidèle ? Ne perçois-tu pas qu'en te considérant comme "freudien" parce que tu cites Freud à la lettre tu satisfais à un désir de conformité qui répond à l'exigence de ton moi guidé par la recherche de la bonne forme ? Mais, ce faisant, tu ne réponds pas à ce trou de l'énonciation qui, vivant entre les mots de Freud, insiste pour faire entendre que celui-ci n'était peut-être pas "freudien" comme toi, pas entièrement réductible à ses énoncés ? Et que cet au-delà requiert de toi que tu renonces à être authentifié par la référence au père et la révérence que tu lui portes. Vois-tu ce que tu esquives quand tu t'empares des mots de Freud sans prendre en charge ce qu'il t'a dit de l'ombilic du rêve : à savoir qu'en ce point de l'inconscient

le Nom du Père ne pouvait plus te tenir compagnie pour te garantir que tu étais vraiment freudien ?

Si tu consentais à regarder en direction de ce point où le Nom du Père n'est plus consistant, tu te mettrais à penser autrement : non plus en fonction du principe de plaisir, mais en fonction de cet au-delà sidérant qui te demande non pas *ce que* tu penses, mais *comment* tu penses quand tu n'es plus supporté par le Nom du Père. Cette possibilité de réponse revient non pas à inventer la psychanalyse – c'est déjà fait –, mais à la « réinventer ». Finalement, en quoi tes propres mots laissent-ils entendre que ton inconscient est "inconsciemment" d'accord avec toi quand tu dis ton accord à Freud ?

Lorsque tu uses d'un mot, quel qu'il soit, peux-tu faire entendre que tu as payé le prix pour que l'auditeur entende que ce mot est devenu "tien" ? »

Cette question renvoie à l'expérience de la solitude absolue par laquelle l'*infans*, sortant un jour du silence pour parler, manifeste qu'il ne fonctionne pas comme un magnétophone : s'il prend la parole, il ne répète pas le déjà entendu ; il invente son premier mot, tout comme il invente le premier pas, auquel il n'accède qu'en acceptant le risque du vertige. Ne suffit-il pas d'observer son expression triomphante la première fois qu'il prend ce risque pour réaliser qu'un tel triomphe est lié à la découverte qu'il fait du risque qu'il a pris ? Le premier pas, puis le deuxième lui ont fait expérimenter le risque de tomber, inhérent au fait d'être, à ce moment-là, radicalement seul, sans le soutien du Nom du Père.

Dès lors, il ne marchera, skiera, surfera que parce que son corps peut chuter : c'est parce qu'à tout instant il prend le risque de tomber en direction de ce que pourrait être sa tombe, c'est-à-dire sa mort, qu'à tout instant ce corps est vivant. Il en est de même de la parole : elle sera vivante pour autant qu'à tout instant elle sera, comme le corps du danseur, *sujette* à tomber ; sujette vivante chaque fois qu'elle ne parlera pas à la façon de l'universitaire qui est garanti par le soutien du signifiant du père. La parole qui, comme le danseur, s'est envolée, est soumise à l'épreuve d'un risque majeur : comment dans cet instant de vide n'être pas prise de vertige ? Comment faire face au risque transitoire de se passer du soutien du Nom du Père ? de se passer du « *to be* » pour expérimenter le « *not to be* » ?

C'est avec ce pari radical « *to be or not to be* » que le sujet se trouve divisé : à la fois sujet du signifiant et sujet du réel (le sujet du « *fiat* trou » est à la fois celui du *fiat* [il y a] et celui du trou [il n'y a pas]). Cette division induit la question suivante : lorsque chute il y a, lorsque l'expérience traumatique révèle que la loi symbolique est en faillite et ne dispose plus de la possibilité de maintenir l'ordre symbolique, comment le sujet peut-il répondre au « *not to be* » ? Peut-il dire « *to be* » là où l'expérience traumatique lui dit « *not to be* » ? Cette question nous ramène au rêve inaugural d'Irma : puisque s'y révèle à Freud de façon traumatique que la monstration chaotique des chairs féminines renvoie à la monstration monstrueuse de la forclusion de l'ordre symbolique, est-il possible que le sujet de l'inconscient sorte de l'état de fascination silencieuse où il est traumatiquement plongé ? Comment, devant un réel déchu, le sujet de l'inconscient peut-il avoir ce choix : éprouver, comme Sartre, une « nausée » devant la déchéance ou, comme Freud, être doué de la capacité de ce « dur désir d'endurer » que le poète met au cœur de la vie ?

## *Le sinthome dans l'analyse*

**Introduction.** J'ai demandé à Lacan, après son séminaire sur le sinthome, comment ce qu'il y avait mis en jeu pouvait être appliqué à la cure psychanalytique ? Avec le concours de l'analyste, l'analysant allait-il être capable de convertir ce qui avait chuté en lui, comme symptôme, en une invention sinthomatique ? Au-delà du *renouveau* apporté par la remémoration du renouvelé, était-il possible de rencontrer la dimension d'un absolument *nouveau* propre à l'ouverture du réel ? Si une telle ouverture était envisageable, par quel effet subjectif s'éprouvait-elle ?

À cet égard, ne fallait-il pas prendre Lacan au sérieux lorsqu'il déclarait que l'écriture de Joyce l'avait laissé « interdit » ? Être « interdit » par cette lecture ne signifiait-il pas que le texte joycien, en ne renvoyant à aucun prétexte symbolique, laissait le lecteur « interdit de séjour » dans le pays de l'interprétation ? J'ai donc demandé à Lacan si l'expérience par laquelle il avait été « interdit »[1] ne renvoyait pas très précisément à *l'expérience de sidération* dans laquelle Freud découvrait la condition nécessaire pour qu'un mot puisse, en tant que mot d'esprit, délivrer dans l'après-coup son « esprit ».

Si la sidération était, comme le remarquait Freud[2] après Theodor Lipps, une expérience par laquelle le sujet « interdit » faisait l'épreuve de « l'incompréhensible, de l'énigmatique, de l'inintelligible », le signifiant causateur de sidération n'était-il pas celui dont use la langue allemande (*Verblüffung*) pour qualifier cette

1. J. Lacan, *Le Sinthome*, Le Séminaire, livre XXIII [1975-1976], *op. cit.*, p. 167.
2. S. Freud, *Le Mot d'esprit et ses Rapports avec l'inconscient*, Paris, Gallimard, 1930, p. 218-229.

expérience d'ouverture fulgurante au réel ? Dans cette perspective, une cure psychanalytique n'était-elle pas, comme Janus, une opération à deux faces contradictoires : si, d'un côté, elle permettait de reconnaître l'existence du savoir inconscient, de l'autre n'a-t-elle pas en même temps à ouvrir à cet envers de l'inconscient où se révèle qu'il n'y a pas de savoir inconscient ?

Dès lors, à quelle condition l'expérience de sidération pouvait-elle ou ne pouvait-elle pas être rencontrable au sein de la cure psychanalytique ? Cette question sous-entendait deux aspects : d'une part, *qu'est-ce qui tend à rendre possible* – comme le fait le mot d'esprit – l'expérience de sidération ? Et inversement : *qu'est-ce qui tend à s'opposer à son apparition* au point de la rendre parfois impossible ? Pour aborder un tel empêchement, j'ai proposé de théoriser l'existence de trois surmois différentiables agissant chacun à sa façon pour s'opposer à ce que le sujet puisse être marqué, divisé par le signifiant. Lacan me demanda de rendre compte de cette suggestion dans le cadre de son séminaire *La Topologie et le Temps* lors de la séance du 5 mai 1979[1].

Quant à la question « qu'est-ce qui crée les possibilités de la sidération et de la réponse sinthomatique ? », elle fut l'objet de deux séances du séminaire *L'insu que sait de l'une bévue s'aile a mourre*. Au cours du séminaire du 8 février 1977, j'essayais, à la demande de Lacan, de rendre compte de l'existence de trois temps logiques qui scandaient la progression de l'analysant vers la production d'un signifiant nouveau[2] :

1. On trouvera une transcription de cette conférence sur le site Internet www.lutetium.org.
2. *Ibid.*

• Le premier temps logique était celui qu'il fallait pour franchir le mur de la dénégation s'opposant à la rencontre du réel.

• Le deuxième temps logique était celui de l'expérience sidérante *surgissant dans la rencontre d'un signifiant de « haute valeur psychique*[1] ».

• Le troisième temps logique était celui par lequel l'analysant pouvait être conduit à répondre par un signifiant nouveau.

Lors du deuxième séminaire consacré à cette question, Lacan répondit, le 15 février 1977, aux hypothèses que j'avais énoncées en faisant part d'accords et de désaccords et de certains points de vue sidérants. Je ne vais pas reprendre ici le contenu de ces deux séminaires, je vais seulement faire ressortir certains points cruciaux au sujet de la question de la responsabilité mise en jeu dans une analyse : celle de l'analyste n'est pas identique à celle de l'analysant. Il y a un point commun entre les deux, celui de la sidération à laquelle l'un et l'autre ont affaire, mais de façon différente.

**La responsabilité de l'analyste.** On peut attendre de l'analyste qu'il soit sidérable car il ne devrait pas être fascinable par le réel de l'analysant. Qu'il n'ait pas à être fasciné par le troumatisme de l'analysant signifie que, devant le réel, il peut ne pas être capturé au niveau du regard par ce qui tend à se montrer (le monstrueux). Il lui est donc possible, en l'occurrence, de substituer au réel, en tant que « mal vu » appelant le mauvais œil,

1. S. Freud, *L'Interprétation des rêves*, Paris, PUF, 1967 : « fait de haute valeur psychique » (p. 157), « représentation fortement investie » et « véritable source de rêve » (p. 159).

cette dimension du réel qui est le mal entendu, l'entendu du mal.

Le « mal » que j'évoque ici est le mode de silence auquel est voué le réel quand, n'ayant put échoir au symbolique, il déchoit comme déchet radicalement silencieux. Pour le commun des mortels, ce déchet, ici monstration du silence, est, comme tout monstre, cause d'un regard fasciné. Que l'analyste soit un mortel peu commun implique que pour lui le réel déchu dans le symptôme donne non pas à voir, mais à entendre un silence peu commun ; un silence qui lui fait ouïr le mouvement de chute qui fait se taire ce qui aurait pu parler. Entendre ce mouvement donne donc la possibilité d'ouïr la parole qui s'est tue et continue à se taire, de telle sorte que le silence n'est plus un *état* nommé « monstre », mais *l'effet* d'un verbe, « se taire », qui perpétue une action non inaudible : le son produit par le silence de l'homme qui « se tait » n'est pas celui du silence de l'animal qui ne se tait pas.

Que l'analyste soit sidérable signifie qu'il peut cesser de regarder l'effet de la chute pour entendre, en poète, la présence de la voix qui, une seconde avant de se taire, était encore vive. Cette sidération de l'analyste, causée par l'ouïr de la voix qui s'est tue, donne à l'analysant accès à ce qui s'est tu en lui. Le réel « mal vu », en devenant un mal audible, crée une nouvelle situation : le sujet commençant à entendre cet inouï va commencer à pouvoir y répondre.

Être capable de répondre à l'inouï inconscient, c'est pouvoir ne pas objectiver ledit inouï qu'est le « il » de la *dritte Person.* Pour parvenir le plus rapidement possible à cette objectivation de l'inconscient, il faut que le moi – en tant qu'anti-inconscient –

l'objective, le maîtrise comme « il » objectivé : « Je sais qu'"il" sait. » C'est ainsi que je fus amené dans cette conférence à montrer que la dialectique de l'affectation du sujet par le signifiant sidérant nécessitait le redoublement : « je sais (qu'il sait (que je sais (qu'il sait))) » ; redoublement coupant court à toute possibilité d'objectiver le « il ». La semaine suivante, Lacan, accréditant mon hypothèse, répondit : « L'inconscient nécessite un redoublement, à savoir que je sais (qu'il sait (que je sais (qu'il sait))). »

La responsabilité de l'analyste est de pouvoir se laisser sidérer en *entendant* ce redoublement et non de se laisser fasciner en *regardant*. Pour ne pas être fasciné par le sacrifice au « dieu obscur » auquel a consenti l'analysant dans son symptôme, il faut que l'analyste soit soutenu par un désir que Lacan a appelé « x », afin d'indiquer que ce n'est pas un désir causé par un objet fantasmatique, mais par les trois lettres : i, c, s, qui font consonner « x ».

Si la responsabilité de l'analyste est de transmettre ce désir x qui va causer la sidération de l'analysant, la responsabilité de celui-ci commence avec la réponse qu'il peut donner à l'expérience de sidération rendue possible par le désir de l'analyste. Comment, en effet, fera-t-il face à la sidération ? va-t-il l'accepter ? la rejeter ? et, s'il l'accepte, comment la symbolisera-t-il ? Comment va-t-il dans l'après-coup se dé-sidérer pour conquérir son désir (dé-*sidarium*) ?

**La responsabilité de l'analysant.** Il me faut expliciter ici en quoi ce travail permet de comprendre que la symbolisation du réel sidérant est une réponse sinthomatique de l'analysant. Si elle se produit, elle empruntera une infinité de chemins possibles, car le symbolique est inépuisablement disponible s'il existe un certain « je » pour le solliciter.

La réponse que j'avais proposée (dans ce séminaire du 8 février 1977) comme sinthomatique tenait en trois mots : « c'est toi ! ». Afin d'entrer dans la signification de cet énoncé qui, tel un oxymore, associe deux mots antinomiques – la troisième personne (c'est) et la deuxième personne (toi) –, revenons à la question posée par le rire qui conduit un auditeur à répondre à un mot d'esprit quand succède au temps de sidération le temps de lumière (temps d'illumination, où le message a trouvé son destinataire).

Examinons ce qu'est la jubilation du rire, car il s'agit là d'une expérience qui permet d'aborder la connexion complexe entre l'inconscient et le réel. Le paradoxe logique auquel je suis initié par le rire est le suivant : dès que le rire s'empare de moi, je fais l'expérience d'une certitude étonnante, je sais d'un savoir irrécusable que je n'ai pas tort de rire, que je ne me trompe pas en accusant réception du message reçu ; et, en même temps, je ne sais pas pourquoi je ris, ni de quoi je ris, car si j'étais capable d'un raisonnement sur ce qui vient de résonner je ne pourrais plus rire.

Le « ha ! ha ! ha ! » que mon rire fait entendre n'est pas insignifiant : d'une part, le phonème « a » emprunte la voyelle de la plus grande ouverture sonore ; d'autre part, le rythme à trois temps du « ha ! ha ! ha ! » est comparable au « toc, toc, toc » par lequel, sans réfléchir, je frappe à une porte avant qu'elle ne s'ouvre. Que la sonorité du « a » et le rythme à trois temps se réfèrent tous deux à ce qui tend à s'ouvrir est une sorte de *bonne nouvelle* : si elle est « *bien bonne* », elle est surtout « *nouvelle* », car on ne rit jamais deux fois de manière identique. Même si je réentends pour la énième fois telle histoire juive, il me sera possible – à condition qu'elle soit bien racontée – de rire comme si elle était chaque fois aussi « nouvelle ».

Mais qu'est-ce qui s'ouvre ? À quoi accédé-je à travers cette métaphore de l'« ouvert » ? Là encore, une contradiction apparaît. Je dirais que ce qui s'ouvre est la découverte toujours aussi stupéfiante et réjouissante qu'il y a de la signifiance et surtout que celle-ci est infinie : le rire qui me vient quand surgit un mot d'esprit singulier renvoie à une réjouissance qui outrepasse la singularité dudit mot ; tout se passe en effet comme s'il était une clef qui ouvrait, au-delà du signifiant singulier mis en scène, à la scène même où siègent tous les signifiants, où siège « la » signifiance comme telle.

Afin de qualifier cette scène, Freud utilise le terme de « *dritte Person* » : ce « il » évoque pour lui la dimension impersonnelle du signifiant qui pourrait faire écho au mode de résidence du *logos* grec – lieu de résidence du langage qui existe « en soi », comme un « il » qui, en tant que tel, ne se convertit pas en « je » (le *logos* grec, contrairement au Dieu de la Bible, ne dit pas « je »). Mais l'homme qui rit n'est ni juif ni grec : il est juif et grec, car ce qui le réjouit, c'est, au-delà de la reconnaissance de l'existence d'une signifiance universelle impersonnelle, la reconnaissance de ce que, à travers le mot d'esprit, cette signifiance s'adresse à lui, en propre, comme si elle se transmettait à sa « *dritte Person* » à la façon d'un « je » qui appelle un « tu ».

Ainsi, par le mot d'esprit, suis-je convoqué à faire l'expérience du nouage de deux types d'universels : l'universel anonyme du langage grec (« c'est ») se transmet et se transforme comme s'il devenait une parole *adressée* à un « tu », comme s'il s'*adressait* en tant que « je » universel à un prophète en puissance capable d'entendre que le langage, devenu parole, *s'adressait* intimement à lui. Le mot devient mot d'esprit quand il cesse d'être un mot du *logos* pour devenir parole qui, en s'adressant à un « tu », fait naître et connaître ce « tu ». « Tu » dont l'étrangeté tient, comme nous allons le voir, à son voisinage avec le « il ».

Dans cette perspective, lorsque je proposais de traduire par « c'est toi ! » la réponse sinthomatique de l'analysant au réel sidérant, ce « c'est toi » est d'une certaine façon la traduction en trois mots du « ha ! ha ! ha ! » de l'homme qui rit. À travers le « c'est » est affirmée la reconnaissance qu'« il y a » universellement du signifiant, qu'« il y a » un lieu de surabondance signifiante qu'on pourrait dire transcendante si l'on n'était pas obligé, par le mot d'esprit, de reconnaître que cette transcendance est immanente puisqu'elle est en même temps un « toi » *adressé* avec la plus grande *adresse*. Il s'agit donc de saisir en quoi l'altérité de la *dritte Person* ne renvoie pas à une dualité « il-tu », mais à une division de l'Autre à travers laquelle le sujet reconnaît que l'Autre est un « il » qui cesse d'être transcendant : il va en effet devenir un « toi » s'adressant de façon immanente au sujet.

Afin de comprendre *la possible réversibilité du « il » en « toi »*, reprenons l'exemple de l'artiste qui, avec ses outils, sculpte un vase. Les mains du sculpteur travaillent avec tous les mots, tous les instruments que le symbolique – le « il » – met à sa disposition pour donner à l'argile la plus belle forme possible. Mais le symbolique (le « il » qui agit sur l'argile) va découvrir que l'argile se met à parler comme si surgissait de lui un « je » qui s'adressait ainsi à un « tu » : « Que fais-tu de moi quand tu laisses ainsi ta trace ? »

Ce « je » qui répond aux éléments symboliques que sont le pinceau, le stylet, le marteau de l'artiste s'adresse au pouvoir que le symbolique détient pour inviter l'argile à acquérir telle ou telle forme. Par ce pouvoir questionnant, ce « je » signifie qu'il y a un lieu soustrait au pouvoir de la détermination symbolique : un lieu qui, au-delà des formes déterminées données à l'argile, demeure indéterminé, inaccessible au symbolique, qui s'entend dire : « *Là où je dis "je" s'arrête ton pouvoir.* "Je" est un trou réel dans le symbolique. Il est ce à partir de quoi je peux te dire "tu" et dialoguer avec toi. Si tu parviens à terminer ton vase tout en entendant le "je" qui te parle, alors apparaîtra une nouveauté tierce qui dépassera notre face-à-face. Cette nouveauté sera, comme un mot d'esprit, un ambassadeur entre le "il" symbolique du langage et le "je" de ma parole. »

Je dirai de cet ambassadeur qu'il est le signifiant « c'est toi ». Entre le réel et le symbolique, il est ce que peut devenir parfois l'argile qui constitue l'analysant en fin d'analyse : si ce qui ne cessait pas de ne pas s'écrire (le troumatisme) cesse de ne pas s'écrire, alors l'analysant fait l'expérience contingente[1] de l'inscription toujours nouvelle d'un signifiant sidérant. Et si, comme l'argile du potier, il sort de l'emprise de la sidération, il pourra alors s'adresser au potier – au signifiant du Nom du

1. J. Lacan, *Encore*, Le Séminaire, livre XX [1972-1973], *op. cit.*, p. 132 : « *cesser de ne pas s'écrire* [...] je l'ai référé à la contingence tandis que je me suis complu au nécessaire comme à "ce qui ne cesse pas de s'écrire" ».

Père – en lui disant qu'a surgi la possibilité d'un « je » hérétique qui n'est plus déterminé par ce qui était écrit : « je » est le lieu où « ça cesse de s'écrire ». Mais paradoxalement ce « je », toujours nouveau, qui cesse d'être *déterminé*, peut devenir *déterminant* dans la production de signifiants nouveaux qui, dès lors, cesseront de ne pas s'écrire.

Selon Lacan, un tel sujet de l'inconscient a un lien structurel avec le rapport de l'hérétique au savoir[1]. *Ce nouveau type de rapport au savoir* est un des points sur lesquels il répondit, dans le séminaire du 15 février 1977, en proposant ainsi de faire équivoquer le « c'est toi » avec « toi sait » : « "c'est toi !" Est-ce qu'il y a des langues dans lesquelles ça pourrait être un "toi sait", du verbe savoir, à savoir quelque chose qui mettrait le "toi", le ferait glisser, à la troisième personne ? » La question posée par le « toi sait » est celle d'un savoir qui, au-delà du *savoir inconscient*, est un *savoir dans le réel* qui mérite d'être nommé *savoir absolu*.

Quel ne fut pas mon étonnement quand Lacan suggéra, toujours dans le même séminaire, de relier cette question du savoir absolu, imputable au « toi sait » de Bozeff[2], à la réflexion théorique qu'il avait développée dix ans plus tôt, en 1966, dans « La parenthèse des parenthèses » et qui, en usant des lettres $\alpha$, $\beta$, $\gamma$ et $\delta$, lui avait servi d'introduction à ses *Écrits* : « Ce savoir absolu, j'y ai bien fait plus qu'allusion quelque part, j'y

1. J. Lacan, *Le Sinthome*, Le Séminaire, livre XXIII [1975-1976], *op. cit.*, p. 15 : « Joyce choisit en quoi il est, comme moi, un hérétique […] ce qui spécifie l'hérétique c'est choisir la voie par où prendre la vérité. »
2. Bozeff est le surnom que j'avais donné à l'analysant faisant l'expérience de la sidération et de la dé-sidération.

ai vraiment insisté avec mes gros sabots, à savoir que tout l'appendice que j'ai ajouté à mon écrit sur la lettre volée, à savoir ce qui va de la page 52 à la page 60 et que j'ai intitulé en partie "parenthèse des parenthèses", c'est très précisément ce quelque chose qui là se substitue à Bozeff. »

### *Comment Freud nous apprend que dire non à l'injustice n'est pas l'équivalent de dire oui à la justice*

La façon dont l'homme conçoit la notion de justice est questionnante : est-il tourné vers la justice parce qu'il dispose de la faculté de dire oui à l'idée de justice ou rencontre-t-il la justice parce que la découverte de l'injustice le pousse à une révolte signifiant qu'il dit non à l'injustice ? Par conséquent, dire non à l'injustice équivaut-il à dire oui à ce qui est juste ? Sans doute, dans l'immense majorité des cas, le simple fait d'être indigné par l'injustice confère au révolté l'intime conviction que son désamour pour l'injustice est dû à son amour de justice.

La psychanalyse prend en charge cette confusion, car elle sait combien la haine de l'injustice – négation de la négation – est différente de l'affirmation du juste. Elle ne s'étonne pas outre mesure de ce que l'histoire nous apprend des tyrans (Hitler, Staline…), dont l'engagement politique trouve souvent son origine dans une révolte sincère contre l'injustice dont ils furent témoins ou victimes.

Que le non à l'injuste ne soit pas l'équivalent du oui au juste est une chose que Freud a abordée de façon absolument originale en interprétant certains rêves, notamment celui de la « monographie botanique ». Ce rêve permet de repenser l'éthique, car il inaugure la découverte majeure du concept paradoxal de déplacement qui apparaît aussitôt que nous cherchons à définir le rapport du juste à l'injuste. Freud va ainsi mettre en évidence, en interprétant son rêve dans l'après-coup, qu'il a été conduit, en tant que rêveur, à répondre à une question de son ami Koenigstein (datant de la veille) par un « plaidoyer passionné » affirmant son innocence.

Il est assez énigmatique que le rêveur Freud ait choisi d'occuper la place d'un plaideur se défendant d'une accusation injuste : pourquoi en effet se mettre dans la position d'un accusé supposé coupable puisque ce qui a causé le rêve – les paroles de Koenigstein – n'était pas une accusation mais une question[1] : estimait-il que, du fait de ses travaux, il *n'était plus en dette* avec l'existence ?

Freud fut tellement sidéré par cette question de « haute valeur psychique » qu'il demeura incapable de répondre et resta bouche bée, comme si cette béance manifestait son rapport à un trou dans le savoir.

C'est la révélation imprévue de ce trou – réveillant le « *fiat* trou » originaire – qui fut, comme Freud le reconnaît dans son interprétation, la *cause véritable du rêve*. Celui-ci était une reprise du dialogue interrompu par son impossibilité à répondre avec justesse et immédiateté à la question sidérante qui lui avait été posée.

Le déplacement permis par le rêve nous incite à nous demander pourquoi, quand il rêve, Freud choisit d'occuper une place différente de celle où il était le jour où

1. S. Freud, *L'Interprétation des rêves*, *op. cit.*, p. 153-164 et 245-247.

une question juste lui fut posée. En effet, le rêve lui donne l'occasion de se mettre dans une situation où le propos *n'est plus d'accuser réception d'une question juste, mais de se défendre d'une accusation injuste.* Comment comprendre le tour de passe-passe qu'un sujet opère inconsciemment et qui consiste à transformer la place où il est questionné en place où il est injustement accusé ? L'énigme de la préférence pour la place où règne l'injustice est l'énigme même de la préférence du sujet pour le persécuteur interne qu'est le surmoi, lequel propose au sujet, moyennant obéissance, d'oublier la question sidérante : « Où en es-tu de ta dette avec le signifiant ? »

La question « Pourquoi préférer être injustement accusé plutôt qu'accuser réception de la question juste ? » en induit une autre : l'expérience la plus quotidienne ne m'apprend-elle pas que, si je suis injustement accusé, mon indignation légitime saura faire de moi un avocat plaidant passionnément son innocence ? Une telle plaidoirie (celle dont Freud rêve) aura deux effets : d'une part, l'abondance des mots qui me viendront pour prouver ma bonne foi permettra d'oublier le silence auquel m'avait réduit la vérité de la question sidérante. D'autre part, mon accent de sincérité outragée pourra me donner l'illusion de plaider pour le vrai alors qu'en fait je suis tout simplement en train de voiler, de nier l'existence d'une vérité sidérante qui m'a laissé bouche bée[1].

N'est-il pas intéressant, à ce propos, de revenir au onzième commandement : « Ne te laisse pas sidérer ! », que John G. von Herder proposait d'ajouter aux dix premiers ? Il présente en effet l'intérêt de donner une des

1. J'aborderai p. 183-202 la façon dont ce type de sincérité outragée ordonne la pensée des épîtres de saint Paul.

traductions possibles du commandement surmoïque « Ne te laisse pas sidérer » : « Méfie-toi du signifiant ! Ne sois pas dupe de ce trompeur qui veut te tromper. »

Ne suffit-il pas d'entrer au café du commerce pour entendre la litanie des braves gens se prenant pour des justiciers parce que leur perspicacité leur permet de dénoncer dans un plaidoyer passionné l'injustice : « Tous des menteurs… des vendus… ils nous prennent pour des cons… »

Freud met en lumière que le choix du rêveur de plaider passionnément contre l'injustice du juge qui l'accuse est une tentative réussie de donner corps à la figure de l'accusateur : le surmoi n'est-il pas ce qui apparaît quand la place du symbolique sidérant est désertée.

Cette question va nous amener, dans la section suivante, à réfléchir sur les épîtres de saint Paul, afin de mettre en évidence comment l'apôtre voit revenir en persécutrice injuste la loi de Moïse qu'il rejette. Ce processus – analogue à celui du déplacement par lequel Freud découvre qu'*un sujet peut préférer être injustement accusé plutôt qu'être justement questionné* – ne serait-il pas fondateur du christianisme ?

## La réponse par le dogme

La géniale invention freudienne du concept de déplacement est selon moi la raison majeure de la longue mise à l'index par le Vatican de la psychanalyse. Le scandale qu'a provoqué Freud avec sa théorie de la sexualité était certes inacceptable pour l'Église, mais les bons pères s'en arrangeaient d'autant mieux qu'il contribuait, par l'entremise de la confession, à asseoir leur pouvoir d'absoudre le péché de chair.

Le scandale consécutif à l'invention du déplacement inconscient était d'une tout autre portée : pour un théologien conséquent averti des sources du « dogme » chrétien, la conception du déplacement interprète les « épîtres » de Paul de la manière la plus subversive qui soit. C'est en effet, comme le reconnaît expressément le concile Vatican II et, plus récemment, le catéchisme officiel du Vatican, dans les épîtres – et non dans les évangiles – que l'Église a trouvé les arguments du dogme permettant d'affirmer, une fois pour toutes, que la Bible est l'« ancien testament ». Et c'est depuis le « nouveau » testament que l'homme chrétien est affranchi de la loi biblique dite « ancienne » : l'extraordinaire invention par Paul du péché originel permet effectivement de démontrer au monde que, depuis la chute d'Adam, la loi de Dieu a perdu son initiale efficacité rédemptrice.

Pour commencer, il est important de reconnaître la parenté entre le plaidoyer passionné que tout homme peut opposer à l'injustice radicale du surmoi et celui que Paul ne cesse de prononcer face à l'injustice de la loi. Nous verrons ainsi comment Paul fut conduit à confondre les dix commandements donnés au Sinaï avec ce que, depuis Freud, on nomme la loi surmoïque ; comment il fut amené à résoudre, avec l'invention du péché originel, le fait que la loi de justice, initialement donnée par Dieu le père, ait chuté pour devenir une loi d'injustice.

Ensuite, nous regarderons quelle fut la conséquence de la découverte du déplacement freudien : Paul – tout comme Freud – se sent « accusé » par la loi persécutrice du surmoi parce que quelque chose le détourne de la possibilité d'accuser réception de ce que j'appelle « la question la plus originaire » que l'homme (dans la crainte) se voit poser.

Avant d'évaluer ce qui, dans la conception paulinienne de la loi, peut inspirer certains philosophes (comme Alain Badiou, découvrant dans l'apôtre le modèle du révolutionnaire universel), il m'apparaît indispensable de situer Paul dans son contexte historique.

### *L'invention du dogme par saint Paul*

**Pourquoi me persécutes-tu ?** Il y a, dans les modes d'existence et de prédication de Paul, un aspect qui mérite d'être approfondi : c'est l'énigmatique point de nouage entre le contenu du message qu'il reçoit sur le chemin de Damas et le contenu de ce que ces modes deviendront après cette révélation. Ce qu'il y a d'absolument particulier dans les paroles que lui révèle sa vision, c'est que, ne lui transmettant rien de l'enseignement oral que le Jésus historique a dispensé à ses disciples, elle lui pose une question : « Pourquoi me persécutes-tu ? » C'est par ces quelques mots que Paul acquerra la connaissance intime du mystère du Christ qui le mettra en position de prêcher son nom. En quoi cette révélation sur la persécution est-elle le moteur, le nerf fondamental du mouvement qui mettra Paul en marche vers les nations, alors que la voix du Christ lui indique ce chemin : « Pour leur ouvrir les yeux » ?

Remettons-nous dans le contexte. Nous sommes sans doute vers l'an 35, et Paul – selon Act. IX – « ne respirant que menace et meurtre contre les disciples de Jésus, alla demander au grand prêtre des lettres pour les synagogues de Damas. S'il trouvait là des adversaires de la voix, il les ramènerait en chemin à Jérusalem ». Dans Épître aux Galates, Paul confirme ainsi : « Je persécutais d'une manière forcenée l'Église de Dieu, je la ravageais. J'étais avancé dans le judaïsme plus que beaucoup de ceux de mon âge, et surpassant *en elle* pour la tradition de mes pères[1]. » Ces mots : « Je persécutais, je surpassais en elle » indiquent que Paul fait beaucoup plus que combattre la nouvelle Église : il y a, dans son engagement, cet excès déraisonnable qui est toujours justifié par celui qui persécute : s'il agit ainsi, c'est pour répondre à ce qu'il éprouve lui-même comme une agression qui le persécuterait.

Étant donné l'hypothèse que Paul agit parce qu'il se sent persécuté au regard de l'idée qu'il se fait de la « tradition de ses pères », comment est-il possible que lui, pharisien, élève de Gamaliel, se soit totalement détourné de ce dernier pour se tourner résolument vers le grand prêtre ? Pour quelle raison, en effet, dans le débat entre Gamaliel et les sadducéens – dont les Actes V, 33 rendent compte – où l'on voit Gamaliel plaider avec succès la cause des apôtres que le Sanhedrin envisage de condamner à mort, Paul n'adhère-t-il pas à la position de son vieux maître et passe-t-il dans le camp des sadducéens ?

Ce revirement n'est pas expliqué dans les Actes ni dans les Épîtres, mais nous pouvons faire une hypothèse. L'argument qui permet à Gamaliel d'obtenir que les apôtres soient remis en liberté est le suivant : « Si c'est des hommes que vient leur résolution ou leur entreprise, elle disparaîtra d'elle-même. Si c'est de Dieu, vous ne pourrez pas les faire disparaître. N'allez pas risquer

1. Gal. I.

de vous trouver en guerre avec Dieu[1]. » Le fait que Gamaliel n'exclut pas, *a priori*, à l'instar de Paul, la possibilité d'une inspiration divine des apôtres vient éclairer la position pharisienne : la contradiction que la loi écrite peut recevoir ne met pas nécessairement en danger la conception de la loi telle que le pharisien l'envisage : son rapport à la loi orale et à l'interprétation soustrait en effet la Torah écrite à l'appréhension univoque que s'en font les sadducéens pour autant qu'ils ne reconnaissent pas la notion de loi orale.

Nous pouvons donc supposer que la discontinuité que Paul établira ultérieurement entre l'esprit de la loi et la lettre de la loi trouva, à cette époque, un premier écho dans la position des sadducéens qui voyaient une telle discontinuité entre Torah écrite et Torah orale. Par conséquent, alors que la conception de la Torah de Gamaliel n'est pas *a priori* mise en danger par la prédication des apôtres, celle de Paul et du grand prêtre est mise en danger, d'où leur réaction de persécutés persécuteurs.

Allons plus loin encore et interrogeons le lien qui existe entre les sentiments de culpabilité et de persécution. Le sentiment de culpabilité peut naître chez un sujet se reprochant de n'avoir pas fait ce qu'il aurait dû faire ou d'avoir fait ce qu'il n'aurait pas dû : dans l'un et l'autre cas la faute est référable à la connaissance d'une clause de la loi qui n'est pas respectée. Dès lors, le sujet se reconnaît coupable pour autant qu'il assume une situation qui fait sens.

La persécution vient de ce que le persécuté impute aux autres la possibilité de savoir ce qu'il ne peut comprendre : sa faute ne tient pas à son acte, mais à

1. Act. V, 33.

son être même. Si Joseph K. avait lu saint Paul, il aurait été averti de ce que l'essence même de l'homme est fautive : c'est le péché originel. Cette appellation par Paul d'un tel type de péché – lié au fait même d'exister – témoigne d'une extrême acuité psychologique, laquelle voisine pourtant avec une égale cécité. Pourquoi ? C'est la question que j'aimerais aborder.

L'observation des commandements détient-elle le pouvoir de mettre l'homme de la Bible sur le chemin de la sainteté ? Oui et non. Si elle est une condition nécessaire, elle n'est pas la condition suffisante : entrer dans la loi requiert de l'homme qu'il paie un certain prix intérieur pour que la loi puisse se saisir effectivement de lui. Quand ce saisissement se produit, le rapport de l'homme à la loi cesse aussitôt d'être celui de la connaissance (ordre intellectuel) relative au bien et au mal, qui fait par exemple dire à Paul : « Je suis assujetti par l'intelligence à la loi de Dieu » (Rom. VII, 25) et : « Je prends plaisir à la loi de Dieu » (Rom VII, 22).

Pourquoi Abraham ne prend-il pas, lui, « plaisir » à la loi de Dieu ? Parce que, dans son face-à-face avec Dieu, surgit précisément ce que j'appellerais la question du « prix à payer » à la loi pour qu'elle inscrive en l'homme bien autre chose que le plaisir de la connaissance intellectuelle du bien et du mal. Quelle est cette autre chose ? C'est cette disposition subjective d'ouverture absolue qui s'appelle la « crainte » du ciel et qui témoigne de la capacité de l'homme à oser entendre, chaque fois que la loi se donne à lui, qu'il y a derrière la donation de cet inter*dire* celle d'un *dire* transcendant qui ne peut pas être reconnu sans cette dimension de crainte révélant une proximité avec le transcendant.

Mais *nul article de la loi n'est à même de dire à l'homme comment craindre*, car la loi ne peut pas tout. En l'occurrence, elle est incapable de se substituer à cette liberté de l'homme qui le met en position de faire ce choix : entendra-t-il par exemple exclusivement, dans les commandements donnés sur le mont Sinaï, la voix de Moïse (qui parle de Dieu à la troisième personne dans les huit derniers commandements) ou entendra-t-il que ces huit commandements n'ont de sens que corrélés aux deux premières paroles dans lesquelles Dieu dit « Je », instruisant l'homme afin qu'il n'oublie jamais que la loi, dans ses six cent treize commandements, n'est pas un corpus impersonnel : elle est, dans son fondement, une parole qui dit « Je ».

Lorsque les commentaires du Talmud (Ber. 33b) disent : « Tout est entre les mains du ciel *sauf* la crainte du ciel », ils disent que *seul l'homme peut décider* de s'ouvrir ou non, dans la crainte, à cette voix inouïe qui a parlé et qui peut continuer de parler à celui qui ose l'entendre. Il peut aussi choisir – et c'est le choix le plus fréquent, en particulier celui de Paul – de ne pas s'ouvrir à cette crainte de la voix et de ne recevoir la loi que comme une lettre ne transmettant plus que le plaisir de la connaissance.

Qui peut avoir l'audace de s'ouvrir à la crainte ? Cette question est explicitement posée, dans le nouveau catéchisme, par le cardinal Newman, qui évoque « ce sentiment de crainte [...] que nous aurions si nous avions la vision de Dieu souverain [...] si nous réalisions sa présence[1] ». Cette citation, qui est une des rares occurrences où la crainte est évoquée non pas dans le

1. *Catéchisme de l'Église catholique*, Paris, Mame, Plon, 1992.

sens de la peur du châtiment (qui est habituelle dans le vocabulaire du catéchisme), mais dans le contexte biblique du rapport à la transcendance, met en évidence que cette notion de crainte n'est pas forclose dans le christianisme, à ceci près qu'elle est mise au conditionnel, comme si son actualisation était devenue improbable ou utopique.

Pourquoi la notion de « crainte du ciel » est-elle si importante pour notre propos ? Parce que la crainte de l'infini, arrachant la loi à son caractère impersonnel pour l'associer à un « Je » transcendant, est ce qui vivifie la loi. Paul, en disant que la « loi n'est pas vivifiante » (Gal. III, 21), ne saisit pas qu'elle peut l'être une fois *vivifiée par cet acte intérieur qui n'appartient qu'à la liberté de l'homme de s'ouvrir*, ou pas, « à la crainte du ciel ».

Quand je disais que l'acuité psychologique qui pousse Paul à parler d'un péché originel s'associait en même temps à une cécité dans le cadre de sa compréhension de la Torah, je voulais signifier que Paul a parfaitement saisi qu'il y a dans tout homme une prédisposition à connaître une persécution intérieure. La psychanalyse peut en témoigner : à l'orée de son humanisation, le petit d'homme fait l'expérience de l'existence d'un trou dans la loi symbolique (le trou-matisme freudien) se donnant comme l'irruption d'un non-sens et d'une déréliction dont il s'agit de s'arracher par la découverte et la conquête du sens. Ce trou dans la loi, Paul l'interprète, à sa façon, comme un temps succédant à un temps primordial au cours duquel Dieu, après avoir donné sa loi vivante et vivifiante à Adam et Ève, *reviendrait* en quelque sorte sur *sa première* parole, pour autant qu'après la transgression des deux coupables il apparaîtrait que la loi, ayant été incapable de les maintenir dans la sainteté, serait dorénavant, du fait de cette chute, définitivement inefficace pour le salut de l'homme.

En revanche, ce que Paul ne comprend pas va le conduire à se fermer au judaïsme pour s'ouvrir à une nouvelle religion : ne concevant pas que l'homme puisse être soustrait à la persécution originelle par une loi vivifiée, il découvre un autre chemin possible pour sortir de la persécution du péché originel. La voix biblique considère que c'est par l'acte, par l'œuvre incessante de l'homme qu'il est possible, en s'appuyant sur la loi vivante du langage, de se soustraire à la persécution que le monde reçoit de l'immonde, c'est-à-dire de cette part de tohu-bohu et de ténèbres habitant l'homme qui renvoie à ce qui, en lui, est en souffrance du fait de n'avoir pas été symbolisé par la loi à l'heure du traumatisme.

Par un tout autre chemin – celui de Damas –, Paul, un jour, fait l'expérience subjective fondatrice d'un événement qui lui indiquera que ce n'est pas la mise en acte de la loi qui permet d'être arraché à la persécution du péché originel, mais un acte psychique intérieur consistant à s'identifier à Celui qui lui a dit : « Pourquoi me persécutes-tu ? » Dans cette conversion foudroyante, les valeurs de Paul s'inversent : persécuteur, il devient persécuté, celui qui aura dorénavant une vie extraordinaire d'homme exposé aux épreuves de la persécution, comme le Christ.

— « Je me réjouis dans les souffrances, à cause de vous, et je complète ce qui manque aux épreuves du Christ, dans ma chair » (Col. I, 24).

— « Persécuté mais non abandonné, abattu mais non anéanti, toujours nous portons la mort de Jésus dans notre corps afin que la vie de Jésus soit aussi manifestée dans notre corps » (II Cor. IV, 9).

— « J'ai été co-crucifié avec le Christ, ce n'est plus moi qui vit, c'est le Christ qui vit en moi... » (Gal. II, 20).

Je suppose que dans cette identification foudroyante au ressuscité Paul fait l'expérience d'une fulgurante disparition de la persécution intérieure. Point fondamental : il y a un rapport entre *la disparition de la persécution intérieure et l'apparition d'une persécution réelle* qui vient du dehors, que ce soit du côté des païens ou de celui des juifs. C'est ce qu'il théorisa ultérieurement comme péché originel.

Le conflit qu'il aura progressivement avec les apôtres est lié à cette question : est-ce véritablement le même Christ que les douze, d'un côté, et lui, de l'autre, confessent ? Celui qu'il confesse est en effet un Christ qui aurait été persécuté du fait que la loi juive n'aurait pas pu se reconnaître en lui. Mais, précisément, la lettre de la loi dont parle Paul est-elle la Torah ? Il y a lieu de se le demander étant donné que toutes les citations qu'il fait des Écritures se réfèrent aux Septante qui traduisent la Torah par le mot grec *Nomos*.

À cet égard, la loi dont parle Paul a perdu les caractéristiques de la Torah révélée, gardant enfouie dans ses lettres l'existence d'un esprit indéfiniment déchiffrable. Bien que Paul dise, pour ménager les susceptibilités, qu'elle soit sainte, la loi dont il parle n'a plus les caractéristiques d'une loi révélée : elle est, en tant que *Nomos*, une loi éthique dépouillée de signification mystique. Il est à ce sujet significatif que les Septante aient traduit l'hébreu *çedaq* – qui exprime la conformité à l'ordre divin – par « équité », en privilégiant les rapports sociaux et les relations mutuelles entre les hommes : relation d'horizontalité qui ne laisse plus trace à la relation de verticalité transcendante.

Nous pouvons supposer que le conflit avec les douze tient à ce que le Christ, que ceux-ci confessaient, était affilié non pas au *Nomos* grec, mais à la Torah révélée par Dieu le père. Ce conflit eut son point d'orgue en 58, dans l'épisode relaté par les Actes XXI, XXV. Il n'est pas impossible que, ce jour-là, Jacques ait fait entendre à Paul ce qu'il écrivit ultérieurement dans son Épître, à savoir comment sa foi en Jésus se conjuguait avec sa fidélité à la loi : « Mais celui qui s'est penché sur une loi parfaite, celle de la liberté, et s'y ait appliqué non en *auditeur distrait*, mais en réalisateur agissant, celui-là trouvera le bonheur dans ce qu'il réalisera[1]. » Ce choix fait par Jacques du terme « auditeur distrait » pour évoquer la position subjective de Paul a dû être soigneusement pesé avant d'être écrit dans son Épître.

**Trois lois et non plus une.** L'épisode du péché d'Adam nous conduit à discerner les niveaux de séparation des pensées biblique et paulinienne dans leur définition du péché : la signification de la faute est en effet radicalement divergente selon que l'accent est mis sur la transgression par Adam du commandement : « L'arbre de la science du bien et du mal tu ne mangeras pas » (Gen. II, 17), ou sur la question posée par Dieu invitant Adam au repentir : « Où es-tu ? » (Gen. III, 9).

Pourquoi Adam, caché derrière son arbre, est-il désorienté, angoissé par cette question de Dieu portant sur le « où » ? Parce que, croyant savoir où il était, il apprend qu'il n'est pas là où il pensait être ; alors qu'il

1. Épîtres de Jacques, versets 25-26 (La Bible, traduit du texte original par les membres du rabbinat français, sous la direction de Zadoc Kahn, Grand Rabbin, Paris, Colbo, 1966).

croyait, en effet, être là où il s'était caché, il découvre, angoissé, deux choses : d'une part, que cette cachette n'en est pas une sous le regard de Dieu ; d'autre part, que, malgré le regard qu'Il pose sur lui et qui signifie : « Je sais où tu es », Dieu lui demande : « Où es-tu ? »

Cette question lui indique l'erreur qu'il a faite : alors qu'il a cru échapper à la culpabilité en se cachant silencieusement là où il se croyait invisible, Dieu parle et pose la question « où » : « Je ne te demande pas *où* tu es caché, je te demande "*où* tu es" quand tu te crois caché. En te voyant, je te signifie que le lieu "où" tu te crois caché n'est pas un lieu où tu es incognito, et en te parlant, en te demandant "où" tu es, "où" tu en es avec moi, je te signifie qu'il existe en toi un point de liberté dont je ne sais pas encore "où" il t'engagera : si je sais par mon regard où est la cachette spéculaire topographique où tu te dissimules, je ne sais pas, du fait même que je te demande "où es-tu ?", "où" est ce lieu métaphorique que toi seul peux trouver pour oser me répondre sans fuir. Exerceras-tu ce pouvoir de la parole qui est tien, pour faire *techouvah*, pour retrouver le lieu que tu as momentanément déserté en t'écartant de ma loi ? Sais-tu qu'en te cachant, en prenant le chemin de la culpabilité honteuse, tu choisis de te séparer une deuxième fois de moi ? Tu crois que, parce que tu as péché une première fois, je considère que tu es perdu pour moi, alors que c'est toi qui choisis une deuxième fois de te perdre en optant pour le chemin de la honte : en voulant te cacher de moi, c'est toi qui te perds. Mais "jamais deux sans trois" : tu peux renoncer à ta cachette, revenir vers moi par une parole qui, retrouvant où est sa racine, s'autoriserait à répondre à ma question : "Où es-tu" ? »

Cependant, Adam ne saura pas, comme Abraham, trouver l'énonciation de cette audace qui aurait pu lui faire dire : « Me voici », ou : « J'ai l'audace de parler à mon Seigneur. » Au lieu d'articuler, à la manière d'Abraham, une telle parole, il renoncera une troisième fois. Il ne répondra pas : « Me voici, voici qui je suis, un être de parole », mais : « Voici qui est la coupable, elle, la femme. » Si Adam ne s'était pas ainsi défilé en se déchargeant sur Ève, s'il avait répondu à la question topologique du « où », il aurait fait l'acte de retour lui permettant d'énoncer un « je » proférant : « Je suis là. » Là en cet « arbre de vie » où la parole de Dieu peut être, de façon vivante, articulée à l'arbre de la connaissance du bien et du mal.

Cette articulation unifiante des deux arbres – « la Torah est arbre de vie » – est le secret par lequel la Torah ne dissocie pas, en effet, la lettre de la loi et l'esprit de la loi, mais les pense en continuité l'une de l'autre. Qu'il n'ait pas fait cet acte de *techouvah*, de retour, qui aurait pu actualiser le non-oubli de l'Autre est, d'un point de vue biblique, la véritable dimension du péché, lequel n'est pas le péché de concupiscence, mais celui contre l'esprit : le péché d'oubli.

Là intervient la différence fondamentale entre les interrogations biblique et paulinienne relatives au péché : si, du point de vue biblique, Adam a péché parce qu'il aurait pu se repentir et ne l'a pas fait, du point de vue de Paul, le péché n'est pas là. En vertu de l'interprétation qu'il donne du péché originaire, Adam n'était pas à même de faire retour à Dieu au moyen des ressources conférées par la grâce, à savoir : la liberté de pouvoir s'appuyer sur la loi de la parole pour accéder à l'esprit de la loi vivante qu'est l'arbre de vie.

La grande différence entre la Bible et les Épîtres tient en effet à la façon de répondre à cette question : Adam n'a-t-il pas *voulu* retourner à Dieu ou ne *pouvait-il* pas faire ce retour ? D'un point de vue biblique, Adam n'a pas mais *aurait pu* faire *techouvah* ; d'un point de vue paulinien, il *ne le pouvait pas* en raison même du péché originel. Par la faute d'Adam, la première loi du Père n'avait plus son efficacité de justice miséricordieuse, car elle avait perdu son unicité en devenant trois lois distinctes : l'« esprit de la loi » avait déserté la « lettre de la loi », qui demeurait comme une coquille vide, dénuée de toute efficacité pour s'opposer à « la loi de la chair ».

Cette dissociation de la loi symbolique est précisément ce que Freud met au jour dans sa clinique en découvrant qu'à travers ses symptômes le sujet est amené à perdre sa liberté intérieure pour autant qu'une force incompréhensible – à laquelle Freud donne le nom de surmoi – lui impose une contrainte à laquelle il ne peut pas échapper. Pour évoquer la nature de cette contrainte surmoïque, nous pouvons tout à fait en reconnaître l'efficacité dans l'usage que Paul fait de deux mots : loi de la chair et loi écrite. On pourrait en effet dire de tout symptôme qu'il manifeste le fait que la loi de la chair voue la loi écrite à l'impuissance. Par cette remarque clinique, nous sommes aussitôt renvoyés à l'Épître aux Romains (VIII, 7) : « La chair voue la loi de Dieu à l'impuissance », de telle sorte que : « Le bien que je veux, je ne le fais pas et le mal que je ne veux pas, je le fais. »

Si ces deux « je » qui s'opposent (je veux le bien/je fais le mal) n'ont plus de rapport entre eux, c'est que chacun est en relation avec deux lois distinctes. Le « je » qui fait le mal est conduit par la loi de la chair : non seulement la loi de la chair (Rom. VIII, 7) « est révolte contre Dieu », mais en outre « elle ne peut même pas se soumettre à Dieu » puisque l'esprit de la loi l'a désertée. Quant au « je » qui veut le bien, il est lié à la lettre de la loi qui est inefficace mais pas absolument inutile, étant donné qu'elle offre la possibilité de penser le mal : « Je suis assujetti par l'intelligence à la loi de Dieu » (Rom. VII, 25).

Ce rapport intellectuel à la loi permet même de « prendre plaisir » à ce que cette loi me fait comprendre : « Je prends plaisir à la loi de Dieu en tant qu'homme intérieur, mais, dans mes membres, je découvre une autre loi qui combat contre la loi que ratifie mon intelligence : elle fait de moi le prisonnier de la loi du péché » (Rom. VII, 22). Autrement dit, il y a rupture radicale entre deux « je » : celui qui prend plaisir à la lettre de la loi et celui qui s'oppose radicalement au « je » trouvant du déplaisir à être soumis à la loi de la chair, laquelle – contrairement à la lettre de la loi – est absolument efficace.

Ainsi, de même qu'il n'y a plus une loi et un sujet craignant Dieu, il y a dorénavant trois lois et trois types de « je » : un « je » selon l'esprit, un « je » qui voudrait le bien, mais ne peut pas ne pas obéir à la loi de la chair, et un « je » qui ne veut pas le mal, mais qui ne trouve aucun recours pour lui échapper dans la lettre de la loi, car elle est inefficace. Le « je » qui trouve du plaisir à combattre le mal, à le comprendre, à le penser est entièrement coupé de celui qui fait le mal. Et il en est irresponsable puisque la loi de la chair « ne peut même pas se soumettre à la loi de Dieu[1] ».

1. Rom. VIII, 7.

**L'oubli de la crainte.** Un tel dualisme a deux conséquences : d'une part, il ouvre au règne implacable de la culpabilité, d'autre part, il est renonciation à l'existence d'un « je » unique qui peut exister pour autant qu'il est lié non pas à la culpabilité, mais à la crainte d'un Dieu créateur. Pourquoi Lacan reprend-il cette question de la crainte dans son séminaire sur les psychoses ? Parce qu'il a remarqué que cet affect accompagne précisément l'instant où l'histoire succède à l'anhistorique dont se sert le signifiant pour nouer le point de capiton qui l'inscrit dans le réel. Que cette inscription – absente dans certaines psychoses – ne se fasse pas dans la douceur et l'harmonie témoigne du prix à payer, particulier : la honte qui accompagne le surgissement *ex nihilo* d'un existant.

Le concept biblique de crainte est plus originaire que celui psychanalytique de castration : alors que l'angoisse de castration vient dans l'après-coup de la sexuation, la crainte est plus originaire et affecte le parlêtre avant même la différence des sexes, dans l'émergence originaire du parlant, où il a à répondre non pas à « qui es-tu ? » mais à « où es-tu ? ».

La crainte confère une double expérience : d'une part, celle du sujet exposé, par la rencontre d'un signifiant de l'absolu, à l'expérience de sidération devant l'énonciation « Je suis ce que je suis » (ici, le sujet subit une épreuve d'élévation redoutable car, dans ce moment de rencontre mystique avec l'absolu, toutes les amarres sont rompues avec les objets quotidiens) ; d'autre part, celle du sujet qui, en tant qu'appelé par le signifiant, subit l'interrogatoire suivant : « Toi qui viens de recevoir mon appel, seras-tu capable de répondre en m'interpellant ? Toi qui viens d'accuser réception de la signifiance qui t'a arraché au déterminisme biologique, prendras-tu en charge, par la parole, tes actes à venir dans ce réel indéterminé ? Trouveras-tu en toi le point sur lequel t'appuyer pour t'autoriser à aller vers ce "toi" que j'ai indiqué à Abraham, vers ce toi que tu dois trouver *seul*, c'est-à-dire sans le support de la grâce ? »

La question de la solitude est fondamentale : elle est au principe même d'une « possibilité » de réponse par le sujet, d'un choix qui pose la question du libre-arbitre. Cet acte de solitude est récusé par le christianisme paulinien. Dans la conception paulinienne de la « grâce divine », l'homme chrétien est soustrait à la question de « pouvoir » trouver le bien parce qu'il peut désormais le « faire », la grâce lui en apportant la garantie : « Il ne dit point : nous prions pour que vous *puissiez* faire le bien, mais pour que vous *fassiez* le bien » (II Cor. XI, 13).

Cette nuance signifie que l'homme biblique, sans la garantie de la grâce, a la possibilité d'agir sans cesse, de se transformer sans cesse, d'interpréter sans cesse. Dans cette perspective, son péché n'est pas lié à ce qu'il « est », mais à ce qu'il fait : l'« être » est un concept grec dans lequel Paul a puisé l'idée d'une nature pouvant être déchue une fois pour toutes ; déchéance inconcevable pour l'homme de la Bible, qui n'est pas nature mais créature ne cessant de commencer. La manifestation la plus patente de cette loi surmoïque qui substitue la culpabilité à la crainte mystique est lisible, par exemple, dans le nouveau catéchisme du Vatican, qui expose à divers endroits qu'à la suite de Paul la crainte n'est plus effroi mystique de l'absolu, mais crainte du châtiment.

Voici quelques citations extraites du catéchisme de l'Église catholique permettant d'évaluer ce qu'est devenu le signifiant crainte dans le dogme paulinien[1] :

– Chapitre 1453 : « La contrition naît de la considération de la laideur du péché ou de la *crainte* de la damnation éternelle. »

– Chapitre 1765 : « L'appréhension du mal cause la haine, l'aversion et la *crainte* du mal à venir. »

– Le chapitre 1828 précise combien la crainte de Dieu cesse d'être l'expérience la plus sublime pour devenir la condition d'une méprisable servilité : « La pratique de la vie morale animée par la charité donne au christianisme la liberté spirituelle des enfants de Dieu. Il ne se tient plus devant Dieu comme un esclave dans la *crainte* servile [...] »

– Chapitre 1972 : « La loi nouvelle est appelée loi d'amour parce qu'elle fait agir par l'amour qu'infuse l'esprit saint plutôt que par la *crainte*... loi de liberté qui nous libère des observances rituelles de la loi ancienne [...] »

– Enfin, le chapitre 1964 précise encore une fois la position de Paul : « La *crainte* du châtiment était nécessaire jusque sous la nouvelle alliance. En tout cas, même si la loi ancienne prescrivait la charité, elle ne donnait pas l'esprit saint. »

Nous ne multiplierons pas les citations du catéchisme, encore que l'unique contribution du cardinal Newman (chapitre 2144) mérite d'être évoquée, car elle exprime très exactement la position subjective d'un chrétien qui, demeurant ouvert à la conception biblique de la crainte, s'interroge : « Les sentiments de crainte et

1. Catéchisme de l'Église catholique, *op. cit.*

de sacré sont-ils des sentiments chrétiens ou non ? Personne ne peut raisonnablement en douter. Ce sont les sentiments *que nous aurions,* et à un degré intense, si nous avions la vision de Dieu souverain. Ce sont les sentiments *que nous aurions* si nous *réalisions* sa présence. Dans la mesure où nous voyons qu'il est présent, nous devons les avoir. Ne pas les avoir, c'est ne point réaliser, ne point croire qu'il est présent. »

On peut considérer qu'il y a dans le conditionnel employé par le cardinal Newman la manifestation d'une sorte de nostalgie quant à la possibilité pour un chrétien de vivre la crainte biblique comme une expérience de sainteté (inconcevable pour Paul de Tarse). Par cette abolition de la crainte de l'Un, Paul propose de substituer trois lois à la première. À l'époque de cette élaboration – consécutive à son invention quasi freudienne du péché originel –, il ne pouvait pas savoir que le type de conflit auquel elles exposeraient aurait de telles répercussions au cours des siècles, en particulier dans les arguments savants des inquisiteurs contre les hérétiques, puis dans la formation des préjugés populaires antisémites qui conduisirent, dans des terres fertilisées par le christianisme, aux atrocités que l'on sait.

Voici en quelques mots comment la postérité chrétienne accueillit et traita les trois conflits engendrés par les trois lois de Paul.

**L'invention de la typologie.** Le véritable scandale qu'a provoqué la psychanalyse au sein du christianisme avec l'invention du déplacement inconscient tient – selon moi – à ce que celui-ci permet de lire de façon radicalement subversive la construction du dogme paulinien.

Alors que Freud découvrait que la guérison d'un symptôme devenait possible quand le sujet, fixé dans l'actualité d'un signifiant symptomatique, parvenait à échapper à cette fixité (à la condition qu'il redonne vie, par la remémoration, à un signifiant ancien originairement refoulé), Paul proposait un type de déplacement exactement inverse, qui consistait à substituer le nouveau à l'ancien. C'est en effet dans le processus qui remplaçait une fois pour toutes l'Ancien Testament par la nouveauté absolue du « Nouveau » Testament que s'institue une nouvelle vision de l'Histoire qui, en acquérant avec la venue du Christ (Paul ne parle jamais de Jésus) la notion d'un commencement absolu, lui donnait désormais une orientation univoque.

Ce type de déplacement, inventé par Paul, correspond à la « typologie » qui permettra au dogme chrétien de relire tout ce qui était dans l'« Ancien » Testament pour lui donner un « nouveau » sens : ce qui était ancien ne faisait que « préfigurer », que préparer l'avènement du Christ[1]. Cette question de la préfiguration, qui est celle de la typologie dogmatique, apparaît pour la première fois chez Paul dans l'Épître aux Romains (V, 14), où il est question d'« Adam Tupos, de celui qui devait venir » (le Christ). Dans cette perspective, Adam « perd toute consistance, tout être propre [...] son nom n'est plus

1. Le livre de Jean-Michel Rey *Paul ou les Ambiguïtés* (Paris, L'Olivier, 2008) est essentiel pour la contribution qu'il apporte en mesurant l'étendue de cette « violence interprétative » à travers laquelle toute la puissance polysémique de la Bible hébraïque est niée, afin d'acquérir une univocité d'une monotonie impressionnante par son action asséchante. Dans les lignes suivantes j'évoque succinctement certains passages de ce livre (chapitre II) qui mettent particulièrement en relief l'action de la préfiguration.

mentionné qu'en rapport avec le nom d'un autre (celui du Christ, qui vient désormais occuper la place inaugurale, la seule qui vaille)[1] ».

D'une façon comparable, le mystère demeurant attaché, pour les Juifs, aux grands personnages de la Bible (Abraham, Isaac, Jacob, Moïse, Job...) est évacué, car les Juifs ne savent pas lire leurs propres textes sans le support du Nouveau Testament ; ils ne peuvent pas comprendre que ces personnages « préfigurés » n'ont pas de valeur par eux-mêmes étant donné qu'ils ne trouvent leur sens que dans l'ultérieure survenue du Christ.

Comment comprendre le retentissement de cette vision typologique des anciennes écritures et son influence sur l'Église, suffisante pour qu'elle en fasse son dogme ? Jean-Michel Rey pose d'ailleurs cette question : « De quel charme était dotée la doctrine de Paul ? De quelle forme de séduction peut-elle procéder[2] ? » Autre question redoutable que nous suggère la doctrine paulinienne : dans la mesure où la psychanalyse nous enseigne qu'il y a délivrance possible de l'homme quand il parvient à redonner vie à ce qu'il a en lui de plus originaire, quel est le prix à payer par celui qui nie précisément la valeur de ce qu'il y a de plus ancien ?

**Le succès de l'apostolat paulinien.** Le paradoxe du succès de l'apostolat de Paul tient à ce qu'il fit un acte que ne firent pas les prophètes : il exporta chez les gentils l'idée d'un monothéisme universel. Mais l'universel qu'il transmit n'avait plus aucun rapport avec

1. *Ibid.*
2. *Ibid.*, p. 111.

l'universel prophétique qui se déduisait d'une loi proférée par le tétragramme.

Il substitua à l'idée de l'universel biblique un autre universel qui retentit fortement dans l'empire romain angoissé, car, d'une part, il témoignait de ce qu'il était possible de nommer l'expérience d'une angoisse originelle dans laquelle chacun pouvait se reconnaître, et, d'autre part, il donnait à chacun non seulement le pouvoir d'être exonéré de toute responsabilité envers le sentiment de faute, puisque celle-ci n'était imputable qu'à Adam, mais aussi le pouvoir d'être sauvé de ce péché par la grâce. L'idée qu'il apportait substituait à la question de la création celle du salut : les hommes n'avaient plus à payer par leurs actes le prix requis pour être fils et fille de la parole créatrice du monde, ils avaient à être sauvés d'un monde devenu immonde depuis qu'Adam avait discrédité la loi du père.

### *Paul et les révolutionnaires « pauliniens » : Alain Badiou, auteur de* Saint Paul

Que la doctrine de Paul ait pu être le support du dogme de l'Église est une chose ; autre chose est de comprendre l'attrait qu'elle exerce en France sur certains intellectuels laïques. Alors qu'avec le mouvement des Lumières Paul n'avait aucune chance de retenir l'attention des encyclopédistes précurseurs de la Révolution, nous découvrons qu'à partir du XIXe siècle s'ouvre un temps de l'Histoire où les intellectuels, héritant d'un passé révolutionnaire, se tournent vers l'avenir en essayant de penser comment l'humanité peut continuer à progresser sans renouer avec la violence révolutionnaire. C'est dans cette tentative de refondation qu'ils rencontrent Paul. Le livre de Jean-Michel Rey, déjà cité, est à ma connaissance la première étude (passionnante) mettant au jour la façon dont Paul est commenté par des intellectuels français comme Michelet, Renan, Hugo, de Maistre et Auguste Comte…

Aujourd'hui, l'actualité nous apporte le témoignage d'un nouveau type de retour à Paul qui tranche avec celui observé au XIX^e^ siècle. Dans *Saint Paul*, Badiou a en effet proposé de mettre en évidence en quoi les révolutionnaires contemporains pourraient ne pas se décourager et retrouver un second souffle à travers l'existence « d'une nouvelle figure militante, appelée à succéder à celle que mirent en place Lénine et les bolchéviques [...] dans une telle réactivation de Paul, je ne suis pas le premier à risquer la comparaison qui en fait un Lénine dont le maître aurait été un Marx équivoque[1] ».

Est-il significatif d'apprendre d'emblée que le militant modèle auquel renverrait Paul est Lénine plutôt que Robespierre ? Pourquoi la révolution russe plutôt que la révolution française ? Serait-ce parce que l'inspirateur fondamental de Robespierre était Jean-Jacques Rousseau, qui avait acquis sa célébrité avec *L'Émile*, traité dans lequel, pour la première fois depuis dix-huit siècles, était formulée une critique radicale du péché originel inventé par Paul ?

Nous verrons ultérieurement pourquoi la critique du « péché originel » ne pouvait en aucun cas être acceptée par Badiou : avec cette conception du péché, nous l'avons vu, Paul substitue à *une* loi *trois* lois dissociées (l'être de la loi, l'esprit de la loi, la loi de la chair). Or le discours de Badiou – intimement structuré par la

1. A. Badiou, *Saint Paul*, Paris, PUF, 1997, p. 2.

mise en jeu dualiste qu'autorisent ces trois aspects de la loi – *ne pourrait pas, sans se renier*, faire sienne la critique que Jean-Jacques Rousseau fit du péché originel.

Quiconque se donne pour tâche de penser de façon révolutionnaire l'idée d'égalité des hommes est conduit à prendre en charge une certaine conception de l'universalité. Nul doute que l'efficacité du combat de révolutionnaires comme Mandela ou Luther King fut liée à la façon dont ils firent résonner l'universel des droits de l'homme. Pour eux, l'affirmation de cet universel était affirmation d'être « homme », laquelle est très différente de la vision méprisante de Badiou, qui voit les droits de l'homme non pas comme droit à être *homme*, mais comme « droit à ne pas être une *victime*[1] ».

Force est de reconnaître que l'Histoire nous lègue différents types d'universels (grec, biblique, chrétien) à partir desquels la question de la justice peut être posée. Il nous appartient d'évaluer le mode d'efficacité révolutionnaire de ces trois aspects de l'universel et de comprendre pourquoi, selon Badiou, *seule la vision paulinienne* est à prendre en compte pour autant que les conceptions grecque et biblique soient frappées de caducité aux yeux d'un vrai révolutionnaire.

La vision de l'universel paulinien (Rom. X, 12) : « il n'y a ni Juif ni Grec ni homme ni femme ni maître ni esclave… » nous pose cette question presque comique : quelle conséquence aurait eues le combat révolutionnaire d'un Nelson Mandela, d'un Martin Luther King, d'une

1. A. Badiou, *L'Éthique*, Paris, Hatier, 1994, p. 12 (c'est nous qui soulignons).

Rosa Parks, d'un Gandhi, si leur vision de l'universel avait été : « Il n'y a ni Blancs ni Noirs, ni maîtres ni esclaves » ? Il va évidemment de soi que si de tels hommes ont eu le pouvoir non pas de penser philosophiquement le monde, mais de le révolutionner, c'est qu'ils n'étaient pas guidés par l'universel du dogme chrétien, mais par une vision de l'universel s'enracinant bien *ailleurs* que dans la pensée de saint Paul.

Avant d'examiner en détail pour quelle raison cet « ailleurs » – plongeant dans des racines grecques et bibliques – est disqualifié par Badiou car symbolisant « deux figures du maître[1] », il vaut la peine de revenir à la façon dont les Grecs et les Hébreux ont conçu, chacun, un type d'universel dont la conjonction produisit le potentiel révolutionnaire qui put donner lieu à la Révolution française.

Celle-ci devint possible lorsque les idées nouvelles, sortant des cénacles des encyclopédistes, tombèrent dans la rue. Les sans-culottes du peuple français apprirent alors avec stupéfaction qu'il existait un droit humain naturel leur donnant l'audace de concevoir l'égalité entre les hommes et qu'à ce droit s'ajoutait leur devoir de devenir libres et égaux. Par cette conjonction du droit et du devoir, ils étaient renvoyés à ce qui, au-delà des siècles, avait été conçu par les tragiques grecs donnant à Antigone le droit de se révolter au nom d'une loi non écrite universelle et, avant cela, par Moïse, auquel les antisémites attribuèrent très vite une responsabilité dans la Révolution en le comparant à un montagnard qui, du haut de sa montagne, proclamait l'idée d'une justice universelle.

1. A. Badiou, *Saint Paul, op. cit.*, p. 46.

Le processus de conjonction d'une loi non écrite et d'une loi écrite demande à être pensé. Une telle conjonction est *a priori* inconcevable pour un révolutionnaire paulinien, qui, par adhésion à la vision paulinienne d'un mal métaphysique, ne saurait accepter la démarche laïque de Rousseau, qui récusait le concept de péché originel car il exonérait, pour des causes métaphysiques, la société de sa responsabilité dans le malheur social.

Ce n'est d'ailleurs qu'après avoir produit cette critique que Rousseau proposa de revenir à un contrat social plus juste en redonnant vie à la loi non écrite : « aux lois, politiques, civiles, criminelles, il s'en joint une quatrième, la plus importante de toutes, qui ne se grave ni sur le marbre ni sur l'airain, mais dans les cœurs des citoyens[1] ». Certes, l'analyse historique de la Révolution, qui mit en évidence qu'elle se fit au profit de la classe bourgeoise, conduisit Marx, Sartre et d'autres à stigmatiser la Déclaration des droits de l'homme en disant qu'elle n'avait rien fait d'autre qu'accorder aux bourgeois le droit d'être libres et égaux.

Cette critique des droits de l'homme est d'une certaine façon justifiée, tout comme celle qui vise aujourd'hui à dénoncer la politique de certains pays coloniaux envers le tiers monde. Mais, si justifiée soient-elles, elles ne sauraient remettre en question l'idée que l'homme appartient à une famille beaucoup plus large que celle du clan et du pays, à savoir la famille humaine. Aussi loin qu'elle s'étend, cette famille est, au-delà de toutes les disparités, celle qui

1. J.-J. Rousseau, *Du contrat social*, Paris, Flammarion, p. 91.

participe universellement du fait qu'il existe des « parlants », tous fils et filles du langage.

Une telle affiliation conduisit, par des voies différentes, à reconnaître à quels types de contrainte et de liberté était exposé l'homme dès lors qu'il découvrait la nécessité de la loi. Les Grecs, les Hébreux furent ceux qui mirent au jour deux types de lois introduisant chacune une vision différente de l'universel : alors que le peuple hébreu reçut, par l'entremise de Moïse, la loi écrite de l'interdit de l'inceste, les philosophes et les tragiques grecs révélèrent l'existence d'une loi non écrite ouvrant à un autre type d'universel.

À Athènes, cette idée vient des philosophes qui, réfléchissant au conflit *nomos-phusis*, faisaient remarquer que la distinction de supériorité et d'infériorité, de maître et d'esclave, de Grecs et de barbares n'était qu'un effet du langage qui, par le *nomos*, détenait le pouvoir de discriminer de manière purement conventionnelle. Par cette remarque linguistique ils mettaient le doigt sur le fait qu'au-delà de la convention langagière existait une autre loi, non écrite, de la *phusis* (proche du réel de Lacan) qui privait de sens les discriminations : la conception d'égalité apparaissait ainsi dotée d'un pouvoir révolutionnaire immense que Rousseau repris plus de 2 000 ans après.

Comment interpréter la terreur que l'élan révolutionnaire allait enfanter au nom des droits de l'homme, en 1793 ? Une réflexion sur l'histoire de la démocratie grecque nous donne peut-être une piste : Pourquoi à Athènes, où apparut pour la première fois la démocratie, l'expérience « terroriste » ne fut-elle jamais à l'ordre du jour ?

Certes, Athènes connut des conflits violents liés à l'action contre-révolutionnaire des classes dirigeantes, mais l'instauration de la tyrannie ne produisit jamais l'équivalent de la Terreur. Ne serait-ce pas, comme le suppose Maria Daraki, parce que le débat philosophique sur la loi et l'esprit tragique ont toujours cohabité avec la démocratie[1] ? Ou bien parce que la raison grecque nouvelle était limitée par le réel tragique qu'elle réussit à ne pas se dévoyer dans les outrances d'une raison qui ne renvoie à rien d'autre qu'à elle-même, comme ce fut le cas lors de la Terreur ? Dans la mesure où, avec la proclamation des droits de l'homme, cessait de ne pas s'écrire cette loi naturelle, la loi non écrite d'Antigone, l'expérience psychanalytique autorise l'interrogation suivante : que se passe-t-il si la dimension d'impossible – ce qui ne cesse pas de ne pas s'écrire – cesse d'être impossible en devenant entièrement inscriptible ?

Cette acquisition de la possibilité du savoir est un gain extraordinaire qu'il faut mettre au crédit des Lumières, mais ce gain doit être tempéré, car l'excès de lumière entraîne un aveuglement : j'oppose ainsi la lumière de midi, qui ne laisse aucune ombre, à la lumière du crépuscule, où, avec l'apparition progressive de la nuit, les étoiles, invisibles à midi, deviennent visibles. Si, précisément, la chouette d'Athéna s'envolait au crépuscule, c'est parce que les Grecs, par leur découverte du tragique, avaient compris que la raison, lorsqu'elle n'était pas entièrement livrée à sa propre clarté, mais limitée par le réel de l'obscur, était capable de voir les étoiles.

1. M. Daraki, *Dionysos*, Paris, Arthaud, 1985.

Je dirai, dans cette perspective, que l'expérience tragique, l'expérience psychanalytique et celle des droits de l'homme ont ceci en commun : « quand ça cesse de ne pas s'écrire », Antigone, l'analysant et le sans-culotte cessent de ne pas s'autoriser à dire « non », car ils ont eu accès à l'inscriptibilité de la loi non écrite. Mais cet accès ne signifie pas que le passage au savoir, à l'inscriptibilité, doit annuler la dimension de l'impossible : ce n'est pas parce qu'Antigone a pu écrire la loi non écrite que cette loi non écrite ne demeure pas animatrice de cette fonction de l'impossible qui voue l'homme à être structurellement divisé entre le possible et l'impossible.

Qu'advient-il si le réel, en tant que limite apportée au savoir, disparaît ? si la chouette d'Athéna ne peut plus signifier, à la lumière de midi : « Sais-tu qu'il t'est impossible de voir les étoiles » ? Il se mettra en place un certain type de cécité qui aura deux effets : sans même le savoir, l'homme ne verra plus le ciel étoilé (l'habitant des grandes métropoles, du fait de la réflexion vers le ciel de la fée Électricité, ne voit plus les étoiles sans en avoir nécessairement conscience).

À cette méconnaissance d'un certain réel s'ajoute un effet redoutable du réel, car celui-ci ne peut pas être forclos en vain : il surgit, tel un revenant qui, n'étant plus enchaîné au symbolique (le mi-dire), se manifeste comme un monstre déchaîné prêt, tel Saturne dévorant ses enfants, à détruire tout ce que la raison a construit. Ce déchaînement du réel – qui fut le propre de la Terreur – m'apparaît être l'effet de ce que produit la raison quand elle est mise au poste de commandement et dispose du pouvoir non plus de révéler la loi non écrite, mais d'abolir cette loi fondatrice de l'homme tragique.

Nous pouvons considérer que la Terreur commença quand les décrets promus par le Comité de salut public devinrent possibles, c'est-à-dire quand la raison régna en maître absolu : règne d'une lumière qui, en plein midi, ne voit plus ni les sombres portées ni ce que l'ombre de la nuit permet de voir : l'étoile humaine. La distinction entre les Constituants qui écrivirent la Déclaration des droits de l'homme et les membres du Comité de salut public qui rédigeaient les décrets révolutionnaires est celle-ci : avec les premiers, la loi non écrite cessait de ne pas s'écrire comme événement contingent, tandis qu'avec les seconds ce qui s'écrivait dans les décrets révolutionnaires procédait d'une nécessité où « ça ne cesse plus de s'écrire ».

Comment comprendre la démarche de Robespierre lorsque, à la veille de sa chute, il souhaita, devant ses amis horrifiés, établir le culte de l'Être suprême ? Par la notion d'un réel « suprême » n'indiquait-il pas qu'il pressentait la nécessité de réintroduire un réel pour continuer la révolution autrement ? En l'occurrence en trouvant, ainsi que l'avait déjà pensé Jean-Jacques Rousseau, une manière de limiter la raison ?

Il est fondamental de bien comprendre que c'est d'un même mouvement que Rousseau veut limiter le pouvoir de la raison et celui du péché originel. Que ce soit le même homme qui ait pensé à cette double limitation laisse deviner le rapport qu'il y a entre les deux pouvoirs : le dogme chrétien, qui aujourd'hui inspire les « révolutionnaires pauliniens », promeut un système de pensée raisonnante qui *nie la dimension tragique* de l'homme et la dimension de l'hérétique divisé entre la loi écrite et la loi non écrite, entre Antigone et Moïse.

Dans sa quête désespérée, Robespierre chercha-t-il à articuler un droit naturel non écrit et un réel suprême ? Lorsque Lacan proposa d'articuler Antigone à Moïse[1], la question qu'il posait était la suivante : un sujet peut-il s'autoriser tragiquement de lui-même, s'il ne connaît pas, pour la transgresser, l'autorité de la loi ? Réponse proposée par Lacan : oui, il est possible de se passer de l'autorité du père, mais à la condition expresse de savoir s'en servir ; par exemple, si Schoenberg n'avait pas connu la tonalité (c'est-à-dire le signifiant du Nom du père qui structure de façon hiérarchique les douze sons), aurait-il pu la transgresser en inventant l'atonalité, l'égalité absolue entre les sons ?

Ce que la psychanalyse découvre à travers les figures d'Antigone et de Moïse, c'est que ce couple renvoie à la division du sujet par le langage : lorsque Freud nous dit : « Là où c'était, deviens ! », il s'agit d'entendre l'énoncé le plus universel que tout sujet – quelle que soit son origine – reçois : « Là où tu étais parlé, deviens parlant ! Là où était la loi symbolique qu'a entendue Moïse, deviens, comme Antigone, celui qui parle non en sujet autorisé, mais en sujet s'autorisant de son acte créateur d'interprète. »

La psychanalyse est ainsi la discipline qui lance un pont entre deux commandements universels : l'un dit, à travers Antigone, ce qu'a à dire un sujet créateur de sa parole : « Je parle en ne m'autorisant que de moi-même. » L'autre dit, à travers Moïse : « Je suis parlé par un dire qui me précède pour m'annoncer l'existence d'un inter-dire. » L'un et l'autre parlent à travers un

1. J. Lacan, *L'Éthique de la psychanalyse* [1959-1960], Le Séminaire, livre VII, Paris, Seuil.

sujet divisé qui dit : « Je parle car je suis parlé. En parlant, j'interprète la loi qui véhicule les conditions de la parole. »

**Les énoncés fondateurs du discours d'Alain Badiou.** Dès lors, notre lecture de Badiou nous révèle trois types d'énoncés qui sont extrêmement étonnants de la part d'un auteur se réclamant à plusieurs reprises de Lacan. Ils manifestent en effet une méconnaissance déconcertante de ce qui fait l'essentiel de l'apport de celui qui, dans son retour à Freud, explora le rapport explicite et implicite de Freud au judaïsme.

Premier type d'énoncé : « La figure du père est celle de la maîtrise.[1] » Cette conception traditionnelle du père nie la découverte fondamentale de la psychanalyse : au-delà de la figure du père, agent de la maîtrise (celui que Lacan nomme « père imaginaire »), la psychanalyse révèle que ce qui est agissant pour l'inconscient tient à ce que le père est une métaphore langagière, un signifiant dont Lacan trouve la trace dans l'énonciation : « Je suis ce que je suis. »

Cette notion d'un père « symbolique » excluant toute maîtrise imaginaire est fondamentale dans le judaïsme puisque les premiers mots du père, celui qui donnera la loi de l'inter-dire, seront « je suis », selon un « je-*anokhi* » dont la première lettre imprononçable, *aleph*, ne se transmet à l'auditeur que par une expérience de crainte, de saisissement mystique où Levinas repère l'effet du saisissement du fini par l'infini.

Que Paul nous apprenne, par ses références explicites et exclusives au texte des Septante, qu'il n'évoque le

1. A. Badiou, *Saint Paul*, *op. cit.*, p. 45-46.

Dieu de la Bible qu'à travers le mot grec *théos* – qui en évoquant le maître Jupiter ne peut en aucun cas traduire l'imprononçable tétragramme qui a fait un trou dans toute maîtrise – est une chose dont tout théologien est averti. Mais Badiou parlant du père manifeste une telle méconnaissance de la psychanalyse et, au-delà de la psychanalyse, de l'essence du judaïsme qu'il nous pousse à nous poser cette question naïve : d'où vient son intérêt pour le judaïsme ? Ou plutôt : qu'est-ce qui l'intéresse dans le judaïsme puisqu'il semble ne pas avoir connaissance de son essence même, qui est le tétragramme ?

Deuxième type d'énoncé : « Aucun des deux discours (le juif et le grec) ne peut être universel[1] » et plus loin : « La figure de maîtrise qui se rattache à la loi du père est une imposture [...] la loi pour Paul désigne toujours une particularité. Elle n'est pas une opération possible avec l'UN car elle ne destine son "UN" fallacieux qu'à ceux qui reconnaissent et pratiquent les injonctions qu'elle détaille [...][2] »

Nous retrouvons, là encore, cette étonnante négation de la psychanalyse dans son point d'affiliation au judaïsme. Rappelons succinctement le célèbre commentaire que Lacan fit, dans son séminaire sur l'éthique, à propos des dix commandements : le point commun entre les dix paroles est l'interdit de l'inceste. Si, comme le découvre l'expérience analytique, l'inceste est ce qui rend impossible l'accession à la parole, l'interdit de l'inceste, formulé par les dix paroles, consiste à interdire tout ce qui peut empêcher l'homme d'advenir

1. *Ibid.*, p. 45.
2. *Ibid.*, p. 43.

au dire. L'homme auquel s'adressent les dix paroles n'est pas « particulièrement » le juif qui aurait à obéir à une loi « particulière », c'est l'homme, universellement appelé à devenir parlant dès lors qu'il reçoit ce commandement universel : « Renonce à l'inceste et deviens fils ou fille de la parole. » Dans cette perspective, il ne s'agit plus d'une universalité paulinienne qui dirait : « Il n'y a plus de fils et de filles », mais : « Il y a des fils et des filles de la loi symbolique qui sont égalisés et différenciés par elle. »

Par loi symbolique nous évoquons ici cette Torah qui, donnée par un dire transcendant, n'a rien à voir avec ce que devient la loi quand elle est traduite dans les Septante par le mot grec *nomos*, dépourvu de toute signification transcendante. Là encore, nous ne résistons pas aux questions naïves : Badiou sait-il que quand il parle de la loi biblique il parle, comme saint Paul, du *nomos* grec ? S'il le sait, pourquoi ne le dit-il pas ? S'il a lu Lacan, comme il nous le laisse supposer, pourquoi ne conteste-t-il pas l'essentiel de son enseignement, à savoir que la loi proférée par Moïse est tout sauf particulière puisqu'elle est la loi universelle de l'interdit de l'inceste ?

Voici le troisième type d'énoncé qui mérite d'être commenté : « Est fils celui qu'un événement (qui n'est pas le père) relève de la loi... [1] » Là encore est à l'œuvre le rejet de la psychanalyse pour laquelle est fils non pas celui qui est « relevé » de la loi, mais celui qui est « élevé » au signifiant fils, parce que l'action de ce que Lacan a nommé métaphore paternelle l'a soustrait à la tentation incestueuse qui parfois murmure à l'oreille de l'enfant : « Tu peux, si tu le veux, être relevé de la loi. »

1. *Ibid.*, p. 64.

Quant au quatrième type d'énoncé : « Le père toujours particulier se *retire*[1] derrière l'évidence universelle de son fils, et il est bien vrai que toute universalité postévénementielle égalise les fils dans la dissipation de la particularité des pères[2] », son commentaire mériterait un très long développement, car il implique ni plus ni moins, à travers l'idée de « retirement » du père, la partie de la doctrine de Paul qui a donné lieu à la notion de péché originel.

Il est utile de préciser quelle voie emprunte Paul pour élaborer ce concept, car il y a là une intuition d'ordre clinique de ce que, vingt siècles plus tard, Freud découvrira à travers le concept de « traumatisme ». Qu'il ait fallu attendre dix-huit siècles – avec Jean-Jacques Rousseau – pour que cette expérience de culpabilité radicale ait pu être différemment abordée nous fait mesurer l'intensité du pouvoir d'attraction d'une doctrine expliquant aux fidèles que ce n'est pas leur faute si leur vie n'est pas rose : c'est celle de la loi du père, régissant le cours des choses et devenue bancale depuis qu'elle a chuté et cessé d'être une loi symbolique Une, de justesse et de justice, pour éclater en deux lois distinctes (la loi de la chair et la lettre de la loi). Cette dissociation, qui donne lieu à l'action persécutrice de la loi du surmoi découverte par Freud, est ce qui se produit quand la loi Une, pacificatrice, ne pouvant fonctionner, est remplacée par une loi persécutrice.

Dans la mesure où le traumatisme est l'expérience faite par le petit d'homme d'une forclusion de la loi symbolique l'exposant à chuter comme un pur déchet

1. C'est nous qui soulignons.
2. A. Badiou, *Saint Paul*, *op. cit.*, p. 63.

(pensons à l'homme aux loups chutant comme un étron quand il n'est plus supporté par la loi symbolique), nous pouvons supposer que Paul eut, à travers sa doctrine du péché, une intuition prémonitoire de l'expérience traumatique de la déchéance et de l'aptitude humaine à se tourner vers une loi persécutrice. Qu'arrive-t-il en effet quand cette loi symbolique fait défaut ? Tout se passe comme si le sujet, ne pouvant pas supporter le vide laissé par la déshérence du symbolique, se donnait le surmoi comme compagnon : le sujet préfère la persécution au vide laissé par le troumatisme.

La psychanalyse s'évertue à trouver une relation possible avec une loi qui cesse d'être la loi obscène du surmoi, mais très difficilement, car elle découvre quotidiennement le consentement inconscient qu'éprouve un sujet face au symptôme d'obéissance inconsciente à ce tyran obscène qu'est le surmoi. Le prix de cette proposition d'obéissance à l'éclatement de la loi en trois éléments hétérogènes implique nécessairement un antijudaïsme théologique puisque, pour le judaïsme, la loi est Une comme Dieu est Un.

En quoi ledit antijudaïsme que Badiou reprend à son compte diffère-t-il de l'antisémitisme ? J'oppose de la façon suivante l'antisémitisme et l'antijudaïsme théologique : alors que le premier est l'effet d'une haine causée par un objet choisi pour pouvoir lui donner corps, le second n'est pas le choix d'un objet nuisible, il n'est pas une volonté de nuire, mais l'effet d'une logique implacablement nécessaire à la structure du discours qu'est le dogme chrétien. La nécessité de structure de cet antijudaïsme tient à ce que le christianisme naissant n'est pas parvenu à se fonder uniquement sur ses propres valeurs (la prédication de Jésus). Si cela avait été le cas, si l'efficacité de la prédication de Jésus avait été suffisante, les premiers convertis auraient opté pour la foi nouvelle sans avoir à se justifier envers les Juifs.

Mais, comme le remarque Michelet[1], Paul a été nécessaire, car il a fallu une justification à la nouvelle religion. Puisque Paul considérait que le Christ était le fils éternel du Dieu de la Bible, il se devait de justifier la raison pour laquelle il récusait l'existence même du tétragramme : cette récusation n'est compréhensible qu'en vertu de sa doctrine du péché originel, qui explicite la raison pour laquelle sa foi ne passait pas, comme celle des autres apôtres, par un oui à la prédication de Jésus mais par un non adressé à l'injustice de la loi du père. Or un non-de-non est-t-il l'équivalent d'un oui ? Autrement dit, dire non à l'injustice du surmoi équivaut-il à dire oui à la justesse de la loi symbolique ?

On peut supposer, étant donné l'acuité de Paul envers le péché, qu'il sentait fort bien que dénoncer l'injustice ne revenait pas à annoncer la justice : il est possible que cette perception interne fût au principe de son souci de justification, dont la persévérance nous donne à penser qu'elle dut échouer à étouffer le doute qu'il ressentait peut-être quand il s'employait à dénier ou à nier le judaïsme.

Nous ignorons si Paul était intimement persuadé par sa négation radicale du tétragramme et de la loi

1. J. Michelet, *Journal*, t. IV, Paris, Gallimard, 1976, p. 125 : « la douceur de Jésus eût fondu, eût péri, comme celle de l'autre rabbi Hillel, si Paul n'y eût bravement ajouté l'immorale promesse du salut sans les œuvres [...] énorme prime d'injustice qui corrompit le monde ».

symbolique donnée au Sinaï, mais ce dont nous pouvons être certains, c'est que sa proposition du péché originel et de sa résolution par la négation typologique du judaïsme eut une résonance massive dans l'empire romain. Dans la mesure où cette transmissibilité porta non pas sur les paroles de Jésus – qui ne sont jamais citées par lui –, mais sur le Christ ressuscité, sauvant du péché, il nous faut reconnaître que cette invention du péché originel fut le véritable ambassadeur de Paul auprès des nations, invention géniale d'une certaine façon, car, 2 000 ans avant la psychanalyse, elle nommait avec ses propres mots ce que Freud découvrit à travers le « troumatisme ».

Qu'est-ce que le « troumatisme » ? C'est une expérience subjective universelle par laquelle tout homme ne peut pas ne pas *passer* pour que lui soit *passée* la parole. Le troumatisme est, à cet égard, le prix à payer, extrêmement angoissant, pour que la parole puisse se greffer sur un vivant qui est par là destiné à se séparer de son frère animal pour s'engager dans le destin humain. Il y a une différence fondamentale entre l'entrée et la sortie du troumatisme : alors que *chacun n'y entre radicalement que seul, chacun peut en sortir non pas seul,* mais avec le concours du signifiant apporté par l'Autre. Alors que l'entrée dans la déréliction traumatique subjective tient à la rencontre avec un trou réel, la possible sortie de cette solitude essentielle tient à la capacité du sujet, avec le concours de la métaphore paternelle, à transmuter ce trou réel en trou symbolique.

Cette sortie, opérée par l'entremise du signifiant, n'agit pas mécaniquement, elle requiert du sujet qu'il paie un certain prix pour que l'« efficacité symbolique » (Lévi-Strauss) puisse fonctionner. Or, si une telle efficacité est constante dans les sociétés dites « traditionnelles », elle ne l'est pas dans les sociétés marquées par l'Histoire : à cet égard, Freud fit remarquer qu'à l'époque où apparut l'apostolat de Paul l'empire romain traversait une crise profonde de piété, se traduisant par un sentiment de culpabilité diffus. Il fut ainsi amené à supposer que le succès de la prédication de Paul était lié à la façon dont il formulait auprès des gentils sa conception d'un péché originel qui sût décrire avec les mots justes les causes du malaise qui rongeait la civilisation païenne. La solution qu'il proposa pour résoudre le sentiment de culpabilité de ce premier siècle convenait beaucoup mieux au monde romain que l'interprétation juive du péché. Il serait du reste intéressant de comprendre en quoi diffèrent ces deux interprétations du péché.

Pourquoi l'homme est-il « traumatisable » ? Parce que la rencontre de la différence humaine essentielle – la différence sexuelle – est impossible à comprendre par le petit d'homme. Il lui est en effet impossible de comprendre que la mère – qui représentait pour lui la complétude absolue – apparaisse soudain privée de l'organe phallique. Là où il ne peut comprendre l'existence d'une différence, l'*infans* interprète : s'il y a privation, c'est que, bien au-delà de la chair maternelle, il y a une privation essentielle dans le langage. Pourquoi, devant cette révélation, l'enfant chute-t-il comme un pur objet désubjectivé ? Parce que, jusque-là, il était soutenu par l'efficacité d'un symbolique et que ce filet symbolique, en apparaissant déchiré, perd soudainement son efficacité. Le traumatisme est aussi l'expérience de cette violente révélation d'une possible inefficacité de la loi.

La déchirure de la loi symbolique est le point à partir duquel le judaïsme et le christianisme vont interpréter différemment la cause de la chute de l'homme et de son possible relèvement. L'interprétation du péché renvoie aux deux questions suivantes : premièrement, qui est coupable de l'effondrement de la loi symbolique ? Est-ce la créature, Adam ou le père procréateur du symbolique ? Deuxièmement, comment l'homme déchu peut-il être sauvé de la déchéance ? Par le support qu'il reçoit de la loi symbolique ou par la grâce qu'il reçoit du fils thérapeute ?

La réponse juive[1] est celle-ci : ce n'est pas l'effet d'une déficience de la loi du père créateur qui est cause du péché, c'est une déficience du sujet. Dans cette perspective, Adam est coupable de ce qu'il n'a pas fait ; sa faute fondamentale ne tient pas tant à ce qu'il fait (transgresser l'interdit « Tu ne mangeras pas ») qu'à ce qu'il n'a pas fait : répondre à l'interpellation « où es-tu ? » par laquelle Dieu lui propose un retour, *techouva*, un nouveau face-à-face avec son créateur. Mais Adam ne répond pas, ne relève pas la parole qui avait chuté. Non seulement il ne produit pas la parole qui pourrait affirmer son existence, mais il se défausse sur Ève en faisant un faux témoignage : c'est elle la coupable. En somme, Adam aurait pu répondre, mais, par lâcheté, par abdication, il n'a pas voulu répondre : il a reculé devant l'épreuve requise par la prise de parole. Là est la conception juive du péché d'Adam : il aurait pu le faire si, tel Abraham répondant « me voici » à la question « où es-tu ? », il avait osé faire face à la question universelle que tout homme reçoit de la parole : « Toi qui parles parce que la loi symbolique s'est offerte à toi, as-tu

1. Connue de Paul – car il avait été l'élève de Gamaliel – mais totalement absente du dogme « paulinien ».

payé le prix pour que cette loi agisse en toi de façon vivante ? As-tu, comme Abraham le fera, assumé la crainte requise pour que cette loi de la parole puisse t'être donnée de façon vivifiante ? »

Afin qu'elle retrouve le pouvoir vivifiant qu'elle a précisément perdu dans le troumatisme, il faut que l'homme puisse la vivifier en payant de sa personne, en faisant dans l'expérience de la crainte un pari sur le devenir – tel David dans ses psaumes – et interpelle l'Autre : « Ce n'est pas parce que tu n'es plus là que tu n'es plus là ! Ce n'est pas parce que je ne t'entends plus que je ne m'adresse plus à toi ! Quoi qu'il m'en coûte, je dis que tu m'écoutes et je t'invoque ! »

C'est exactement là qu'intervient l'interprétation du péché par Paul : pour lui, l'homme déchu ne peut plus s'adresser, par lui-même, à Dieu, car, depuis que la loi du père a traumatiquement et transitoirement déchu, elle est dans un état de déchéance tel qu'elle ne peut plus être vivifiée par la crainte mystique de l'homme. Pour Paul, la loi n'est plus vivante ni vivifiable, parce que, depuis la transgression d'Adam, elle a chu comme une lettre morte qui, ayant perdu l'efficacité de l'esprit, laisse, ou plutôt délaisse, l'homme dans une déréliction qui l'empêche de se redresser ; de se redresser, à l'instar du héros tragique ou du talmudiste qui, abandonnés par la loi écrite, peuvent s'autoriser par eux-mêmes au nom de l'esprit d'une loi non écrite.

Dans la conception de Paul, Adam ne pouvait pas répondre, car la corruption de la loi originelle avait entraîné la corruption de sa « nature ». Avec cette notion de « nature » corrompue, le péché ne se réfère plus à la dimension biblique fondamentale d'Adam créature de Dieu, mais à la dimension grecque de la nature d'Adam. Cette soustraction du pouvoir du verbe est ce qui définit la conception de la chair selon Paul : elle ne peut plus accuser réception de la loi créatrice, car, par cette loi devenue lettre, la chair de l'homme fait figure d'accusée ; accusée d'uniquement accuser réception de la loi du péché.

**L'antijudaïsme de Paul n'est pas l'antijudaïsme des pauliniens.** Cette chair qui voue la loi à l'impuissance est l'essence de l'antijudaïsme de Paul. Il importe de saisir, si l'on veut comprendre de quoi est constitué *l'antijudaïsme paulinien* – et en particulier celui de Badiou –, en quoi il diffère de *l'antijudaïsme de Paul*. Il y a en effet une différence fondamentale entre le péché selon Paul et le péché selon les pauliniens : alors que le premier est l'invention d'un homme, le second est une reprise littérale de ses énoncés qui, par leurs répétitions fondatrices du dogme, se nourrissent d'une méconnaissance *voulue* par Paul, car nécessaire à la fondation d'une nouvelle religion.

Paul, contrairement à la plupart des pauliniens, savait parfaitement qu'il y avait un au-delà de la lettre de la loi – la loi orale –, car il avait été l'élève de Gamaliel. Il connaissait, de ce fait, la conception des pharisiens selon laquelle l'esprit de la loi, la lettre de la loi et la chair n'étaient pas dissociés mais associés à travers l'existence d'un « je » qui, par l'intermédiaire du rituel ou de la prière, faisait tenir ensemble ces trois faces de la loi : le rituel de la circoncision n'est-il pas cet acte qui, en inscrivant la lettre dans la chair humaine, la transfigure, la métamorphose en la mettant en rapport avec l'esprit de Dieu ?

Quant à la piété s'exprimant dans la prière, elle mettait en scène un « je » caractérisé par son libre-arbitre créateur : du fait de cette liberté, le sujet n'était pas irréductiblement déterminé par le mal ; il avait accès à l'existence d'un point d'indéterminé d'où, à chaque recommencement de la prière, il était possible, sans que cela soit garanti, de renouer avec l'acte de création de l'immonde, figuré par l'abîme, le tohu-bohu et les ténèbres (Gen. VII, 16), acte transmutable en un monde humanisé par le *fiat lux*, la parole.

Une telle possibilité de métamorphose du mal signifiait qu'il existait une continuité entre le « je » voué aux ténèbres silencieuses et celui voué à une parole éclairée et éclairante. Étant donné cette possible continuité, l'homme juif était en position de soutenir que le « je » qui appelle au péché et celui qui appelle au bien étaient un seul et même « je ». À cet égard, Paul, écrivant sous la dictée du péché originel : « Si ce que je ne veux pas je le fais [...] ce n'est pas moi qui agis, mais le péché qui habite en moi » (Rom. VII, 16), ne pouvait pas ignorer ce que son maître Gamaliel lui aurait dit : « Comment peux-tu oublier l'unité que le tétragramme a mise au cœur de l'homme ? »

Il ne pouvait pas non plus méconnaître ce que l'apôtre Jacques, chef des douze, écrivit très vraisemblablement à son intention pour dire comment leur foi en Jésus se conjuguait avec leur fidélité envers la loi : « Celui qui s'est penché sur une loi parfaite, celle de la liberté, et s'y est appliqué non en *auditeur distrait*[1], mais en réalisateur agissant, celui-là trouvera le bonheur dans ce qu'il réalisera.[2] » Le terme « auditeur distrait » pour évoquer la position subjective de Paul

1. C'est nous qui soulignons.
2. Épître de Jacques, versets 25-26.

envers la loi a dû être soigneusement pesé avant d'être écrit dans cette épître.

Il faut reconnaître que Paul ne trouva pas, au sein de la piété pharisienne, la possibilité d'être délivré du fardeau qui pesait sur lui du fait de sa conception du péché. Il dut au contraire expérimenter l'impossibilité de transformer son expérience de l'immonde en expérience d'un monde où le face-à-face avec le créateur n'était pas impossible. Il faut donc comprendre que sa doctrine du péché originel fut une authentique invention permettant de rendre compte de la raison pour laquelle la loi, telle qu'il la vivait, était pour lui dépourvue de toute efficacité vivifiante.

Le jour où il découvrit, dans la résurrection du Christ, l'événement qui lui accorderait la possibilité d'un salut, il interpréta le salut : il reconstruisit, en toute connaissance de cause, une négation typologique de l'histoire biblique qui, en somme, n'avait fait que balbutier en attendant l'événement Christ. La différence fondamentale entre la négation du judaïsme qui s'exprimait dans sa typologie et celle du judaïsme propre au dogme qu'il inspira tient à ce que la première fut l'*effet d'un choix*, tandis que la seconde *n'était pas l'acte d'un choix mais d'une répétition* des énoncés pauliniens.

Dans cette perspective, la négation par Badiou de l'existence du tétragramme, ou de l'existence d'un interdire qui est l'effet d'un dire transcendant, est radicalement différente de celle de Paul : alors que Paul sait ce qu'il méconnaît pour les besoins de sa cause, Badiou et les pauliniens dogmatiques ne savent pas ce qu'ils méconnaissent, puisque leur connaissance du judaïsme passe uniquement par ce que Paul a choisi de leur faire savoir.

J'opposerai donc à l'antijudaïsme averti que Paul élabore pour établir sa nouvelle religion l'antijudaïsme innocent des pauliniens. Le paradoxe de celui-ci tient à ce qu'il n'est pas impossible de considérer le mot « antijudaïsme » comme inapproprié puisque la fonction du dogme paulinien est d'ignorer ce qu'est le judaïsme. Ainsi, c'est peut-être du discours de Paul, et de lui seul, qu'il faut dire qu'il est rigoureusement antijudaïque.

Toutefois, la méconnaissance « innocente » d'un paulinien dogmatique comme Badiou ne l'exonère pas d'une responsabilité. Badiou procède au tour de force suivant : alors qu'il hérite pleinement de la proposition paulinienne de scinder, comme nous l'avons vu, la loi *Une* en *trois composantes hétérogènes*, il néglige totalement que cette dissociation est l'effet même de ce que Paul considère comme un mal absolu, parfois impersonnel (« le » péché), parfois personnifié (Satan). Pourquoi recueille-t-il l'*effet du « mal »* selon Paul sans reconnaître *l'existence du « mal » qui est cause* de cet effet ? L'essai qu'il a consacré à l'« éthique » nous met en partie sur la voie : le « mal absolu » – celui qui se serait par exemple déchaîné dans la Shoah et qui a donné lieu, avec les nouveaux philosophes, à un retour à Kant et aux droits de l'homme – n'existe pas : ceux-ci ne renverraient pas en effet à l'« homme » en tant que signifiant de l'universalité, mais au droit des victimes particulières à ne plus être des victimes.

Il est difficile de ne pas mettre en rapport le fait que Badiou nie que les victimes de la Shoah sont victimes d'un « mal absolu » avec le fait qu'il est précisément conduit à nier le mal selon saint Paul, et ce de différentes manières : premièrement, en ne reconnaissant pas que Paul, avec son péché originel, invente une doctrine du mal absolu ; deuxièmement, en semblant ne pas reconnaître la responsabilité du dogme antijudaïque dans la genèse ultérieure de l'antisémitisme laïque ; troisièmement, en ne demandant jamais ce en quoi consiste le « mal » qu'est l'antisémitisme.

Pour illustrer cette négation, je citerai la façon dont il évoque le mot « juif » dans son livre : *Portée du mot « juif »*[1]. Qu'entend-il signifier en écrivant que « les nazis et leurs complices avaient exterminé » non pas des juifs, mais « des millions de gens qu'ils *nommaient* juifs » ? Que le nom « juif » serait une création sémantique des nazis ?

Ce qui est dit quelques lignes plus loin est éclairant : « Il faudrait expliquer comment et pourquoi le *prédicat nazi* "juif" tel qu'il a servi à la déportation et à la mort *coïncida* avec le prédicat subjectif sous lequel se scella l'alliance [entre les Juifs et Yahweh][2]. » Dans cette phrase, trois mots sont à retenir : ceux de « prédicat nazi » et celui de « coïncidence ». Par « prédicat » est accentué le fait que le terme « réel juif », pour avoir été « prédiqué » par les nazis, aurait désormais une consistance « emphatique ».

En introduisant l'idée d'une « coïncidence » entre le prédicat nazi et le « prédicat scellé par l'alliance », une question est implicitement posée : s'il y a eu coïncidence – c'est-à-dire survenue d'un fait inattendu qui échappe au déterminisme historique –, alors l'acte nazi n'est pas l'aboutissement de deux mille ans d'histoire qui, par le concours de l'antijudaïsme chrétien et de

1. A. Badiou, *Circonstances, 3. Portée du mot « juif »*, Paris, Lignes-Manifeste, 2005, p. 12-13.
2. C'est nous qui soulignons.

l'antisémitisme laïque, préparèrent les consciences européennes à la Shoah.

Il est assez significatif que, dans la recherche sur la « portée du mot juif », l'attention de l'auteur ne se soit jamais tournée vers les nombreux travaux des historiens du judaïsme qui ont démontré que ce n'est pas une coïncidence si ce qui est appelé le « prédicat » nazi juif s'est greffé sur le « prédicat subjectif » scellé par l'alliance. Aurait-il écrit la même chose s'il avait eu connaissance de l'historien du judaïsme Léon Poliakov[1], qui mit en évidence que l'antisémitisme européen était, d'une part, une réaction de la droite à l'idée que la notion de justice universelle (ayant conduit à la Révolution française) avait été transmise par Moïse et, d'autre part, qu'il était le terreau sur lequel put se greffer la Shoah. Quant à nous, avons-nous la possibilité d'interpréter cette négation de l'antisémitisme ? Il me semble que oui : en niant l'existence d'un mal absolu corrélé au péché originel, ce qui est nié est le regard responsable capable de voir les conséquences de l'éclatement de la loi Une en trois éléments hétérogènes. Il est frappant de constater que les trois faces de la haine antisémite se déduisent des trois types de conflits générés : 1) par l'opposition de la lettre et de la chair ; 2) par l'opposition de la lettre et de l'esprit ; 3) par l'opposition de la chair et de l'esprit.

Le premier type de conflit fut à l'origine de l'argument antisémite du juif incapable de s'extraire du péché charnel en tant que consubstantiellement lié à la malédiction de la chair : « Les pratiquants de la loi sont

1. L. Poliakov, *Bréviaire de la haine*, in *Histoire de l'antisémitisme*, 4 vol., Paris, Calmann-Lévy, 1951.

tous sous le coup de la malédiction » (Gal. III, 4). Malédiction qui, ultérieurement, sera nommée « luxure, rapacité, avarice ».

Quant à la division juif/chrétien présentée par Paul comme « Israël selon la chair et Israël selon l'esprit », elle donne lieu aujourd'hui à cette extraordinaire simplification entre sionistes et non-sionistes. Voici un fragment d'un article déposé par un autre « révolutionnaire paulinien », Slavoj Žižek, sur le blog de *Libération* : « Les non-sionistes sont engagés pour un mouvement émancipateur radical [...] ils sont pour une tentative du dépassement de la loi par l'amour universel du christianisme en passant par le jacobinisme jusqu'au stalinisme[1] [...] » À l'opposé, la position sioniste tient à ce que le nom « juif » représente « une résistance au but [...] de venir à bout de toutes les limites [...] dans leur lutte contre la pensée "totalitaire" leur pensée "antitotalitaire" apparaît pour ce qu'elle est réellement, un exercice sophistiqué insignifiant, une pseudo-théorisation des peurs et des instincts de survie les plus opportunistes qui soient [...] il n'est pas étonnant que ceux qui exigent donc la fidélité au nom "juif" soient ceux qui nous mettent en garde contre les dangers "totalitaires"[2] ».

Le deuxième type de conflit est celui de la lettre et de l'esprit, pour autant que l'esprit de Dieu, quand il n'est pas personnifié par son fils, est impuissant à se transmettre par sa lettre ; la pratique de la lettre aveugle les juifs : « Chaque fois qu'ils lisent Moïse, un voile est sur leur cœur » (Cor. XI, 13). Au sujet de ce voile, Paul

1. L'article est consultable sur le site Internet de *Libération*, édition du 18 février 2008.
2. *Ibid.*

va jusqu'à en imputer la responsabilité à « Satan, le Dieu de ce monde » (Cor. II, 3). Le voisinage de Satan et du juif atteint de cécité sera, comme on le sait, très fécond dans l'antisémitisme ultérieur.

Le troisième type de conflit, opposant la chair et l'esprit – discontinuité abolie dans le rite symbolique de la circoncision –, est affilié à la conception métaphysique grecque qui considère le corps comme un tombeau de l'âme. En tant que tombeau, le corps renvoie à la notion grecque, étrangère à la pensée biblique, de dégénérescence de l'être dans l'étant. Nous savons à quelles conséquences conduira le fait d'assimiler le corps des Juifs à un déchet ou à une vermine devant être éliminé(e).

On aimerait savoir si Badiou est conscient de la contradiction à laquelle il s'expose en consentant, au nom du bien, aux énoncés de Paul sur la loi et le péché, tout en niant dans le même temps l'existence du mal qui, sous le nom d'antisémitisme, a été la conséquence de ces énoncés. Cette négation de l'antisémitisme permet de déplacer sa causalité : siège-t-elle dans la subjectivité de l'antisémite ou dans celle du juif ? Badiou ne s'attarde pas sur la première partie de la question pour mettre l'accent sur la seconde : comme Éric Marty l'a mis en évidence[1], Badiou tend à considérer que la Shoah devient pensable à partir du moment où l'extermination des victimes par les nazis est une réponse intellectuellement compréhensible à l'aspiration des Juifs à l'élection : « ce sont après tout,

1. É. Marty, « Alain Badiou antimoderne. La question d'Israël », in D. Charbit (éd.), *Les Intellectuels français et Israël*, Paris, Éclat, 2009.

dit Badiou, les nazis qui ont les premiers tiré toutes les conséquences d'une mise en exception du signifiant "juif[1]" ».

Deux mots (« les premiers ») mettent en évidence la méconnaissance absolue par l'auteur de la véritable signification du péché originel : le « premier » en effet à tirer conséquence de l'exception juive n'est pas un nazi, c'est celui qui dit, fondant un dogme, « tous seront sauvés exceptés ceux qui font exception à l'amour universel pour le fils » : ceux qui, en l'occurrence, croient encore être élus par le Père, alors que depuis le péché originel Sa voix est officiellement réduite au silence ; ceux qui prétendent, un par un, entendre cette voix continuant à s'adresser à eux, en se disant que s'ils reçoivent Sa question « où es-tu ? » ils sont élus pour devenir hommes.

Étant donné cette étonnante méconnaissance – ou incompréhension ? – du judaïsme, je me demande d'où vient cet intérêt de Badiou pour les juifs ? Peut-être est-il précisément hanté par ce non-savoir. Mais il pourrait être hanté d'une autre façon. Il le sera peut-être s'il apprend un jour de la psychanalyse qu'il est possible, tel l'hérétique, d'assumer le non-savoir sans en faire, à l'instar de l'inquisiteur, une idéologie.

**Le manque, le principe de plaisir et la pensée dualiste.** Une nouvelle question se pose : certes, le discours de Badiou s'appuie sur le dogme paulinien, mais cela signifie-t-il que la structure de son discours est dogmatique ? Le commentaire de cinq cents pages que le

1. A. Badiou, *Circonstances. Portées du mot « juif »*, Paris, Lignes-Manifestes, 2005.

théologien Karl Barth[1] consacra à l'épître aux Romains met en évidence qu'il est parfaitement possible de penser de façon non dogmatique le texte fondateur du dogme chrétien. Pourquoi ? Parce que sans cesse le commentaire de Karl Barth est troué par le questionnement, c'est-à-dire par la présence d'un manque.

Or cette absence radicale du manque dans le discours de Badiou est non seulement implicite au sein de son raisonnement, mais aussi directement explicitée, notamment par la définition qu'il donne du fils universel : « Le fils est celui à qui rien ne manque car il n'est que commencement.[2] » Cet énoncé est faux : toute la psychanalyse repose sur la découverte que le sujet ne peut survenir comme fils du langage qu'en payant un tribut qui, depuis Freud, est nommé castration symbolique. Cet acte symbolique signifie qu'il y a séparation avec le frère animal lorsqu'à l'instinct est substituée la pulsion, dont le support est un trou symbolique dans le réel : un trou que Lacan a topologisé comme trou borroméen. L'autre apport de la psychanalyse a été de découvrir que ce trou pouvait être bouché par un bouchon et que ce bouche-trou était au service du principe de plaisir[3] : une pensée qui pense selon le principe de plaisir, dit Freud, est une pensée « faussée[4] » dont le symptôme est d'avoir réponse à tout.

À cet égard, le discours philosophique de Badiou, conformément à celui de Paul, est effectivement construit

1. K. Barth, *L'Épître aux Romains*, Genève, Labor et Fides, 1972.
2. A. Badiou, *Saint Paul*, *op. cit.*, p. 63.
3. J. Lacan, *Les Quatre Concepts fondamentaux de la psychanalyse* [1964], Le Séminaire, livre XI, *op. cit.*
4. S. Freud, *L'Interprétation des rêves*, *op. cit.*, p. 512.

sur une pensée de l'opposition dualiste (esprit lettre/esprit chair – chair/lettre) qui permet d'avoir réponse à tout : la logique dualiste de Paul permet de relire et de réinterpréter tout ce qui était ancien comme un texte n'ayant plus aucun trou, aucun manque, aucun mystère, puisqu'il peut se lire comme un tout achevé par la survenue du Christ ; et Badiou, en élève talentueux de l'apôtre, nous propose une sorte de nouvelle « typologie » où la mise en jeu du principe de plaisir a, par son discours dualiste, réponse à tout. Elle explique avec la plus grande simplicité ce que sont les deux éléments qui font échec à l'événement révolutionnaire : d'un côté, les « rats », qui dans la démocratie corrompent l'idée platonicienne du bien ; de l'autre, la Lettre particulière de la loi paternelle, qui empêche la résurrection égalitaire des fils.

La question posée par la puissance d'une telle logique dualiste porte sur la dimension du tiers exclu : quelle est cette « tiercité » qui n'a plus droit d'asile ? Pour aborder sa structure, je prendrai, parmi d'autres possibilités, l'exemple suivant : dans le livre *De quoi Sarkozy est-il le nom*[1] *?*, l'époque de la Terreur est évoquée par cette question de Saint-Just : « Que veulent ceux qui n'acceptent ni la terreur ni la vertu ? » Voici comment l'auteur interprète la réponse des thermidoriens : s'ils ont répondu « non » à la terreur, c'est qu'ils voulaient « la liberté de faire des affaires », c'est-à-dire entrer dans la « corruption consistant à asservir la puissance gouvernementale au cours des affaires ».

Réflexion logique, mais trop logique : certes, une corruption, avec les thermidoriens, a d'une certaine façon

1. A. Badiou, *De quoi Sarkozy est-il le nom ?*, Paris, Nouvelles Éditions Lignes, 2007, p. 119-121.

suivi la Terreur, mais cela ne signifie pas que la seule logique en jeu soit celle de l'auteur et de Saint-Just : « terreur ou corruption ? » Dans ce dualisme, il y a en effet une dimension tierce qui ne semble pas pensée ni même pensable : celle du non à la terreur qui ne serait pas une émanation exclusive du « goût des affaires », mais une réponse au dégoût absolu de la terreur. Celui-ci ne concernerait-il que les affairistes ? Ne pourrait-il pas être l'effet de la disposition subjective qui fait que tout homme tourné vers le « visage » de l'autre homme reçoit de la fragilité dudit visage ce message silencieux ainsi traduit par Levinas : « Tu ne peux pas me tuer » ?

Badiou se rend-il compte qu'en excluant l'existence de cette tierce signifiance le dualisme donne à son discours une telle simplicité, une telle logique, une telle clarté, une telle consistance que le monde décrit perd toute complexité, toute capacité d'étonner : il cesse d'être questionnant, car il ne laisse plus aucune chance à cette « tiercité » signifiante – que Freud nommait « *dritte Person* » – dont le dévoilement crée la surprise propre au mot d'esprit, au mot qui donne vie à l'esprit.

J'irais jusqu'à dire que ce regard dualiste est désespéré, car, dans le monde qui est le sien, il ne peut rien voir d'autre que l'action de ces deux forces impersonnelles du mal : d'un côté, la démocratie, où règnent, depuis que Platon l'a dit, les désirs corrompus par l'argent ; de l'autre, la loi mensongère du père. Avec cette clé de lecture, la complexité du réel est niée, comme est niée dans la typologie de Paul celle des personnages de la Bible qui posent des questions sans réponse parce qu'ils n'ont pas la bonne « clé » : le Christ.

Ce regard dualiste, portant sur le combat de la vertu contre la corruption, est enthousiasmant dans le contexte des romans de chevalerie, mais puissamment pessimiste dans la réalité : en se limitant à constater et à dénoncer des forces impersonnelles, d'ordre apparemment métaphysique, il est incapable d'agir sur elles.

Je crains que le militant paulinien de l'universel ne soit en vérité désespéré par la vision dogmatique d'un monde qui serait à la fois entièrement compréhensible et totalement dénué de signifiance. Monde assombri par le fait que la dénonciation de ce qui est « mal foutu » est sans effet sur le réel : pour changer l'adversité, il ne suffit pas de la maudire, il faut oser la penser par soi-même, sans le support de ce qui est déjà connu, pour oser ce qui ne l'est pas encore.

Des révolutionnaires comme Mandela, Luther King, Rosa Parks, Gandhi nous ont appris, alors qu'ils avaient été réellement persécutés dans leur chair, qu'il était possible de conserver la liberté de regarder le monde comme le ferait un peintre, c'est-à-dire de le voir de façon suffisamment nouvelle pour trouver les mots nouveaux (par exemple « désobéissance civile ») capables de le transformer.

S'ils firent partie des révolutionnaires qui changèrent le monde, c'est que l'idée d'universel qui les habitait avait un irrésistible pouvoir de transmissibilité. Sans doute avaient-ils compris que l'idée paulinienne d'universel, fondée sur la négation dualiste des différences, ne laissait pas place au surgissement possible d'une signifiance universelle d'une autre portée : signifiance autrement subversive que celle de l'inlassable et épuisante monotonie de la vieille haine de Paul contre la loi particulière du père.

Souhaitons aux révolutionnaires pauliniens qu'ils demeurent révolutionnaires, mais des révolutionnaires portés par un universel que n'appauvrit pas la nécessité d'un antijudaïsme fondateur : ce pourrait être un universel ne se déduisant pas d'un « non », facile à penser (car obéissant au principe de plaisir), mais d'un « oui », plus difficile à penser : oui, nous sommes égaux, fils et filles de la loi de la parole qui nous égalise et nous différencie.

# 5

# LA PSYCHANALYSE ET LES LUMIÈRES, QUELS DROITS DE L'HOMME ?

## Un faisceau de contradictions

La question des droits de l'homme expose la psychanalyse à un faisceau de contradictions. La première de ces contradictions est structurelle : elle est liée à ce que le sujet, dès qu'il s'ouvre à la parole, est sollicité par deux injonctions antinomiques qui le déchirent, car quelque chose le porte à répondre « oui » à l'une – qui l'appelle à devenir là où la liberté est possible – et « oui » à l'autre – qui dit : « Tu n'es pas libre. »

La première de ces injonctions – traduite par Freud « *wo es war soll ich werden* » (là où s'était[1] je dois devenir !) – impute au sujet une capacité de devenir qui suppose un rapport à la liberté. Ce commandement éthique comporte un paradoxe : s'il suppose la liberté, c'est par rapport à un *devoir* de devenir, « *soll* », qui implique le rapport à une loi de portée universelle. Pour Freud, il ne fait aucun doute que ce commandement

1. J. Lacan, *Écrits*, Seuil, 1966, p. 417 : « production d'un verbe : "s'être", où s'exprimerait le mode de la subjectivité absolue ».

symbolique est universel, qu'il s'adresse à tout sujet ayant à devenir parlêtre et qu'à cet égard tout sujet recevant ce commandement symbolique peut être dit l'égal de celui qui reçoit en partage le même commandement de la parole.

Nous pouvons donc dire avec Lacan que l'homme est « fils de la parole » et qu'un des sens du mot « fraternité » est le lien tissé entre des êtres qui sont « fils » et « filles » du langage. Ainsi est-on conduit à reconnaître que l'éthique freudienne du « deviens ! » rassemble des signifiants qui viennent du fond de nos plus anciennes traditions : la tradition biblique inventa le signifiant « liberté », la tradition grecque le signifiant « égalité » et la tradition chrétienne le signifiant « fraternité ».

Cependant, si le signifiant « deviens ! » nous met en rapport avec nos trois héritages culturels, il nous met aussi en rapport avec le politique, car c'est lorsque ces trois mots « liberté, égalité, fraternité » furent associés que s'écrivit la Déclaration des droits de l'homme de 1789.

La contradiction à laquelle la psychanalyse est exposée par l'existence du commandement « Là où c'était, deviens ! » tient à la découverte d'un tout autre commandement – celui que Freud a nommé le surmoi –, qui tend à contredire radicalement l'appel au devenir en signifiant au sujet : « Ne deviens pas ! Tu n'es pas libre de le faire, tu n'es ni l'égal ni le frère de ceux qui deviennent vivants, car en m'obéissant tu consens à demeurer gardé à vue, fixé sous mon regard qui te signifie que, si tu te prêtes ainsi à être regardé, c'est que tu es l'enfant silencieux de mon regard et non le fils de la parole. »

Il est frappant de constater qu'il existe dans la psyché une voix capable, indépendamment de tout contexte politique, de prononcer les mots du tyran abolissant les droits de l'homme : « Ici, il n'y a pas de liberté, d'égalité, de fraternité. » Cette voix du surmoi, en enseignant au psychanalyste que l'hostilité aux droits de l'homme n'est pas uniquement l'apanage des partis fascistes, pose deux questions redoutables.

La première est celle-ci : comment un sujet peut-il être si attaché à cet ennemi intérieur, ce persécuteur intime qui le condamne sans donner ses raisons ? Car, chose étonnante, le sujet accepte sans faire appel le procès qui lui est intenté. Certes, il peut feindre de s'en moquer, mais il ne peut pas feindre qu'il finit par se soumettre, même s'il ignore pourquoi. Kafka est le génial témoin de ce paradoxe.

Il arrive que la psychanalyse permette au sujet de ne plus être candidat à la paranoïa dès lors qu'il cesse de consentir au décret de sa culpabilité. Mais le psychanalysant n'en est poutant pas au bout de ses peines : l'angoisse peut se saisir de lui à l'instant même où il s'apprête à dire « oui » à son désir, quand la censure qui lui disait « non » se trouve abolie. Si l'angoisse est possible, c'est que l'expérience de liberté qui s'ouvre quand il n'y a plus de culpabilité est l'occasion d'une crainte radicale. Devant quoi ? Devant la possibilité offerte au sujet de procréer une existence nouvelle et de voir jaillir le mystère de ce qu'il y a de plus réel dans l'humain. L'énigme d'une telle expérience est que le sujet humain peut être plus effrayé par l'appel à dire « oui » au droit d'exister que par l'injonction mortifère de lui dire « non ».

L'autre faisceau contradictoire auquel la question des droits de l'homme expose la psychanalyse est d'ordre historique et politique. Si, comme Freud et Lacan l'ont toujours soutenu, la psychanalyse est incontestablement affiliée au grand courant des Lumières qui a engendré les droits de l'homme, il n'est pas moins incontestable qu'elle corrobore un certain nombre d'arguments des adversaires des Lumières. Alors que, par son affiliation aux Lumières, la psychanalyse est portée à dire : « Oui, l'homme peut concourir, par son activité créatrice, à sa marche dans le monde et à la marche du monde », elle est en même temps conduite à acquiescer à cet argument des anti-Lumières : « L'homme est procréé par la tradition qui le précède, il ne dispose pas de la faculté de se créer. »

En énonçant « Là où c'était, j'ai à devenir », Freud proposait une articulation entre l'enjeu des Lumières (j'ai à devenir) et l'enjeu de la tradition (là où c'était). Mais il n'examinait pas la conséquence politique susceptible de se dégager de l'interprétation du « Là où c'était ». C'est en effet à partir de la supposition d'une telle subjectivité primordiale, universelle, que put jaillir l'hypothèse d'un homme universel : « l'Homme », dépositaire d'un droit naturel.

C'est ce signifiant nouveau, supposant l'existence de « l'homme », qui donna lieu à une contestation virulente des droits de l'homme. Cette contestation est d'autant plus intéressante qu'elle provient aussi bien d'adversaires de la Révolution française (Burke, de Maistre) que de partisans (Marx, Sartre...). Elle met en évidence la question d'une vision de « l'homme » outrepassant le strict enjeu politique.

En disant qu'il n'avait jamais rencontré « l'homme », mais seulement « des » Anglais, « des » Belges ou « des » Espagnols, de Maistre établissait que « l'homme universel » supposé par la Déclaration était une abstraction inexistante dans la réalité.

De son côté, Marx, en prétendant que le concept « homme » était une supercherie inventée par la classe bourgeoise pour faire oublier aux sans-culottes que les droits de l'homme n'étaient que l'affirmation déguisée des nouveaux droits de la bourgeoisie, s'accordait d'une certaine façon avec de Maistre et Burke sur un point fondamental : « l'homme » indéterminé n'existait pas : n'existaient que « des » hommes déterminés par leur tradition ou par leur classe sociale.

Que l'existence d'une telle détermination soit positive (chez les anti-Lumières) ou aliénante (chez Marx), elle niait dans les deux cas la question d'un réel humain indéterminé et universel. La psychanalyse ne peut méconnaître ce réel : la première scission qui déchira la communauté analytique opposa à Freud la conception jungienne d'inconscients locaux (slave, aryen, sémite) qui contredisait l'idée d'un universel humain.

## La levée de la censure et le paradoxe Voltaire-Rousseau

Freud, tout en se méfiant du sens unifiant, homogénéisant, que la psychanalyse tend à donner au réel, confessait toutefois une admiration absolue pour les philosophes des Lumières. Tempérant la sienne par sa réserve vis-à-vis de la science, Lacan situe lui aussi, sans hésitation, la psychanalyse au sein de ce grand mouvement issu de la Renaissance européenne.

Lorsqu'il évoque « les » hommes des Lumières, Freud nous étonne, car il ne se réfère jamais à l'un d'eux en particulier. Nous pouvons le regretter, car, pour mieux comprendre la structure de son propre athéisme, il eût été intéressant de savoir comment il se situait par rapport à l'athéisme de Holbach, à l'agnosticisme de Diderot, au théisme de Voltaire.

Je suppose que, s'il fut ainsi conduit à évoquer « les hommes » des Lumières en général, c'est qu'ils symbolisaient pour lui l'acte de rébellion contre la censure qu'il eut lui-même à supporter du milieu viennois.

Dans cette adhésion à l'esprit des Lumières, Freud, en choisissant de ne pas prendre en compte le conflit qui, à travers Rousseau, déchira les encyclopédistes, laisse dans l'ombre une ambiguïté : le fait de dire courageusement « non » au « non » de la censure équivaut-il à dire « oui » au réel ?

En 1925, il répondit à cette question par cet éblouissant petit texte, la *Verneinung* : il ne suffit pas de dire, comme le fit Voltaire, « non » au « non » proféré de la censure pour obtenir le « oui » radical à un projet révolutionnaire.

Cette question redonne une étrange actualité au conflit qui déchira en son temps le milieu des encyclopédistes : comment Jean-Jacques Rousseau – celui qui produisit le texte le plus virulent contre le christianisme – *L'Émile* – a-t-il pu, dans son *Discours sur les sciences et les arts*, se retourner subitement contre l'esprit des Lumières sous le prétexte que les progrès de la raison et de la science risquaient de devenir plus propices à la corruption de l'homme qu'à son épanouissement ? Démarche paradoxale, car c'est au nom de la raison qu'il écrivit *L'Émile*, ce brandon révolutionnaire qui, en mettant en question le péché originel, contestait la causalité chrétienne du mal pour ouvrir la perspective révolutionnaire d'un mal qui ne serait plus métaphysique, car causé par la société et son pouvoir corrupteur.

Mais, parallèlement, il se méfiait du pouvoir de la raison comme si, quarante ans avant la Révolution, il pressentait que celle-ci, portée au pouvoir, allait enfanter la Terreur. D'un côté, il combattait, au nom de la raison, cette censure fondamentale qu'implique la notion de péché originel ; de l'autre, il limitait la raison par cette intuition : la parole avant d'être raisonnante est vouée à résonner dans sa vocation à chanter. Que pouvait devenir la raison si elle cessait de résonner ?

L'argument de Robespierre lorsqu'il prit publiquement parti pour Rousseau contre Voltaire mérite d'être rappelé : certes, faisait remarquer l'Incorruptible, Voltaire avait été de tous les combats contre la censure, mais cela ne l'avait nullement empêché d'être l'ami des censeurs, des puissants, avec lesquels il s'honorait de débattre dans le salon de Mme du Deffand. Pourquoi, demandait Robespierre, les puissants ne touchèrent-ils jamais à cet homme d'esprit qu'était Voltaire, alors qu'ils poursuivirent Rousseau de leurs persécutions ? Parce que, si les censeurs peuvent fort bien s'accommoder du fait qu'on les critique avec esprit, ils ne tolèrent pas la mise en cause du système qui justifie leur état. Par exemple, sans péché originel, le statut du prêtre devient chancelant. Nous apprenons dans la correspondance de Mme du Deffand, qui riait tant des critiques de Voltaire contre les curés, qu'elle fut saisie d'horreur en rencontrant Jean-Jacques Rousseau : il n'était pas contre les curés mais pour un nouveau contrat social. Elle avait compris qu'être contre était beaucoup moins subversif qu'être pour ; et qu'en l'occurrence il était parfaitement possible de pourfendre les injustices tout en restant, comme son ami Voltaire, respectueux des conventions sociales.

Ainsi, l'un des paradoxes de Voltaire vient de son conformisme, le disposant au plus traditionnel antijudaïsme : lui, le défenseur des causes injustes dévoilait, en fait, à quel point son anticonformisme demeurait respectueux des formes établies. Peut-être l'audace avec laquelle Rousseau défendit-il les Juifs faisait-elle partie des raisons qui poussèrent Voltaire à traiter son ancien ami de « fou furieux ». Il est nécessaire pour les psychanalystes de comprendre à quelle source puisa Rousseau pour concevoir le concept « d'égalité » universelle, car c'est là que puisèrent Freud, puis Lacan, pour penser la question de la loi « non écrite » fondatrice du tragique.

Ce concept de loi non écrite apparaît à Athènes lorsque, au sein du grand débat philosophique sur le conflit *nomos/phusis*, le sophiste Antiphon fit remarquer que les distinctions de supériorité et d'infériorité, de maître et d'esclave, de Grec et de barbare, n'étaient qu'un effet du langage qui, par le *nomos*, détenait le pouvoir de discriminer de façon purement conventionnelle. Cette remarque d'Antiphon révélait le fait qu'au-delà de la convention langagière existait une autre loi – loi non écrite de la *phusis* – qui privait ces discriminations de sens : le concept d'égalité apparaissait ainsi doté d'un pouvoir révolutionnaire immense que Jean-Jacques Rousseau reprit, près de quinze siècles plus tard, dans son *Contrat social* : « aux lois – politique, civile, criminelle – il s'enjoint une quatrième, la plus importante de toutes, qui ne se grave ni sur le marbre ni sur l'airain mais dans les cœurs des citoyens[1] ». La question de cette loi ininscriptible sur le marbre implique que nous

1. J.-J. Rousseau, *Du contrat social*, *op. cit*, p. 91.

saisissions pourquoi elle advint voilà deux mille cinq cents ans à Athènes et à Jérusalem.

## Freud, Lacan et l'origine des Lumières

### *Les Lumières originaires*

Pourquoi, pour penser l'inconscient, Freud et Lacan ont-ils été contraints – bien au-delà des problèmes soulevés par la science contemporaine – de rencontrer les questions que se posèrent voilà plus de deux mille ans les deux plus petits peuples de leur époque, les Grecs et les Hébreux, lorsqu'ils furent confrontés à l'exigence de survenue de la rationalité ?

Ce recours à l'originaire renverrait-il à ce qui demeure structurellement originaire, dans chaque sujet qui a trouvé en lui l'énigmatique point d'appui intérieur d'où la pensée résonante peut se déployer ?

Le fait que ce déploiement se révèle accessible dès lors que le sujet a rompu avec la croyance en sa langue maternelle aurait-il un rapport avec l'apparition de la rationalité en Grèce après une rupture avec le monde mythologique et chez les Hébreux avec la disparition de la Voix à l'heure du dernier prophète ?

La *crainte hébraïque* d'un dieu devenu mutique et l'*étonnement grec* devant la nature émancipée de la théogonie hésiodique sont deux affects historiquement repérables qui concernent la psychanalyse, car ils sont des effets de structure manifestant l'effet subjectif d'un franchissement de la censure.

Qu'est-ce qui fait que les signifiants nouveaux qui ont surgi de la rupture avec le monde divin sont pourvus d'un pouvoir de transmissibilité tel qu'ils continuent à venir à nous comme si Antigone ou Moïse étaient pour nous des familiers ?

Je dirais que ce qui confère à un signifiant le pouvoir d'une transmission irrésistible tient à ce que la transgression de l'autorité a laissé un vide créant les conditions d'un surgissement qui ne se prête pas à l'usure, comme si sa dimension surgissante continuait à nous parvenir.

N'est-il pas étonnant de constater que chacune des étapes historiques où les Lumières trouvent un nouveau frayage maintient son pouvoir de renouveau ?

La substitution qu'opérèrent les présocratiques en changeant les noms divins (Zeus, Neptune, Gaïa) en noms communs (le feu, l'eau, la terre) est un acte de nomination qui demeure pour nous une leçon : que des événements comme la foudre, un raz de marée, un tremblement de terre puissent cesser de renvoyer à des forces terrifiantes divines n'est pas sans nous rappeler ce qui permet à un analysant de découvrir qu'il peut échapper à la terreur traumatique en accédant au pouvoir de nommer ce qui n'avait pas de nom jusque-là.

La Renaissance, le XVII^e^ et le XVIII^e^ siècles sont autant d'étapes manifestant l'aptitude des lumières à subsister malgré la volonté d'extinction propre à l'éternel inquisiteur (le surmoi). L'invention des Modernes au XVII^e^ siècle prétendant pouvoir se passer des Anciens ne nous rappelle-t-elle pas que nous aussi souhaitons nous affranchir de la tradition ? Quant au retour, au XVIII^e^ siècle, du concept de droit naturel, ne réveille-t-il pas en nous cette stupeur comparable à celle que ressentirent les sans-culottes, aussi bien que les aristocrates, lorsqu'ils découvrirent en 1789 que l'homme, au-delà de sa famille consanguine, appartenait à une famille « universelle » ?

Il convient de méditer sur la célèbre réponse qu'apporta Kant à la question posée en 1784 par un journal allemand : Que sont les Lumières ? (*Was ist Aufklärung ?*) Lorsque Kant répond à cette question en évoquant les Lumières comme une « sortie », une « issue » qui nous dégage de ce qu'il nomme un « état de minorité », n'évoque-t-il pas cet état dont un analysant peut demander de sortir ? Les trois exemples qu'il donne pour évoquer « l'état de minorité » – un livre qui nous tient lieu d'entendement, un directeur spirituel qui joue le rôle de conscience, un médecin qui décide à notre place de notre régime – ne sont-ils pas autant d'exemples de la manifestation de cet adversaire intime qu'est le surmoi ?

Quand il dit que nous sommes responsables de notre état de minorité et que la sortie de cette minorité implique un acte de courage, n'évoque-t-il pas le paradoxe subtil du surmoi : « S'il te faut du courage pour savoir (*aude sapere*), c'est donc qu'il faut du courage pour renoncer à la jouissance d'obéissance » ?

Foucault fait cette remarque très profonde au sujet de ce texte de Kant : « Je ne sais pas si jamais nous deviendrons majeurs. Beaucoup de choses dans notre expérience nous convainquent que l'événement historique de l'*Aufklärung* ne nous a pas rendus majeurs et que nous ne le sommes pas encore [...] le travail critique nécessite, je pense, toujours le travail sur nos limites, c'est-à-dire un labeur patient qui donne forme à l'impatience de la liberté[1]. »

1. M. Foucault, *Dits et Écrits*, tome IV, Paris, Gallimard.

J'aime cette formule de Foucault « nous ne sommes *pas encore* majeurs », car ce « pas encore » évoque la direction que peut choisir le sujet divisé entre deux commandements. « Tu ne seras jamais majeur », dit le surmoi, car sa prescription, fondamentale et increvable, est : « Là où c'était, ne deviens pas ». Jusqu'à notre dernier souffle, ce commandement sera, dans la partie d'échecs de notre vie, le partisan du non-devenir, le partisan de l'obéissance.

Mais par son « Tu ne seras jamais », le surmoi nous permet de soupçonner cet autre commandement : « Tu n'es pas encore majeur ; tu peux choisir de n'être pas entièrement déterminé par le commandement "ne deviens pas", car tu peux t'appuyer sur cette part qui demeure en toi comme un reste indéterminé et qui tend 1) à vouloir exister, 2) à vouloir insister face au surmoi lorsqu'il exige le désistement du sujet, 3) à persévérer quand le surmoi assumant publiquement sa fonction d'inquisiteur énonce : "*Perseverare diabolicum*". »

L'histoire des Lumières est en effet aussi l'histoire de l'avènement des différentes figures de l'inquisition. Dans le monde grec, sa première apparition eut lieu quelques dizaines d'années après que les présocratiques eurent substitué au nom divin des noms communs (l'eau, le feu, la terre). En – 432, un nouveau mot fut inventé par le prêtre athénien Diopeithes : « athéisme », pour condamner les citoyens qui déclaraient ne plus croire aux dieux officiels de la Cité. Anaxagor, maître de Périclès, fut la première victime. Protagoras fut chassé d'Athènes et ses livres brûlés (premier autodafé connu de l'histoire occidentale). Quant à Socrate, il fut, comme nous le savons, condamné à mort pour cause d'athéisme en – 399.

Dans le monde juif, la réaction inquisitoriale à l'encontre des pharisiens prit sa source dans les épîtres de saint Paul, que le Vatican reconnaît comme fondatrices du dogme chrétien. Le dogme, à cet égard, est un coup d'arrêt donné à l'interprétation talmudique infinie, car avec l'arrivée de « Dieu fait Homme » une coupure s'établit entre l'ancien et le nouveau : la bonne nouvelle chrétienne implique que tout ce qui était annoncé par les prophètes et les rabbins avait trouvé une conclusion définitive symbolisée par le mot Ancien Testament. Avec le Nouveau, l'interprétation humaine n'avait désormais plus lieu d'être : le texte du père cessait de parler continûment, car il s'était incarné, une fois pour toutes, dans l'image visible du fils.

On dit peu de chose en affirmant que la psychanalyse avance dans le sillon des Lumières, on en dit davantage en précisant qu'elle recueille des premiers inventeurs de la raison une ouverture contradictoire au réel : le regard étonné des premiers philosophes grecs leur permit de concevoir, avec la « nature », la possibilité d'émergence de la science et celle du droit naturel. L'écoute des rabbins, délaissés par Dieu, les amène à découvrir comment, par l'interprétation, un texte pouvait continuer à parler. Cette dimension de l'interprétation a été particulièrement retenue par Lacan. La synthèse de ces deux héritages antinomiques voulue par le christianisme est-elle possible ? N'est-elle pas l'effet d'une contrainte qui a contribué à nous transmettre un monde où le règne de ce forçage se fait chaque jour ressentir ?

## *Freud, Empédocle et Sophocle*

Dans sa progressive découverte de l'inconscient, Freud s'endetta auprès de l'héritage grec en privilégiant la pensée présocratique par rapport à la métaphysique platonicienne. Mais il ne s'en tint pas là : l'homme de science n'hésita pas à affilier sa discipline à la superstition populaire des Grecs, adeptes d'oniromancie et de divination. Comment un rationaliste, admirateur des Lumières, pouvait-il se tourner vers l'envers de la raison ? La raison pouvait-elle penser ce qui la niait ?

Ces questions confrontaient Freud, d'une part, à la différence entre la raison et l'irrationnel et, d'autre part, à la différence ontologique entre l'Être et l'Étant : il est remarquable de constater de quelle façon cette problématique philosophique est devenue pour Freud, comme pour Lacan, une question psychanalytique.

Si Freud n'est pas amené à recueillir la notion platonicienne de loi naturelle, il est, en revanche, conduit, pour penser la pulsion, à recueillir d'Empédocle sa conception de la *phusis* et des tragiques leur conception de la loi naturelle. Pourquoi, en l'occurrence, la loi naturelle mise en scène par Sophocle, dans *Œdipe roi*, correspond-elle, contrairement à la loi naturelle de la métaphysique, à sa vision de l'inconscient ? Parce que, pour Platon, la loi naturelle s'associe à une idée transcendante que Freud ne retrouve pas dans son expérience, alors que dans la loi non écrite du destin tragique il reconnaît la trace de l'inconscient.

Avant d'aller plus loin nous devons considérer, d'une part, le sens de la distinction entre la nature et la loi naturelle et, d'autre part, les différents sens du terme « loi naturelle » : la loi naturelle des tragiques est différente de celle qui s'écrira en 1789 dans la Déclaration des droits de l'homme, qui est elle-même catégoriquement répudiée par la loi de la nature fondant l'homme « naturel » des nazis.

Au point où nous en sommes, c'est-à-dire au point où la psychanalyse considère que la question de la différence ontologique initialement posée par les présocratiques est fondamentale pour la psychanalyse, évoquons le texte dans lequel, pour la première fois de façon publique, Lacan rendit compte de la façon dont il rencontra le réel, ou plutôt dont le réel le rencontra : ce texte, qui est la troisième leçon de son deuxième séminaire (correspondant à la réponse qu'il fit en février 1954 au commentaire de Jean Hyppolyte), est l'occasion d'un nouage extraordinaire qui montre de quelle façon la critique de la métaphysique, comme oubli de l'être, est associable à un non-oubli de l'être que la psychanalyse, à la suite des présocratiques, est disposée à « laisser être ».

Cette vision d'une distinction de l'Être et de l'Étant est ce qui fait dire à Lacan que Freud, sans avoir lu Heidegger, avait été conduit, par son propre chemin, à contester « la tradition de notre pensée comme issue d'une confusion primordiale de l'Être dans l'Étant » ; plus loin, Lacan évoque que ce qui atteste chez Freud la sortie de cette confusion est sa proximité avec les présocratiques : « On ne peut manquer d'être frappé par ce qui comparaît constamment dans l'œuvre de Freud d'une proximité des doctrines présocratiques [...] par lui actualisées [...] »

Je dirais de cette actualisation par Freud d'Empédocle – puisqu'il s'y réfère spécialement – qu'elle est celle du sens originaire du mot « *phusis* », qui n'a pas, à cette époque, le sens du substantif « nature » octroyé par la traduction latine (*natura*), mais le sens d'un verbe signifiant « ce qui fait apparaître, ce qui fait “laisser être” ».

L'intérêt de Freud pour Empédocle tient à ceci : Empédocle pense le mouvement poussant à « laisser être » comme un élan dialectique obéissant à deux forces contraires : un réel est « laissé être » par la combinaison (Éros) de quatre éléments (le feu, la terre, l'eau, l'air) pour autant qu'existe simultanément, ou successivement, un mouvement de déliaison des quatre éléments qui obéit à Thanatos. De plus, Empédocle pense le mouvement comme une fluctuation dialectique qui, en obéissant à deux forces contraires, révèle cette dimension universelle du mouvement qu'est la danse.

Il est crucial de comprendre en quoi ces deux forces contradictoires font échapper Freud, selon Lacan, à la tradition de notre pensée comme issue « d'une confusion primordiale de l'Être dans l'Étant » (Heidegger).

Ces deux forces que Freud met sous le patronage de deux noms divins (Éros et Thanatos) sont en effet ce qui permet de penser une dialectique où l'Être et l'Étant ne sont pas confondus, mais dissociés et associés, selon une dialectique où la discontinuité ne s'oppose pas à une mise en continuité.

La métaphore du pas de danse que j'ai abordée aide à comprendre en quoi ces deux pas nouent la pulsion de vie (Éros) – destinée à articuler l'apparition des objets, des Étant – et Thanatos qui, selon Empédocle, tend non pas à la destruction des objets, mais à leur dissociation en éléments originaires.

Empédocle considère que Thanatos est une force dissolvante qui tend à faire disparaître les liens qui, tissés par Éros, associent les quatre particules élémentaires – l'eau, le feu, l'air, la terre – en leur donnant telle ou telle forme.

Il considère ainsi que Thanatos, en réduisant répétitivement les quatre particules élémentaires à une bouillie informe, appelle chaque fois l'intervention d'Éros, qui, après chaque dissociation, se doit de trouver comment les associer de nouveau pour faire croître une forme nouvelle.

Dans la mesure où ce nombre 4 répond à l'intuition fondatrice d'une structure humaine se supportant du 4, rien ne nous empêche de transposer ce 4 structurant les objets visibles du monde en un 4 structurant les objets sonores : la ronde, la blanche, la noire et la croche incarnent l'audibilité de ce 4, de même que la pause, la demi-pause, le soupir et le demi-soupir sont l'incarnation de quatre types de silence.

Dès lors, si je reviens au mouvement qui permet au corps du danseur, du fait de la musique incarnée en lui, de s'envoler, je dirais que cet envol est la forme du rythme ; en effet, Éros a savamment associé et relié entre elles la durée de quatre notes et la durée de quatre silences.

Qu'Éros rende possible, par son pouvoir de liaison, l'audibilité de cet « Étant » (le rythme musical) est une chose ; autre chose est le fait qu'après son envol le danseur retombe sur le sol et qu'à l'instant de cette retombée il doive, pour la convertir en un nouvel élan, créer un événement fondamental qui est avènement d'un trou, d'une dissolution de toute forme, sous l'ascendant de Thanatos ; de ce trou il pourra de nouveau surgir *ex nihilo* avec l'aide d'Éros. Mais, pour qu'Éros réintervienne en articulant de nouveau quatre notes et quatre silences, il aura fallu que le pied, retombant sur le sol, transforme celui-ci en un lieu psychique où la création d'un « *fiat* trou » a « laissé être » ce lieu d'être qu'est la « scène » : lieu silencieux, vidé par Thanatos de tout son et de toute image. Ce lieu permet à Éros de revenir en donnant au danseur la possibilité d'entendre à nouveau cette forme que sont le rythme et la mélodie.

Ainsi, une fois encore, nous commenterons cet énoncé de Lacan qui, selon nous, donne l'occasion de penser le mystère des deux faces de la pulsion. Il dit que l'homme est nécessaire à l'action du *logos* et que cet homme répond à cette action en la soutenant de son réel ; j'ajouterai ceci : l'action du *logos* est l'action par laquelle Thanatos laisse être un trou à partir duquel le sujet, avec le concours d'Éros, répondra en étant celui qui invente comment sortir de son trou.

Mais Thanatos et Éros peuvent être dissociés. Cette dissociation est ce qui justifie l'extrême pessimisme dont Freud fait état dans son dialogue avec Einstein. Il ressort de cette réflexion « Pourquoi la guerre ? » que seuls quelques êtres d'exception pourraient ne pas s'abandonner totalement à la pulsion de mort et s'affirmer comme « pacifistes ».

La possibilité d'être pacifiste est pour Freud, face à Einstein, la possibilité de laisser à Éros une certaine influence sur Thanatos.

Après avoir trouvé dans la « nature » des présocratiques le réel de la pulsion, Freud trouva dans la « loi naturelle » des tragiques un support pour penser en quoi le désir inconscient était universel.

En fait, la notion de cette loi non écrite, si elle est exaltée par les tragiques, surgit indépendamment d'eux quand la recherche philosophique glissa de la nature physique à la nature humaine : elle procéda de façon comparable à Parménide, qui, avec une audace inouïe, proposa de couper court aux réponses apportées par les premiers penseurs de la structure du réel (renvoyant soit à l'eau, soit à l'air, soit au feu, soit aux quatre éléments) en déclarant que l'étoffe primitive de toutes choses était « l'être ».

Cette recherche d'un réel unique dépassant les divers aspects de la *phusis* appliquée à la nature humaine déboucha sur la façon première de reconnaître qu'il devait exister, au-delà de la diversité des lois écrites par l'homme – qui changent d'un pays à l'autre –, un autre type de loi dont la particularité est d'être universellement observée dans tous les pays. Comment rendre compte de ce dualisme entre loi écrite agissant localement et loi non écrite agissant universellement ?

Si des gens n'ayant jamais eu l'occasion de se rencontrer pour établir le contrat d'une loi écrite obéissaient tous à la loi non écrite par le *nomos*, c'est qu'elle avait été établie non par les hommes, mais par les dieux.

En s'interrogeant sur le fait que le *nomos* ne garantissait pas, par l'éducation, la transmission de la justice, les Athéniens considérèrent que *diké*, la justice, non transmissible par le *nomos*, devait être transmise par Zeus.

Le fait que la transgression du *nomos* n'entraînait pas automatiquement un châtiment, contrairement à la transgression de la loi non écrite, ne fut sans doute pas sans influencer Freud, qui considéra le châtiment du symptôme comme une sanction consécutive à une transgression par le sujet d'une loi non écrite, la loi de l'interdit de l'inceste, qui effectivement n'était pas écrite dans la constitution thébaine. Le châtiment d'Œdipe n'était-il donc pas lié à la transgression de cette loi non écrite ?

Ainsi les Grecs furent-ils déchirés entre l'esprit scientifique lié au *nomos* et leur découverte de la loi non écrite : au nom du *nomos*, Zeus cessait d'être la cause de la foudre, mais au nom de la loi non écrite ils affilièrent à Zeus l'existence de valeurs élémentaires (*diké* et *aidos*, la justice et la honte) qui n'étaient pas enseignables par le *logos* à l'école.

Freud fut sans doute influencé par la découverte que le tragique impliquait le châtiment lié à la transgression de la loi non écrite (Œdipe transgressant sans le savoir la *diké* divine) ou au contraire à l'affirmation divinatoire de la loi non écrite, dans le cas d'Antigone.

Il est fondamental de comprendre en quoi la loi non écrite expose au conflit tragique, alors que le conflit posé par la loi du *nomos* est politique : si, par exemple, dans le *nomos* de Thèbes, il avait été écrit : « Tu n'enterreras pas le cadavre d'un meurtrier », Antigone, en transgressant cette loi écrite, aurait créé avec Créon un conflit non pas tragique, mais politique. Leur conflit eut la dimension tragique, que nous connaissons, car Antigone n'agit pas au nom de l'autorité d'une loi écrite, mais en ne s'autorisant que d'elle-même au nom d'une loi non écrite faisant un trou dans le *nomos*. C'est parce qu'il y a ce trou où un réel ne cesse pas de ne pas s'écrire qu'un sujet est en position, comme le dit Aristote, de pouvoir ne s'autoriser que de lui-même.

La question de l'articulation de la psychanalyse au politique est celle-ci : si une analyse est le lieu où « ce qui ne cesse pas de ne pas s'écrire » peut « cesser de ne pas s'écrire » par l'acte d'un sujet singulier, que se passe-t-il quand « ce qui ne cesse pas de ne pas s'écrire » cesse de ne pas s'écrire d'une façon collective ? Comme en août 1789, le jour où les droits de l'homme cessèrent de ne pas s'écrire ?

Il vaut la peine de se demander quelle est la différence entre ce qui cesse de ne pas s'écrire pour un sujet singulier dans une analyse et ce qui cesse de ne pas s'écrire pour une collectivité. Pourquoi l'écriture du droit naturel universel peut-elle déboucher, en 1793, sur l'expérience de la Terreur, alors que ce ne fut jamais le cas dans l'expérience athénienne, qui, si elle put connaître la tyrannie, ne connut jamais le régime de la terreur ?

Me référant à l'expérience analytique, il me semble pouvoir dire que la progression analytique suit deux chemins contradictoires : le premier passe par une possible liberté quand le déterminisme de la nécessité signifiante (ce qui ne cesse pas de ne pas s'écrire) s'évanouit sous l'effet de la sidération, où soudainement il devient possible que « ça cesse de s'écrire » ; le second passe inversement par ce qui du réel « troumatique » (ce qui ne cesse pas de ne pas s'écrire) cesse, de façon contingente, de ne pas s'écrire grâce à l'invention d'un signifiant nouveau.

Toute la question de la psychanalyse tient à ce que « ce qui cesse de ne pas s'écrire (le signifiant nouveau) » puisse garder la fraîcheur contingente de sa nouveauté, c'est-à-dire ne pas s'instituer dans la survenue d'une rigidité où ce nouveau signifiant se transforme en un signifiant surmoïque instaurateur d'une loi où, de façon nécessaire, « ça ne cesse pas de ne pas s'écrire ». C'est dans cette perspective que j'interprète la survenue de la terreur, quand la production des signifiants nouveaux perdent le caractère tragique qu'ils avaient lorsqu'ils s'autorisaient d'eux-mêmes : une intuition développée par Emmanuel Roblès dans sa farce *Porfirio,* où un dictateur impose le rire obligatoire – comme si la contingence du mot d'esprit défiant l'ordre du langage pouvait devenir un mot d'ordre.

### *Le rapport de Freud et de Lacan à l'athéisme et au transcendant*

Le paradoxe de l'affiliation de Freud et Lacan aux Lumières concerne la façon dont s'associe à leur athéisme un certain rapport au transcendant.

La pensée du transcendant n'est pas étrangère à Freud, car son inconscient expose l'homme à un rapport de transcendance interne. Mais il s'agit d'une modalité de transcendance qui demeure acceptable par les Lumières : l'inconscient est un lieu qui relie l'homme, par l'intermédiaire de l'inconscient de ses parents et de ses ancêtres, à ce qui est humain, à ce que l'humain hérite de l'humain.

Lacan déplace son approche de l'originaire en posant que, au-delà de la rencontre analysable de l'inconscient humain, des ascendants, il y a un lien avec quelque chose qui précède l'homme historien. Cette chose, que Lacan, selon les circonstances, nomme « verbe, *logos* ou trait unaire », est douée d'une efficacité dont l'effet est de susciter le « commencement absolu » d'un « réel » dont l'advenue est trop énigmatique pour qu'on puisse en rendre compte par la raison des Lumières.

Il est tout à fait saisissant de repérer à quoi Freud et Lacan se référèrent à l'instant où, en ce point, ils sont abandonnés par le pouvoir de la rationalité des Lumières, dont ils ne cessent en même temps de revendiquer la filiation.

Chacun d'eux n'hésite pas à s'écarter de l'héritage des Lumières ; pour sa part, Freud opère cette rupture en invoquant le champ du mythe : à la façon de Platon, il découvre qu'au moment où la vocation du signifié fait défaut demeure la possibilité d'évocation du mythe pour rendre compte du réel qu'il rencontre dans son expérience clinique.

La source de la pulsion paraît à Freud si indéfinissable qu'il prétend ne pas pouvoir en rendre compte scientifiquement et que, comme Platon, il choisit, au moment où la vocation du signifié fait défaut, de recourir au mythe : la pulsion, dira-t-il, est notre mythe. N'hésitons pas à dire que c'est du fait même de son honnêteté intellectuelle que Freud emploie le mythe pour introduire cette poussée à devenir humain. Il s'agit, de la part de ce rationaliste, d'un véritable coup de force : l'évocation de deux divinités – Éros et Thanatos – lui permet de parler de l'existence d'une pulsion dont l'investigation psychanalytique amène à connaître l'objet, non la source. Dans quelle source, en effet, puise l'animal humain pour rompre avec le destin biologique de l'instinct animal ?

Cette question nous oblige à prendre en compte le fait que le juif Freud répond, en rupture avec sa propre tradition, en s'ouvrant à la tradition mythologique grecque, tandis que le goy Lacan répond non pas avec le support d'un mythe, mais avec celui du monothéisme biblique.

Quelle différence y a-t-il entre l'athéisme de Freud et celui de Lacan ? L'un et l'autre sont complexes et s'appuient sur des présupposés différents. Alors que celui de Freud n'est pas incompatible avec sa révérence envers les dieux de la mythologie grecque – Éros, Thanatos et *logos* (notre seul dieu, dira-t-il) –, l'athéisme de Lacan n'est pas incompatible avec son rapport au dieu biblique ; pour lui, c'est parce qu'il est poussé à devenir parlant que l'homme est conduit à faire une hypothèse : « Dieu est une hypothèse nécessaire tant qu'il y aura des parlêtres. »

Par cette « hypothèse », Lacan nous livre une profession de foi d'inspiration spinoziste : « Dieu est, ça ne fait pas de doute, mais cela ne prouve pas qu'il existe. »

Un tel absolu n'est pas à la portée de tous, car ce n'est pas le Dieu des croyants, c'est le Dieu du message[1]. Mais ce Dieu du message élargit la version freudienne de l'origine tout en la restreignant par l'introduction de la notion d'un commencement historique qui se substitue à l'action intemporelle d'Éros et de Thanatos : dans cette perspective, l'origine n'est plus la pulsion fondatrice de Freud, mais ce qui cause la source de la pulsion, ce par quoi il y a un commencement. Dans la mesure où il y a un « commencement absolu » qui renvoie, selon le contexte, au verbe, au trait unaire ou au *logos*, le mystère de l'origine est déplacé, accentué en se déployant sur une rencontre entre deux agents dont l'action conjuguée concourt à la procréation d'un réel humain. Le premier agent, le verbe, agit en procréant un récepteur humain qui est nécessaire à cette action, car il la « soutient ».

Cette vision de l'origine a deux conséquences : d'une part, elle accentue le mystère en situant l'énigme absolue

1. J. Lacan, *L'Éthique de la psychanalyse*, Le Séminaire, Livre VII [1959-1960], Paris, Seuil, 1986, p. 212.

au niveau de l'action du verbe ; d'autre part, elle le fait reculer en posant que cette action du verbe requiert une action de soutien, un consentement du sujet devenant par un oui originaire qui n'est pas d'ordre mythique, mais d'ordre mystique : si, par l'inconscient, Freud nous annonce que quelque chose transcende le moi, Lacan nous propose que le verbe, le trait unaire, se donne comme un transcendant préparant la transmission de l'inconscient.

L'existence de ce temps de préparation précédant l'apparition de la parole nous propose de sonder l'existence d'un temps de latence où le sujet – en attente de la parole – fait l'expérience d'un silence éminemment particulier : encore une fois, il est fondamental de saisir qu'il ne s'agit pas du silence traumatique où le sujet est réduit au silence – en tant que réduit à l'état de déchet –, mais d'un silence dans lequel le sujet est produit par le fait même qu'il soutient silencieusement le dire mutique d'un signifiant originaire auquel il répond silencieusement, sans comprendre à quoi il répond « oui ».

Le face-à-face entre l'action originaire d'un signifiant énonciateur de « Je suis ce que je suis » et un sujet récepteur sidéré répondant par le « oui » de la *Bejahung* va donner lieu à deux types de commentaires : l'un met l'accent sur la question que le sujet de la Bible reçoit de la voix qui parle ; l'autre sur la question de la *Bejahung*, qui entraîne Lacan à revisiter les présocratiques.

La question de l'énonciation « Je suis ce que je suis » amène Lacan à revisiter, dans le massif biblique, la question de la voix du Dieu vivant appelant le sujet à répondre oui ou non.

Que Lacan soit appelé – par l'expérience philosophique présocratique et l'expérience mystique de Moïse – à envisager le face-à-face du sujet et du signifiant nous donne l'occasion d'approfondir la façon dont, à travers le oui de la *Bejahung*, se produit l'apparition d'un existant qui dit oui à l'être grec ou à la parole biblique.

## *L'athéisme de Freud et de Lacan*

Si Freud se situe, comme Lacan, dans le sillage de l'athéisme des Lumières, vivent-ils pour autant tous les deux le même athéisme ? Je ne le pense pas. Alors qu'il est fréquent de considérer la pensée d'un croyant à l'aune du réel soutenant sa croyance, la démarche consistant à évaluer comment la pensée de Freud, ou de Lacan, peut être guidée par le rapport qu'elle entretient avec la structure de son athéisme est plus rare. Il est probable que l'athéisme de Freud soit profondément différent de celui de Lacan et cette différence renferme peut-être un des points d'origine pouvant donner accès à la différence théorique.

Si, dans la perspective d'éclairer certaines de leurs différences, je m'intéresse provisoirement à Sartre, c'est que l'athéisme qu'il incarne est d'une telle limpidité qu'il permet de mieux situer la complexité des positions subjectives de Freud et de Lacan (j'avoue ne pas retenir ici l'évolution de Sartre vers le mysticisme des dernières années de sa vie à la suite de son dialogue avec Benny Lévy).

Les Lumières sont le point de rencontre et de séparation de Freud et de Sartre. Alors que l'un et l'autre sont apparemment d'accord avec le type d'athéisme professé par les encyclopédistes, ils n'en tirent pas les mêmes conclusions.

Sartre considère que les encyclopédistes n'ont réalisé qu'une partie du chemin menant à une anthropologie authentique. L'obstacle qui, selon lui, arrête les philosophes des Lumières est leur attachement au concept de « nature humaine » : c'est de l'attachement à ce concept métaphysique qu'il faut, selon lui, se défaire si l'on veut accomplir le passage à un existentialisme aux yeux duquel « l'existence » précède cette « essence » métaphysique qu'est la « nature humaine ».

Il y a dans la perspective existentialiste de Sartre certains énoncés dans lesquels la psychanalyse peut reconnaître des analogies, par exemple lorsqu'il dit que « l'homme tel que le conçoit l'existentialisme, s'il n'est pas définissable, c'est qu'il n'est d'abord rien. Il ne sera qu'ensuite, et il sera tel qu'il se sera fait[1] ».

Il ne s'agit que d'une analogie, car l'homme sartrien « sera tel qu'il se sera fait », alors que l'homme freudien sera tel qu'il sera devenu à partir de ce qu'il aura fait de « là où c'était ».

Par ce « là où c'était », Freud évoque un réel, une « essence » non métaphysique car douée d'advenue historique. Le propre de cette essence est d'être une chose parlante, une chose « extime », freudienne, incarnant un intime dont la vocation radicale est d'être en rapport transférentiel avec une altérité extérieure.

Le paradoxe de cette « essence » tient au fait qu'elle assujettit l'homme tant à un déterminisme signifiant qu'à un au-delà de ce déterminisme : le pouvoir propre

1. J.-P. Sartre, *Les Temps modernes*, n° 1, 1945.

au signifiant est en effet – comme le montre le mot d'esprit – sa capacité à subvertir l'ordre du langage.

Or, pour Sartre, la « nature » de l'homme, son « essence », n'est en rien un réel « extime » : elle incarne au contraire un type de réel qui, s'il précédait l'existence, s'opposerait à l'accomplissement de cette existence, car il tracerait par avance les contours de l'existence future.

Pour imager son idée de l'« essence » de l'homme, Sartre évoque l'image d'un « petit pois fermé sur soi », doté d'une « nature immuable [...] foncièrement identique à lui-même parce que conçu sur le modèle de l'atome d'oxygène »[1].

Lorsque je disais que ce « petit pois » sartrien était à l'opposé de l'« extime » dont parle Lacan, c'est parce que son identité à lui-même, son autosuffisance, l'excluait radicalement de tout rapport transférentiel aux autres petits pois de la boîte.

Cette conception de la nature humaine comme « petit pois » est l'articulation d'un point de vue philosophique que Sartre, quelques années auparavant, avait décrit de façon romanesque dans *La Nausée*. Ce roman dans lequel s'est reconnue une génération évoque l'expérience autobiographique du jeune Sartre découvrant que la nature est nauséeuse. De cette expérience de nausée, qui apparaît lors de la contemplation d'un tronc d'arbre, Sartre rend compte de la façon suivante : « Les objets qui se donnent à voir sont comme des pâtes monstrueuses et molles, en désordre, d'une effrayante et obscène nudité [...] Nous étions un tas d'existants gênés, embarrassés de nous-mêmes [...] »

1. *Ibid.*

Il est légitime de se demander si de tels objets sont doués d'ek-sistence. Ek-sister implique en effet un surgissement *ex nihilo*. Or les objets de Sartre ne renvoient à aucun « *nihilo* » d'où un surgissement pourrait prendre élan. Ils ne renvoient à rien d'autre qu'à eux-mêmes, à aucun « ailleurs » susceptible de leur donner un aspect poétique.

Que faut-il pour que l'existence soit capable de dispenser cette signifiance secrète que la poésie peut mettre au jour ? D'après Schelling – le premier à avoir évoqué l'angoisse qui nous saisit en présence de l'existence –, il faut que l'angoisse n'empêche pas le surgissement de la « terreur sacrée » que les anciens ressentaient devant l'« être-là » : terreur sacrée qui est l'expression de l'étonnement fondamental devant le miracle de la possibilité mystérieuse d'exister.

Ce qu'il est important de comprendre, c'est la différence entre l'angoisse devant le trop-plein de présence et l'angoisse du « frisson sacré » devant le mystère impénétrable de l'existence. Nous pouvons dire que la nausée éprouvée par le héros de Sartre devant une racine d'arbre vient de ce que cette racine s'offre comme une nature n'ayant plus aucun rapport avec la *phusis* : elle est dénuée de ce pouvoir dévoilant qui permet à la *phusis* de ne se donner qu'empreinte de ce mystère poétique acquis par l'existant aussitôt que, cessant de renvoyer à lui-même, il ne cesse de renvoyer au brasier ardent qui donne au *logos* le pouvoir infini de faire apparaître une chose qu'il voue en même temps à faire disparaître.

Définissons pour l'instant l'athéisme de Sartre comme une position de l'homme devant une nature dénuée de toute donation possible. L'essence de la racine d'arbre de Sartre, close sur elle-même, est à l'exact opposé de ce qu'est l'expérience poétique de Hofmannsthal, par exemple dans la *Lettre de Lord Chandos* : « L'autre soir, je trouve sous un noyer un arrosoir à moitié plein qu'un jeune jardinier a oublié là, et cet arrosoir avec l'eau qui est dedans, obscurcie par l'ombre, avec un scarabée allant d'un bord à l'autre à la surface de cette eau sombre, cette conjoncture de données futiles m'expose à une telle présence de l'infini, me traversant de la racine des cheveux à la base des talons, que j'ai envie d'éclater en paroles[1] [...] »

Cette citation, qui oppose à l'expérience de Hofmannsthal exposé à la présence de l'infini celle de Sartre exposé à la pure contingence, nous ramène à la question du rapport de Freud à la nature : pourquoi Freud, admirateur des Lumières, se réfère-t-il beaucoup plus aux romantiques et à l'Antiquité grecque qu'aux scientifiques pour transmettre ce qu'il en est de son rapport à la nature ?

En d'autres termes : pourquoi Freud, incessamment exposé par sa clinique à la rencontre angoissante du réel, n'est-il pas amené à vivre ce qui, de la « nature » humaine, se révèle dans le traumatisme comme une expérience « nauséeuse » ? Si par expérience « nauséeuse » du réel nous nous référons, à travers Sartre, à ce que peut être la réaction d'une subjectivité découvrant qu'il n'y a rien à attendre d'un monde immonde, obscène, inhospitalier à toute métaphore poétique, nous nous posons cette question : quelle orientation a soutenu Freud lorsque, faisant l'expérience traumatique

1. H. von Hofmannsthal, *Lettre de Lord Chandos*, Paris, Gallimard, 1980.

de l'immonde, il est parvenu à trouver, contrairement à Sartre, un au-delà inespéré au réel inhospitalier du troumatisme ?

Si le troumatisme annonce une mauvaise nouvelle : « Il n'y a pas de signifiant, il n'y a rien à attendre de l'Autre », comment Freud a-t-il été porté à pouvoir entendre cette autre nouvelle : « Il y a du signifiant, il y a quelque chose à attendre, l'existence d'un sujet de l'inconscient » ?

C'est dans ce possible rapport au « il n'y a pas/il y a » que se joue le caractère paradoxal de l'athéisme de Freud. On peut toujours revenir avec le même bonheur à ce premier rêve décrypté par lui – le rêve de l'injection à Irma : son interprétation montre comment il rencontre le réel traumatique et comment il en sort.

Premier temps du rêve : Freud est confronté à l'abîme qui s'ouvre devant lui à l'instant où, à travers la contemplation de la bouche bée d'Irma, s'offre à lui la vision de chairs féminines intimes.

Qu'est ce réel troumatique qu'il rencontre alors ? C'est la monstration d'un trou réel dans le symbolique, d'un trou incréé, signifiant qu'en ce point le *logos* a perdu ses droits et ses pouvoirs.

Là est l'énigme du sexuel : si l'homme ne « pense qu'à ça », c'est en vérité parce qu'il n'y a plus de pensées, plus de mots, pour transmettre un signifié. Or c'est précisément là où l'inconscient fait silence, fait « *motus* », que le double sens de « *motus* » va agir : au point même où le *logos* ne dispose pas de mots surgira une voix – celle de l'inconscient – qui produira un mot incongru, « triméthylamine », soutenu par le désir « x » ; non seulement pour ne pas tomber dans le trou, mais aussi pour le franchir.

L'interprétation de la production de ce mot pose une question à laquelle Freud et Lacan n'apporteraient peut-être pas une réponse identique : est-il un mot surgissant « de » l'inconscient dans lequel il séjournait ? Où est-il un mot surgissant *ex nihilo* ?

Reconnaître la dimension d'une création *ex nihilo* implique de reconnaître l'existence d'un trou, d'un *nihil* à partir duquel une conception créationniste est implicitement évoquée. Cette conception créationniste, biblique, est beaucoup plus proche de la position du goy Lacan que de celle du juif Freud, qui, lui, reçoit de ses maîtres présocratiques la conception d'un monde incréé, existant de toute éternité.

De cette opposition entre eux se déduit, d'un côté, le recours massif de Freud au refoulement (c'est-à-dire à ce qui est déjà là), tandis qu'avec Lacan ce qui est évoqué avec insistance, c'est la référence à un sujet surgissant *ex nihilo* ou ne surgissant pas (forclusion).

Cette dualité peut être exprimée ainsi : quand un signifiant radicalement nouveau – comme triméthylamine – est produit, pensera-t-on que ce signifiant appartient au *logos* grec impersonnel ou au *davar* biblique, c'est-à-dire à la parole ?

Si l'athéisme de Lacan passe par une laïcisation du nom de Dieu : « le dieu – le dieur – le dire[1] », l'athéisme de Freud est plus proche de la position de ces physiciens présocratiques inventeurs de la *phusis* : substituant au nom des dieux des noms de choses (la terre, la mer, le ciel, l'éther), ils introduisaient un nouveau type de rationalisme qui les fit suspecter d'athéisme par les prêtres de la cité. Mais ces physiciens

1. J. Lacan, *Encore*, *op. cit.*, p. 44.

qui contestaient la *Théogonie* d'Hésiode ne désacralisaient pas pour autant la *phusis*.

Cette *phusis* avait pour eux, de même que pour les tragiques comme Sophocle, une signification qui excédait largement le sens que prit le mot quand il vint à signifier progressivement « la » nature comme une sorte d'idéal personnifié (la déesse Nature).

Pour ces présocratiques, Empédocle et Héraclite en particulier, la *phusis* n'était pas une personne, elle désignait l'action exprimée par un verbe : par le verbe *phuesthai*, qui signifie « naître, croître, pousser », fut transmise à Freud une représentation de la nature irréductible au modèle de machine que Descartes permit d'appréhender comme mécanisme.

La nature comme mécanisme pouvait convenir à Freud au sein de sa participation à l'athéisme des Lumières dans la mesure où il niait la création *ex nihilo* du monde. Mais cette nature mécanisée ne pouvait convenir au disciple d'Empédocle, pour qui la *phusis* était un verbe évoquant des forces qu'il ne refusait pas de nommer de noms divins : Éros, Thanatos, Logos, Ananké.

## Les Lumières et *Malaise dans la civilisation*

### *La lumière électrique et la chouette d'Athéna*

Parmi les questions qui, dès lors, se posent à nous, celle-ci s'impose prioritairement : la façon dont, aujourd'hui, la transmission du savoir psychanalytique est devenue planétaire, par l'intermédiaire des médias, correspond-elle à l'esprit des Lumières ?

Si, comme certains le soutiennent, les Lumières ont pour visée la dissipation de tout ce qui est rendu mystérieux par la censure, de tout ce qui s'oppose au bonheur épanouissant de l'homme, alors oui il convient de considérer que cette médiatisation de la psychanalyse est une victoire absolue des Lumières : demeure-t-il, en effet, quelque chose du mystère de la sexualité après que le savoir planétaire qui court dans les rues et les chaumières eut expliqué en détail ce qu'est le tabou sexuel et de quoi est faite la censure sociale puritaine ?

Apparemment non : il semblerait qu'il ne demeure plus de mystère et que ce type de savoir médiatique se référant à la clarté des Lumières a dissipé toute ombre.

C'est là qu'une nouvelle question surgit : cette lumière ne cache-t-elle pas quelque chose ? N'est-elle pas comparable à la lumière de la fée Électricité qui, en rebondissant vers le ciel, a occulté depuis quelques années la vision du ciel étoilé ? La récente déclaration de l'Unesco faisant valoir que « le droit au ciel étoilé » était désormais considéré comme patrimoine de l'humanité est à cet égard significative. Il nous rappelle, entre autres, qu'il y a deux lumières ; il existe une lumière seconde qui ne rend pas aveugle comme l'électricité : j'évoque à cet égard la lumière fréquentée par cette déesse Raison chérie de Freud, Athéna, dont l'envol de la chouette au crépuscule indiquait qu'un déclin de la luminosité était nécessaire pour que la raison puisse voir clair.

Ces deux types de lumière sont éloquents pour un psychanalyste, car ils incarnent deux types de savoir doués d'une efficacité spécifique et antinomique. Le savoir de la lumière électrique comparable au savoir du maître, qui selon les circonstances pourrait être nommé

Roi-Soleil ou *Big Brother*, a la particularité d'être parfaitement efficace sur l'ombre qu'il dissipe en établissant le règne d'une clarté au regard de laquelle aucun repli, aucun interstice ne sauraient être épargnés. Ce type de savoir trouve aujourd'hui son achèvement triomphal dans le regard que la science moderne porte sur l'intériorité des plus secrètes cavités du corps humain. De quelle façon le sujet de l'inconscient peut-il assumer le savoir absolu de l'œil endoscopique introduit dans les cavités viscérales pour les filmer ? Peut-il inconsciemment consentir au fait que ce qu'il y a en lui de plus incognito soit endeuillé de cette part mystérieuse qu'est le réel ?

Est-ce à dire que le savoir scientifique ne connaît pas de limite ? Non, sa limite tient à sa structure même de savoir approprié. L'appropriation d'un tel savoir répond en effet à la possibilité acquise par le maître d'être propriétaire de ce qu'il sait : si, dans le champ de sa propriété le savoir-maître peut jouir sans limite de son efficacité, il se heurte, en revanche, à une limite radicale dès lors que, sortant de son champ, il rencontre un réel inappropriable, celui auquel a affaire la psychanalyse.

L'appropriation, en mettant en jeu le moi, tend à délimiter, de façon dualiste, ce qui est à moi et ce qui est à toi, de sorte que la lumière d'un Roi-Soleil peut régner sans partage jusqu'aux frontières de sa propriété. En opposant à cette lumière solaire la lumière crépusculaire de la déesse Athéna, je mets en avant l'existence d'une lumière qui ne chasse pas l'ombre mais qui peut se laisser nourrir par elle ; en outrepassant le régime du discontinu, la chouette d'Athéna s'envole vers un lieu où règne la continuité jour/nuit. Dans cette continuité il n'y a plus de place pour l'appropriation : du fait de la pénétrance de la nuit dans le jour, le savoir cesse d'être propriétaire de la discontinuité clarté/obscurité ; impossible de s'approprier par la pensée le réel du continu : là où règne le continu baroque cesse de régner le savoir de la raison classique, qui requiert la limite, le contour, pour que le rayonnement de la lumière soit endigué.

La lumière d'Athéna nous intéresse, car elle nous initie à un type de savoir paradoxal qui est apte à penser la dimension de l'inappropriable pour autant qu'il est savoir échappant à toute propriété. Donnons un nom à ce type de savoir : c'est le savoir inconscient. Il intervient au point où le savoir du maître s'interrompt. Il nous expose au rapport contradictoire des deux voies par lesquelles peut se transmettre la psychanalyse et nous confronte à la façon dont Lacan a frayé dans chacune de ces voies.

### *Lacan et les mathèmes*

Lorsqu'il s'engage dans la voie des mathèmes, on peut dire que Lacan répond à l'exigence scientifique des Lumières qui appelle à une transmission transparente, dénuée de reste.

À l'inverse, lorsqu'il met « la passe » au principe de la transmission du discours analytique, il rompt avec l'exigence de transparence des Lumières en posant qu'il existe un « reste » qui, en contestant la possibilité de dire toute « la » vérité, atteste la possibilité d'accès à une vérité pouvant n'être que « mi-dite ». Ce reste inappropriable au savoir est la condition même d'apparition d'un sujet porté à affirmer (*Bejahung*) son existence, au point même où la révélation d'un trou dans le langage (troumatisme) lui apprend qu'il n'y a pas à espérer les lumières de l'Autre s'il est « barré ».

Lorsque Lacan parlait dans son séminaire, nous entendions Lacan le maître et Lacan l'analysant : l'homme qui prolongeait les « lumières » en transmettant des mathèmes universalisables faisait, dans le même temps, entendre au sein d'une contradiction inouïe son propre rapport au non-savoir. Divisé par ce rapport contradictoire au savoir (ouvert et barré aux Lumières), Lacan proférait un mi-dire accentuant, séminaire après séminaire, la possible virulence du réel inconscient. Nous nous demanderons ultérieurement, au sujet de la question du politique, si la Terreur apparue en 1793 n'était pas une manifestation de la vengeance du réel forclos par le discours de la raison dès lors qu'elle est mise en poste de commandement absolu.

Il est certes indéniable que le message freudien introduit un fléchissement de toutes les formes de censure et qu'en découle un changement des mœurs considérable, mais une question apparaît : ce fléchissement de la censure sociale implique-t-il un fléchissement du refoulement et de cette censure intérieure que Freud nommait surmoi ? La passion des Lumières entraîne-t-elle, comme certains le supposent, un progrès dans la réalisation du désir humain auquel est attachée la psychanalyse ?

## *Les nouveaux symptômes*

Nous sommes de nouveau conduits à soutenir que, si la psychanalyse est situable dans le mouvement des Lumières, il ne saurait s'agir du type de lumière qui guidait le raisonnement de Voltaire : l'antijudaïsme était, pour lui, justifié par le fait que la superstition juive rendait impossible la transmission de la clarté de la raison.

Il y a, dans cette position subjective, la référence à un type de lumière qui dispose du pouvoir de rendre transparent tout ce qui relève de l'obscur.

Le fait que ce type de transparence soit aujourd'hui « répercuté vaille que vaille par les médias[1] » peut conduire un psychanalyste à considérer que « la société, identifiable à un patient en analyse, pourrait, en bénéficiant du savoir médiatisé sur le refoulé, guérir de ses symptômes [...] quand cette société dans son ensemble *aura connaissance du grand secret* ; quand elle saura interpréter les symptômes, ceux-ci n'auront plus lieu d'apparaître[2] ».

Que méconnaît cette vision idyllique ? Bien évidemment les effets subjectifs d'une transmission du savoir quand il est dénué de sa dette envers le non-savoir.

Ces effets, que nous identifierons comme apparition de nouveaux symptômes, ont parfaitement été reconnus par Lacan lorsqu'il introduisait ainsi la question du nouveau malaise de la civilisation imputable « aux transformations de la science [...] je fais là allusion à l'existence de ce qu'on appelle les mass media, à savoir ces regards errants et ces voix folâtres dont vous êtes tout naturellement destinés à être de plus en plus entourés sans qu'il n'y ait rien pour les supporter[3] ».

Qu'il n'y ait « rien » pour supporter « ces regards errants et ces voix folâtres » renvoie à la conception lacanienne qui reconnaît au savoir scientifique le pouvoir néfaste de forclore ce « rien » qu'est le sujet de l'énonciation. La question est dès lors celle-ci : quel

1. J. A. Miller, *Cités*, n° 16, 2003, p. 110.
2. *Ibid.* (c'est nous qui soulignons).
3. J. Lacan, *Petit discours aux psychiatres*, 10 novembre 1967.

est l'effet sur l'inconscient d'un savoir qui, en transmettant une vérité sans adresse, va forclore le sujet auquel il ne s'adresse pas ? En ce point, confronté à travers la souffrance singulière d'un symptôme à la souffrance sociale, un psychanalyste peut être conduit à reconnaître l'émergence de nouveaux symptômes.

Ce qu'on nomme aujourd'hui un peu pompeusement la « dépression » de l'homme moderne renvoie au sentiment d'errance qui semble être le lot de cet homme depuis que son rapport au monde est médiatisé par un objet devenu industriel. Cet objet qui, dans les supermarchés, s'expose comme démultiplié à l'infini a deux significations croisées : par sa duplication, il perd cette singularité qui permettait à l'objet artisanal de solliciter un sujet comme tel et acquiert, inversement, le pouvoir d'adresser, par son emballage marketing, à ce qui dans l'homme est impersonnel ce commandement de jouissance : « Tu peux jouir de moi : j'attends que tu t'appropries mon être. »

Ce mouvement vers l'appropriation, exalté par la Déclaration des droits de l'homme à jouir de la liberté et de la propriété, introduisait avec la Révolution cette idée inouïe que fit particulièrement résonner Saint-Just : le droit au bonheur.

Tout en saluant, en tant que citoyen, l'émergence historique de ce droit nouveau, un psychanalyste sera porté à poser cette question : qu'en est-il pour la subjectivité d'être désormais en rapport avec un objet qui, en tant que potentiellement appropriable, perd progressivement ses droits à être inappropriable ?

Par objet inappropriable j'entends cette fonction de l'objet qui, pour assurer la cause du désir, implique qu'il occupe une place vers laquelle l'homme puisse tendre.

Cette possibilité n'est plus de mise, car aujourd'hui ce n'est plus l'homme qui, avec plus ou moins d'adresse, s'adresse à l'objet ; c'est cet objet qui médiatiquement s'adresse à l'homme en lui disant : « Tu n'as plus à me désirer, mais à jouir de moi. »

Les effets de ce commandement de jouissance s'opposent trait pour trait au commandement freudien d'advenir à la parole (là où c'était, deviens parlant !), car le commandement de jouissance est avant tout commandement de silence : dès que tu t'exposes à jouir, il n'y a plus rien à ouïr.

Ce commandement s'oppose radicalement à une autre modalité de jouissance – celle du mot d'esprit – qui contrevient à la jouissance silencieuse de l'objet fétiche : ainsi que Freud l'a lumineusement mis en évidence dans son livre sur le mot d'esprit, l'éclair héraclitéen à travers lequel l'homme peut s'ouvrir à la joie du rire est instant dans lequel le sujet se révèle soudainement apte à entendre l'appel inouï de cet Autre que Freud nomme la *dritte Person*, l'altérité absolue de la signifiance. Ces deux types de jouissance – celle de l'objet fétiche et celle qui expose à la rencontre de cet inappropriable qu'est la *dritte Person* – coexistent depuis que le monde est monde. La question nouvelle posée par notre modernité est liée à l'ascendant progressif de la jouissance fétichiste, rendu possible par l'offre scientifique et industrielle.

Marx n'avait pas prévu l'essor irrésistible de ce pouvoir de l'objet fétiche si joliment mis en scène par Zola dans *Au Bonheur des dames* avec l'apparition des premiers grands magasins. Il n'avait pas prévu non plus que Ford élaborerait une nouvelle théorie du prolétariat qui ferait de ses propres ouvriers des consommateurs en mettant à leur disposition une marchandise spécifique (la Ford T, 1908)[1].

Il serait passionnant, fait remarquer Bernard Stiegler, de savoir ce que Freud connaissait de l'action aux États-Unis de son neveu E. Bernays, qui, pendant la crise de 1929, s'appuyant sur les écrits de son célèbre oncle, inventa la technique du marketing en la mettant au service de Philip Morris[2].

Nous avons lieu de penser qu'il y a entre la jouissance fétichiste et la jouissance de la signifiance un choc comparable à celui du pot de fer et du pot de terre : la fragilité de la jouissance Autre réside dans ce que son feu inconstant doive être incessamment alimenté par la découverte d'un nouveau combustible signifiant, tandis que l'objet fantasmatique détient en soi la clé de sa constance.

Est-il pensable que l'érosion de l'efficacité symbolique soit historiquement situable au moment de l'essor donné au capitalisme par la Déclaration des droits de l'homme à la propriété ? L'accent mis sur ce droit de l'homme ne privilégie-t-il pas la disparition du droit du réel à être inappropriable ?

Et n'avons-nous pas à considérer que l'érosion de la jouissance signifiante est ce qui fait le lit de ce commandement de jouissance surmoïque qui, de toutes parts, par ses clips publicitaires, nous ordonne de jouir ?

Pouvons-nous supposer que les techniques modernes de publicité n'auraient peut-être eu aucun écho il y a

1. B. Stiegler, « Les nouveaux misérables », *Insistance*, n° 1, p. 229-232.
2. *Ibid.*

quelques siècles ? Peut-être fallait-il l'expérience contemporaine de *Hilflosigkeit* (« détresse ») pour qu'apparaisse un terrain fertilisable par la propagande publicitaire : l'objet fétiche offre une solution possible à cette expérience de détresse dont Lacan remarque avec génie qu'elle est en fait dénuée d'angoisse : elle est expérience de ce *los* qui fait découvrir à l'homme moderne, existentiellement « jeté », « détaché », « délié », une détresse qui est bien au-delà de l'angoisse.

Alors que l'angoisse, liée à un trop-plein d'objet, ne saurait être apaisée par la proposition de l'objet fétiche, la détresse, elle, sans autre ambition que d'être arrachée à elle-même, cherche à s'abreuver de n'importe quel objet.

Paradoxe de la détresse : d'un côté, elle est causée par la défaillance de l'appel propre à la *dritte Person*, de l'autre, elle parvient à s'oublier par la mise en jeu du commandement surmoïque à jouir.

L'efficacité de ce commandement est d'autant plus grande que le moi, si pointilleux de son libre-arbitre, n'a pas conscience d'obéir. Il y a un rapport étrange entre le mécanisme d'action des mots d'ordre auquel l'analysant découvre qu'il a pu, à son insu, obéir sa vie durant et les mécanismes d'action des mots d'ordre publicitaires.

D'ailleurs, il arrive que des professionnels de la publicité soient stupéfaits de découvrir que leurs « cibles », en adhérant littéralement à la lettre de leur message publicitaire, sont conduites à apporter des réponses pouvant se retourner contre la consommation du produit lui-même. Le fait que l'induction d'une obéissance absolue à un slogan puisse être dangereuse pour le produit a par exemple été mis en évidence par la célèbre publicité : « On a toujours besoin d'un petit pois chez soi. »

Un mois après l'affichage de ce slogan, le succès de cette campagne paraissait être extraordinairement prometteur, car toutes les boîtes de petits pois disponibles avaient été achetées. Le casse-tête que rencontrèrent les publicitaires se posa lorsqu'on découvrit que cette vente massive de petits pois était sans lendemain : les consommateurs, en effet, après s'être massivement approvisionnés, ne se réapprovisionnaient pas. Comment l'expliquer ?

La réponse était d'une simplicité inquiétante : les acheteurs n'avaient pas mangé les petits pois car ils avaient obéi à l'injonction dans sa littéralité : elle n'incitait pas, en effet, à se régaler de délicieux petits pois *désirables*, mais seulement à « avoir chez soi » des petits pois dont on pouvait avoir *besoin*.

### *La frigidité et la nouvelle insensibilité*

Nous avons, dans cet exemple d'obéissance à la lettre, la manifestation extrême d'un type de jouissance radicalement antinomique à la jouissance du mot d'esprit : à l'homme livré à la jouissance muette d'obéissance au surmoi s'oppose le rire de l'homme qui salue le passage de la *dritte Person* en lui signifiant : « À bon entendeur, salut ! »

Notre thèse est de considérer qu'un certain nombre de symptômes contemporains sont un effet de la forclusion de cette *dritte Person* par l'efficacité propre aux medias.

Le fil qui serpente entre la diversité des nouveaux symptômes – impuissance, frigidité, autisme, anorexie, dépression – traduit un type inédit d'insensibilité au monde. À l'insensibilité sensorielle qui répond à l'hyperesthésie (musicale, visuelle) qui caractérise l'offre des nouveaux objets industriels se greffe l'insensibilité induite par la parole devenant insignifiante. Qu'une telle articulation puisse exister signifie qu'il faut envisager une racine commune à une insensibilité esthétique et éthique propre à notre siècle.

Le fait que, devant la profusion des boîtes alimentaires qui s'alignent dans les supermarchés, le sujet puisse ne plus être tenté par le goût de l'aliment mais sollicité par un nouveau dégoût nous avertit, si nécessaire, que l'homme ne se contente pas de « bouffer » : pour être vivant, cet homme doit pouvoir manger du symbolique plutôt que des signaux.

L'anorexie alimentaire n'est pas fondamentalement différente de l'anorexie sexuelle : le désir sexuel peut-il être éveillé quand l'objet sexuel s'offre, dans les vidéos pornographiques, comme des morceaux de corps indifférenciés invitant à une jouissance fétichiste immédiate ? Les écrits de Bernard Stiegler[1] expliquent qu'une telle anesthésie sensorielle renverrait à une anesthésie qui se serait, selon lui, developpée depuis que l'expérience esthétique du monde aurait été supplantée par un conditionnement esthétique. Celui-ci a pu donner au capitalisme moderne, par l'invention du marketing, l'efficacité qu'il n'avait pas tant que l'esprit puritain régnait sur le monde anglo-saxon. Il fallait vaincre en effet la réticence protestante à consommer ou à posséder, car, dans cette éthique, consommer signifie fondamentalement se consumer.

Il n'est pas impossible que pendant la conquête de l'Ouest les nouveaux conquérants aient été sidérés par

1. *Prendre soin de la jeunesse et des générations*, Paris, Flammarion, 2008 ; *Mécréance et Discrédit*, 3 vol., Paris, Galilée, 2004-2006 ; *La Technique et le Temps*, 3 vol., Paris, Galilée, 1994-2001.

la réaction des hommes rouges, qui déclinèrent la proposition qui leur était faite d'éviter la guerre s'ils consentaient à devenir légitimement propriétaires d'une partie de leurs terres. Quel ne dut pas être leur étonnement quand leur adversaire, le grand Sitting Bull – que les westerns de notre enfance nous présentaient comme le barbare ennemi de la civilisation –, leur expliqua que les hommes rouges ne pouvaient pas devenir propriétaires de la terre sacrée, sinon une catastrophe absolue se produirait pour eux : ils cesseraient de rêver. Ils seraient privés de ce bien le plus précieux – leurs rêves – par lequel, nuit après nuit, leur étaient transmis par le signifiant ancestral des visions guidant leur regard sur le monde et des sons guidant leurs pieds pour la danse.

Bien avant de voir de ses propres yeux ce qu'allait être la déchéance de son peuple, Sitting Bull avait ainsi prévu à quel traumatisme psychique seraient exposés les siens si, consentant à jouir de l'appropriation d'un lopin de terre, ils renonçaient à cet inappropriable qu'était la terre sacrée, *lieu du signifiant* causateur des rêves.

N'est-il pas à cet égard extraordinaire d'apprendre de la main même de Freud comment il fut amené à découvrir, dans sa *Science des rêves*, que l'esprit humain disposait de la possibilité de se détourner du signifiant « causateur du rêve » s'il pouvait se tourner vers l'objet du fantasme[1] ?

La conception centrale du « déplacement » se révèle en effet à lui dans l'analyse du rêve de la « monographie botanique », lorsqu'il découvre le lien existant entre deux « places » psychiques régissant la topologie inconsciente.

1. S. Freud, *L'Interprétation des rêves*, *op. cit.*, p. 246.

La première place, en tant que lieu de la signifiance cause de jouissance métaphorique, s'oppose à la seconde, lieu de l'objet où se perd la jouissance signifiante, à la façon dont la métaphore s'oppose à la métonymie. Anticipant les travaux de Saussure et de Jakobson, Freud découvrit que par le déplacement inconscient le sujet pouvait passer d'une place à l'autre : le temps du rêve est celui où le rêveur parvient à oublier la question métaphorique de « haute valeur psychique » ayant causé le rêve en lui substituant, avec le concours du principe de plaisir, la présentation de l'objet métonymique de « basse valeur psychique ».

Le temps d'après coup de l'interprétation du rêve fait le chemin inverse : il retrouve la question signifiante que le fantasme avait permis d'oublier.

Si un parallèle est soutenable entre la conception que Sitting Bull et Freud se font du rêve, il pourrait être celui-ci : le rêve, par sa proposition métonymique de mettre en scène la jouissance de l'objet fantasmatique, permet d'oublier le signifiant hautement affectant qui a causé le rêve et d'accéder, par cet oubli, à une frigidité envers le signifiant. Cette frigidité apaisante, recherchée par le principe de plaisir, est ce à quoi il faut, pour la psychanalyse, pouvoir renoncer afin de rencontrer cet au-delà du principe de plaisir où se trouve l'incandescence du réel signifiant. Par conséquent, ne pas céder sur son désir, c'est pour Lacan ne pas céder sur ce point d'au-delà du principe de plaisir d'où également peut s'articuler un désir – dit « x », car causé par un réel plus énigmatique que ne l'est celui du fantasme.

Je n'hésite pas à associer cette anesthésie sensorielle et esthétique que nous lisons dans les symptômes contemporains à une anesthésie qui, plus profondément, est d'ordre éthique.

Le psychanalyste rencontre la question du « bien » et du « mal » à travers la réalité d'un dire disposant de la possibilité de « bien dire » ou de « mal dire ». Il est conduit à reconnaître qu'un des aspects de la solitude induite par le fléchissement d'efficacité du Nom du Père tient à ce que la langue européenne, progressivement dépourvue du concours de l'efficacité symbolique, ne dispose plus du pouvoir qu'avaient les mythes d'enchaîner la monstruosité en la rendant viable. Il n'est pas inconcevable de penser que le déchaînement moderne du monstrueux soit, entre autres, lié à la disparition de la fonction nommante que permettaient les mythes.

Citons un exemple : lorsque la jeune démocratie grecque voit le jour à Athènes sous les auspices de la déesse Raison, nous assistons, ainsi que nous le rappelle Eschyle dans *Les Euménides*, à un changement de nomination : dans la nouvelle cité, les Erinyes, vestiges du monstrueux transmis par le monde ancien, ne disparaissent pas purement et simplement, elles vivront désormais dans une grotte dont elles ne sortiront plus, mais demeureront vénérées par les hommes sous le nouveau nom d'Euménides, qui leur est donné par Athéna.

Puisqu'elle a le pouvoir de nommer le monstrueux, la pensée classique dispose de la possibilité de traiter avec lui : il ne s'agit pas d'un traité de paix, mais d'un traitement langagier du réel qui, ainsi arrimé au langage, n'est pas exposé à se déchaîner de façon cataclysmique. L'histoire des génocides de notre siècle ne nous invite-t-elle pas à penser précisément à l'existence d'un tel déchaînement ?

Je n'oublie pas cette remarque que me fit un jour Françoise Dolto : l'inconscient des enfants modernes, préparé à rencontrer le monstrueux par les films de Walt Disney racontant comment le héros peut triompher du mal, n'est pas enrichi de la multitude d'informations dont disposait l'inconscient de l'enfant à l'époque où lui était transmis, à travers les multiples variantes d'un mythe, tout ce dont le signifiant pouvait être porteur pour alimenter un savoir-faire inédit avec le réel. Une fois encore, cette remarque de Maria Daraki[1] apparaît pertinente : si la démocratie grecque n'a pas eu à connaître la monstruosité d'une terreur révolutionnaire, c'est parce que sa pratique de la raison ne tendait pas à forclore, par décret immédiat, l'ancienne monstruosité, mais à la nommer autrement, en lui assignant une place nouvelle.

### *La question des droits de l'homme*

De même qu'il fallut une quarantaine d'années à la psychanalyse pour sortir des cénacles privés et apparaître sur la scène du monde, il fallut une quarantaine d'années à l'esprit des Lumières pour sortir des salons philosophiques et de certaines cours aristocratiques, telle celle de Catherine II, et acquérir dans un véritable coup de tonnerre sa portée politique avec la Déclaration des droits de l'homme.

Dans la période où succède au temps de la parole habitée d'un état d'esprit nouveau le temps d'un acte révolutionnaire qui inaugure de nouveaux droits, il se produit une mutation digne d'être examinée ; ce passage

1. M. Daraki, *Dionysos*, *op. cit.*

de l'oral à l'écrit comporte un gain et une perte : un analyste ne peut qu'être particulièrement attentif au fait que le prix payé par les nouvelles subjectivités qui se cherchent pour l'apparition du gain politique – la nouvelle citoyenneté – est élevé.

Au-delà de l'enthousiasme suscité par les nouveaux droits, une ombre silencieuse tombe sur le rapport intime de l'homme nouveau avec les racines de sa propre parole. Dans la mesure où Freud et Lacan ont découvert que la parole humaine ne pouvait émerger structurellement qu'enracinée dans ces deux aspects contradictoires que sont d'un côté la loi écrite, de l'autre la loi non écrite (*phusis*), nous sommes, psychanalystes, invités à prendre en compte le fait que la déclaration des droits de l'homme énonce des droits impliquant la nécessité d'une mise à l'écart de la question des devoirs. Le 4 août 1789, les députés rejettent par 570 voix contre 433 la proposition suivante : « Fera-t-on ou ne fera-t-on pas une déclaration des droits et des devoirs de l'homme et du citoyen ? »

Ce rejet du signifiant « devoir » voile un autre rejet, plus souterrain, plus inconscient, qui tient au paradoxe même impliqué par le mot « déclaration ».

Cette « déclaration » affirme solennellement, avec une puissance renforcée par l'édiction du pouvoir constituant, l'existence de droits qui, étant dits « naturels », renvoient à l'histoire du concept de « nature ». En héritant de ce concept, les Constituants héritaient également de l'apport chrétien de la notion de *phusis*, loi non écrite dont Antigone était l'héroïne éternelle. Paradoxe donc de la « déclaration » : en introduisant le passage à l'écrit de l'ininscriptible *phusis*, elle abolissait la racine tragique de la parole. Cette mise entre parenthèses des deux faces de la loi (loi écrite-loi non écrite) nous pose cette question : la Terreur révolutionnaire – qui n'apparaît jamais dans la démocratie athénienne – peut-elle être, à Paris, l'effet d'un retour dans le réel de ce qui a été forclos du symbolique ?

Nous, fils et filles de ce siècle, encore stupéfiés par la rencontre de la terreur communiste et de l'horreur nazie, sommes contraints de nous interroger : les droits de l'homme ont-ils aujourd'hui perdu le caractère révolutionnaire qu'ils avaient en 1789 ? Ou y a-t-il, au sein même de leur énonciation – les droits sans la loi –, un facteur favorisant l'apparition de la barbarie contre laquelle ils sont censés lutter ?

Cette question, qui fut un jour directement posée par le président Václav Havel, fut indirectement posée par Adolf Eichmann, qui, dans son procès, présenta son système de défense en se référant à l'éthique de Kant.

Nous, psychanalystes, avons une position contradictoire par rapport aux droits de l'homme : par notre rapport au politique nous savons que la psychanalyse ne peut avoir droit de cité que dans une société hospitalière aux droits de l'homme, tandis que par notre rapport à l'éthique nous reconnaissons avec Freud que la possibilité d'advenir spécifique au sujet de l'inconscient est beaucoup plus qu'un droit, c'est un devoir : *Soll ich werden,* nous dit Freud.

Pourquoi ce devoir de devenir précède-t-il le droit de devenir ? Parce que c'est au nom du devoir de devenir qu'un sujet est amené à découvrir qu'il a le droit de se révolter contre le commandement surmoïque dont l'énoncé pourrait s'écrire : « Ne deviens pas ! »

Aurions-nous le sens même du droit à la révolte contre la censure si nous ne disposions pas d'un savoir inconscient nous avertissant que notre dette envers le signifiant, depuis qu'il est venu à nous, était de transmuter cette venue du signifiant en advenue du sujet ?

Force est de reconnaître que le sujet de l'inconscient qui connaît la dimension de la *dette* ne connaît pas celle de ce qui est *dû*, et que l'accueil inconscient des droits – quand ils sont réclamés comme « dus » – peut mettre le sujet (je parle bien sûr du sujet de l'inconscient) dans l'incapacité d'assumer comme légitimement siens les droits qu'il revendique avec véhémence.

L'expérience clinique nous apprend que souvent le sujet défend avec d'autant plus d'arrogance les droits qui lui sont accordés par privilèges qu'il ne parvient pas inconsciemment à croire que ces droits sont légitimes. La morgue de certains privilégiés ne leur est-elle pas nécessaire pour voiler leurs propres doutes ?

La nouvelle subjectivité qui apparaît avec la Déclaration des droits de l'homme s'oppose, sur ce point fondamental, aux droits des privilégiés de l'Ancien Régime : si nous avons interprété la morgue aristocratique comme liée à une difficulté de jouir de droits vécus inconsciemment comme illicites, c'est pour mettre en avant que la nouvelle subjectivité opère une mutation de ce qui est de l'ordre du dû et de l'ordre de la dette.

Un des effets de l'athéisme nouveau, en rompant le lien entre le dû et la dette, permettait de rendre transmissible l'idée que le « droit au bonheur » était un dû « naturel » qui, en tant que tel, n'avait aucune dimension d'endettement envers la loi.

Un des aspects étranges de la nouvelle subjectivité était de parvenir à établir un pont paradoxal entre l'héritage grec (notion de loi naturelle) et l'héritage paulinien par l'intermédiaire de l'abrogation de la loi.

Il existe un point commun entre l'« homme nouveau » annoncé par Saint-Just et celui annoncé par saint Paul : celui d'être dénoué radicalement, et une fois pour toutes, de ce qui est « ancien », l'Ancien Régime ou l'ancienne loi de Moïse.

Paradoxe dont il faut rendre compte : le chemin de l'athéisme nouveau, en passant par la récusation de la loi, retrouve sur sa route saint Paul, qui fonde une nouvelle religion avec ce précepte : « Vous n'êtes plus sous le régime de la loi mais sous celui de la grâce. »

Si paradoxe il y a dans la rencontre qui se produit entre la récusation de la loi au nom de la foi de saint Paul et la récusation de la loi au nom de l'athéisme révolutionnaire, de quelle nature est-il ?

### *L'inespéré*

Pour conclure, à l'aube du troisième millénaire, que reste-t-il à l'homme qui, en se retournant, constate que tous les idéaux qui l'avaient incité à espérer ont failli ?

Quelque chose : l'inespéré.

Par ce mot « inespéré » j'entends l'existence d'une chose signifiante qui se révèle comme quelque chose qui peut rester, irrésistiblement, quand il ne reste plus rien de ce qui avait été espéré.

Ce qui permet de prétendre sans être fou qu'une telle signifiance peut exister, c'est que l'acte qui a étrangement destiné le mammifère humain à se couper de son frère animal est un pacte avec le signifiant et que ce pacte demeure vivant dans cette contradiction : il est radicalement oublié et en même temps inoubliable.

Inoubliable car imprescriptible. Sitôt que j'essaie de dénier l'imprescriptibilité de ce pacte, il se rappelle à moi d'une façon particulièrement étrange en me disant silencieusement : « Crois-tu que, parce que tu n'as transgressé aucun des interdits de la loi, tu es pour autant quitte avec moi ? »

Pourquoi ne suis-je pas enclin à récuser cette voix intérieure qui m'instruit que je demeure en dette avec elle alors même que j'ai respecté la loi ?

Qu'est-ce qui me pousse à considérer que cette voix n'est pas celle de la folie, n'est pas la voix folle du surmoi ? Cette chose incontestable : cette voix – qui n'est pas sans rapport avec celle de la loi non écrite des tragiques – ne se donne pas comme persécutrice, elle se donne à travers une véracité stupéfiante à laquelle je ne peux répondre que par « oui » : oui sidérant parce que je ne sais pas à quoi je dis oui, si ce n'est à une vérité à laquelle je consens mais sans savoir à quoi je consens.

Cette voix intérieure m'évoque la façon dont Lacan oppose la voix du réellement symbolique (voix de l'inconscient qui parle par l'intermédiaire de la négation) à la voix du symboliquement réel, qui « dit la vérité mais ne parle pas ».

Ce « dire » par lequel la vérité peut se faire entendre sans parler est la voie empruntée par le pacte originaire avec le signifiant pour se rappeler à moi en m'avertissant de ce paradoxe absolu : il m'oblige mais n'énonce pas à quoi il m'oblige.

Il n'agit donc pas comme la loi, qui, par ses commandements, me demande d'obéir en m'exposant aussitôt à une possibilité d'une fraction causatrice de culpabilité.

Dans la mesure où il ne me demande pas d'obéir, que me demande-t-il, si ce n'est quelque chose de strictement impossible, à savoir d'être fidèle à un pacte qui m'oblige sans que me soit dit comment m'y prendre pour être fidèle ?

Et pourtant quelque chose me dit que ce savoir existe parce que je suis susceptible de découvrir que je peux être infidèle à ce pacte : alors que je n'ai pas tué, que je n'ai pas volé, que je n'ai pas fait de faux témoignages, je ne doute cependant pas de la véracité de la voix silencieuse qui me signifie « oui, tu es conforme à la loi mais tu n'es "pas encore" quitte envers notre pacte ».

Ainsi suis-je progressivement conduit à reconnaître que je puis être en dette avec un pacte qui n'est pas énonçable, car ce pacte implique une obligation illimitée qu'aucun article de loi ne pourrait traduire par des mots. Que l'existence d'une obligation illimitée soit mise en jeu dès que le signifiant s'incarne dans un sujet implique la distinction abyssale qu'il y a entre le dire et l'interdire : c'est parce que l'interdire biblique qui se grave en dix paroles inscriptibles sur la pierre de Moïse n'épuise pas le pouvoir d'obligation infinie transmise par le dire divin qu'une seconde loi est nécessaire ; loi orale qui aida les sages à interpréter l'interdire en prenant en charge l'excès inépuisable présent dans le dire d'Élohim.

Par le pacte originaire que nous avons contracté avec le signifiant, chacun de nous est, comme le talmudiste ou comme le héros tragique, divisé par le signifiant qui se transmet à lui de deux façons antinomiques : 1. par un interdit inscriptible, fondateur d'une loi inconsciente nous déterminant ; 2. par un dire originaire qui ne s'incarne pas en tant que loi écrite nous déterminant (le réellement symbolique de Lacan) mais qui s'incarne dans le réel (le symboliquement réel) comme un pacte entre le signifiant et le réel : il se transmet comme obligation illimitée, faisant de nous des ambassadeurs de l'infini.

Les premiers ambassadeurs de cet infini ininscriptible furent en Occident les Grecs – avec la découverte de la loi non écrite – et les Juifs – avec la découverte d'une loi orale nécessitant l'acte d'interprétation.

Pourquoi disions-nous qu'un tel pacte était un possible transmetteur d'inespéré ? Parce qu'en déléguant au sujet une obligation infinie impossible à satisfaire celle-ci lui signifie que, s'il ne peut pas être conforme à l'infini, il peut être enclin à renoncer à la tentation offerte par la loi d'être conforme à toute forme finie.

Mais elle lui signifie surtout qu'il lui appartient, s'il l'ose, de ne pas se fermer – du fait de l'angoisse suscitée – à l'audition de l'impossible appel, mais de s'y ouvrir par le biais de cette audition spirituelle que nous avons évoquée.

S'ouvrir à cette audition n'est pas sans conséquence : c'est une ouverture comparable à celle qui se produit quand le sujet sidéré par un mot d'esprit parvient à sortir de la sidération parce qu'il a pu le traduire et entendre dans une intelligibilité inconsciente l'appel de ce que nous avons nommé, à propos du danseur, « le point aleph ».

Autrement dit, il n'est pas impossible au sujet qui reçoit l'appel illimité du signifiant sidérant – le passeur du pacte non écrit – de traduire partiellement cette signifiance illimitée de la loi non écrite de telle sorte que quelque chose « de ce qui ne cesse pas de ne pas s'écrire » puisse « cesser de ne pas s'écrire ». Cette signifiance est tellement riche qu'elle peut susciter de multiples traductions qui puisent dans cette signifiance sans jamais pouvoir l'épuiser.

Trois mots célèbres – Liberté, Égalité, Fraternité – illustrent bien que la déclaration de 1789 ne fut que le passage à l'écriture d'un fragment de cette loi illimitée. En Grèce, la première traduction la plus célèbre de cette loi non écrite fut celle d'Antigone : « Il m'est permis d'enterrer mon frère, fût-il un criminel. »

À sa façon, Freud traduisit sobrement l'appel infini du pacte originaire par ces six mots d'inspiration présocratique : *wo es var, soll ich werden*, « là où s'était c'est ton devoir de devenir ». Ces mots de Freud sont la traduction du commandement universel que tout homme, quelle que soit son origine – chinoise, africaine ou amérindienne –, reçoit du pacte contracté dès lors que la greffe originaire du langage a prise sous forme d'un pacte.

Cette traduction affirme deux choses antinomiques : d'une part, elle dit éloquemment que l'homme est doué de « devenir », mais, de l'autre, elle est muette sur le mode d'accomplissement de ce devenir. Cette mutité est fondamentale, elle signifie que l'homme est supposé savoir interpréter ce silence, supposé savoir s'orienter pour trouver les événements psychiques – tel le refoulement originaire – par lesquels l'avènement de l'inconscient lui sera passé.

Si j'ai dit que ce pacte originaire avec le signifiant pouvait produire de l'inespéré, c'est parce que dans notre monde envahi par les réponses de la science et de la technique demeure l'appel d'une signifiance inépuisable, qui, comme le dit Foucault commentant Kant, rappelle à l'homme qu'il n'est « pas encore » sorti de la minorité, « pas encore » devenu homme.

Répondre à ce « pas encore » est une tâche immense à laquelle s'attellent l'art et la psychanalyse : si la musique dit à l'homme « tu n'es "pas encore" devenu "inouï" », si le peintre lui dit « tu n'es "pas encore" devenu invisible », la psychanalyse lui dit « tu n'es "pas encore" devenu un être éthique car le commandement freudien qui te dit "deviens" contient trois questions qui t'obligent infiniment ».

**Les trois questions.** La première question est celle-ci : *quelle est ta dette ?* Si tu oses y répondre, tu prends le risque d'être confronté à la difficulté extrême de juger ce qu'est la justice. Si en effet la justice ne s'obtient pas par le fait d'être, comme tout un chacun, subjectivement révolté par l'injustice, comment feras-tu pour dire « oui » au juste si la justesse ne s'obtient pas en disant seulement « non » à l'injuste ?

La deuxième question est : *où es-tu ?* Où est en toi le désir vrai supposé possible par l'appel infini à devenir ? Cette question de la véracité du désir se posa un jour à Marguerite Duras. Alors qu'elle contemplait une foule de vacanciers se prélassant, immobiles, du matin au soir sur une plage ensoleillée, l'idée suivante se fit jour en elle : il est impossible que l'homme désire cela ! Si cependant il agit ainsi, qu'est-ce qui le fait renoncer à son désir ?

Richesse de la question « où es-tu ? » : en me disant « tu n'es pas encore devenu désirant » elle me réveille et me dit : « Quand vas-tu cesser de te donner un objet qui te laisse frigide ? Car, même si tu t'exposes à la chaleur du soleil, ce n'est pas cette chaleur-là qu'au fond de toi tu attends pour trouver la chaleur d'un désir qui pourrait te transcender et t'arracher à la frigidité. »

La troisième question : « *ne serais-tu que ça ?* » reprend le « deviens » de Freud en interrogeant implicitement sur ce choix : choix d'échoir ou de déchoir.

Le choix de la déchéance, au-delà de celle du clochard, est offert par la langue, qui me propose un catalogue de mots « merdeux pisseux morveux… » pour ramener l'autre à la fonction de déchet.

Mais l'histoire nous a appris que la langue peut devenir fasciste et octroyer au déchet le sens nouveau de parasite ou de microbe qu'il faut sacrifier pour recouvrer la pureté originelle.

Ici, la question que Lacan posa au sujet de la possibilité du monstrueux sacrifice de la Shoah demeure incontournable : comment des millions de regards purent-ils être fascinés par le sacrifice des « parasites » au dieu obscur ?

Cette question que pose la possibilité absolue détenue par l'homme de laisser déchoir le devenir humain renvoie en retour à l'interrogation du choix d'un « courageux regard » pouvant échoir à celui qui résiste à la fascination.

Ces trois types de résistance – résistance à la déchéance, à l'oubli du désir, à l'oubli de la dette signifiante – font de l'artiste et du psychanalyste des résistants car ils ont en commun de savoir que l'obligation illimitée qu'ils reçoivent du pacte originaire avec le signifiant fait d'eux des délégués de l'infini chargés de léguer cet impossible.

Ce legs peut permettre à l'homme de répondre à la haine qui cherche à abolir le pacte qui l'a lié au langage : n'est-il pas par exemple inespéré de constater que la musique enivrante qui nous a été transmise au

XX$^{e}$ siècle est l'œuvre d'hommes – gitans, juifs hassidiques, esclaves de Louisiane – qui par ce don répondaient ceci aux forces de la haine : « Toi qui veux avilir le pacte qui m'a fait homme, regarde et constate que ce pacte imprescriptible est indestructible : en continuant de danser il t'apprend que rien n'empêchera, à jamais, que ce qui a commencé continue de commencer ».

# BIBLIOGRAPHIE


ALBISSON, Gérard, « Come Bach... », *Revue Insistance*, n° 1, Toulouse, Érès, 2005.

ANKAOUA, Fabienne, *Le Tragique de l'être. Biblique et tragique*, Thèse d'État, sous la direction de Christian Hoffmann et Alain Vanier, université Paris-VII, Jussieu, 2002.

– « Benjamin et l'œuvre d'art », *Revue Insistance*, n° 3, Toulouse, Érès, 2007.

ASSABGUI, Jacqueline, « Entendre la musique, est-ce une question d'oreille ? », *Revue Insistance*, n° 1, Toulouse, Érès, 2005.

– *La Musicothérapie*, Paris, Jacques Grancher, 1991.

ASSOUN, Paul-Laurent, « L'inconscient théâtral. Freud et le théâtre », *Revue Insistance*, n° 2, Toulouse, Érès, 2006.

– *Introduction à l'épistémologie freudienne*, Paris, Payot, 1981.

– *Leçons psychanalytiques sur le regard et la voix*, tome II, Paris, Anthropos, 1995.

BADIOU, Alain, *Portée du mot « juif »*, Paris, Lignes-Manifestes, 2005.

– Saint Paul. *La fondation de l'universalisme*, Paris, PUF, 1998.

– *L'Éthique*, Paris, Hatier, 1993.

BALMARY, Marie, *Le Sacrifice interdit. Freud et la Bible*, Paris, Grasset, 1986.

BERTRAND, Dominique, *La Prière du serpent. La voix dans la Bible*, Montélimar, Signatura, 2007.

– « Penser la musique, la part du diable », *Revue Insistance*, n° 1, Toulouse, Érès, 2005.

– « Le mur du temps », *Revue Insistance*, n° 3, Toulouse, Érès, 2007.

BISMUTH, F., *L'Écoute musicale*, DESS de psychologie clinique, 1992-1993.

BLEVIS, Jean-Jacques, « Le corps du malaise », *Revue Insistance*, n° 3, Toulouse, Érès, 2007.

BURKE, Edmund, *Recherche philosophique sur l'origine de nos idées du sublime et du beau*, Paris, Vrin, coll. « Bibliothèque des textes philosophiques », 1990.

CAMOIN, Florence, « Naissance d'une production théâtrale. Ouverture vers les passions », *Revue Insistance*, n° 1, Toulouse, Érès, 2005.

– « Acquis le dernier mot ? », *Revue Insistance*, n° 2, Toulouse, Érès, 2006.

CASSIRER, Ernst, *La Philosophie des Lumières*, Paris, Fayard, 1932.

CAZENAVE, Michel, « S'abandonner, dit-il. Du mystère de l'écrit au mystère de la voix », *Revue Insistance*, n° 2, Toulouse, Érès, 2006.

CHALIER, Catherine, *L'Alliance avec la nature*, Paris, Cerf, 1989.

– *La Persévérance du mal*, Paris, Cerf, 1987.

CHAMPAGNE, Pascale, « Socrate ou quand la philosophie commence par un : je ne sais pas », *Revue Insistance*, n° 3, Toulouse, Érès, 2007.

CHARMOILLE, Jean, « Mozart et le cri de Don Juan – dialogue entre l'artiste et le psychanalyste », *Revue Insistance*, n° 1, Toulouse, Érès, 2005.

– « Esquisse d'un tableau historique du christianisme. Hommage à Condorcet », *Revue Insistance*, n° 3, Toulouse, Érès, 2007.

CHENG, François, *Cinq Méditations sur la beauté*, Paris, Albin Michel, 2006.

– *Vide et Plein*, Paris, Seuil, 1991.

COHEN, Francis, « Carmen, la loi de l'amour, "l'amour est enfant de Bohême qui n'a jamais jamais connu de loi" », *Revue Insistance*, n° 2, Toulouse, Érès, 2006.

COUTINHO, Jorge, « Marco Antonio. Art et traversée du fantasme », *Revue Insistance*, n° 1, Toulouse, Érès, 2005.

– *Fundamentos da psicanalise de Freud a Lacan*, Rio de Janeiro, Jorge Zahar, 2009.

DARAKI, Maria, *Dionysos*, Paris, Arthaud, 1985.

DAVID, Catherine, *La Beauté du geste*, Paris, Actes Sud, 2006.

– *Crescendo*, Paris, Actes Sud, 2006.

DAVIOT, Jean, « SREVNE. La voix à l'envers de l'envers », *Revue Insistance*, n° 1, Toulouse, Érès, 2005.

DE RIVOYRE, Frédéric, « Maudit Blues. La jouissance du symbolique », *Revue Insistance*, n° 1, Toulouse, Érès, 2005.

– « Quand je dis "jeudi" », *Revue Insistance*, n° 2, Toulouse, Érès, 2006.

– « Est-ce qu'aura sonne ? », *Revue Insistance*, n° 3, Toulouse, Érès, 2007.

DEBORD, Guy, *La Société du spectacle*, Paris, Gallimard, 1992.

DELORME, Suzanne, « Orphée, cet analyste », *Revue Insistance*, n° 2, Toulouse, Érès, 2006.

DESSY, Jean-Paul, « Nihil impurum », *Revue Insistance*, n° 1, Toulouse, Érès, 2005.

DETIENNE, Marcel, *Dionysos à ciel ouvert*, Paris, Hachette, 1986.

DIDIER, Eric, *Paroles d'enfants à un psychanalyste*, Paris, Petite Capitale, 2008.

DIDIER-WEILL, Alain, « La psychanalyse, le politique et le désir x », *Revue Insistance*, n° 1, Toulouse, Érès, 2005.

– « Dionysos : la naissance de l'acteur », *Revue Insistance*, n° 2, Toulouse, Érès, 2006.

– « L'homme masqué, la nature voilée », *Revue Insistance*, n° 2, Toulouse, Érès, 2006.

DJIAN, Patrick, « Le Kol Nidré », *Revue Insistance*, n° 3, Toulouse, Érès, 2007.

DOLTO, Françoise, *Une psychanalyse dans la cité. L'aventure de la maison verte*, édition présentée par Marie-Hélène Malandrin en collaboration avec Claude Schauder, Paris, Gallimard, 2009.

DOUVILLE, Olivier, « Anka oulado… La maladie n'est pas une marchandise, l'esprit ne s'achète pas », *Revue Insistance*, n° 2, Toulouse, Érès, 2006.

DRAI, Raphaël, *La Communication prophétique*, Paris, Fayard, 1993.

DUFOURMANTEL, Anne, *La Femme et le Sacrifice d'Antigone à la femme d'à côté*, Paris, Denoël, 2007.

DURING, Jean, *Musique et Extase*, Paris, Albin Michel, 1988.

– « Audition et entendement dans la gnose musulmane », *Revue Insistance*, n° 1, Toulouse, Érès, 2005.

École de la cause freudienne (sous la dir.), *Lacan. L'écrit, l'image*, Paris, Flammarion, 2000.

EYMERICH, Nicolau, PEÑA, Francisco, *Le Manuel des inquisiteurs*, introduction, traduction et notes de Louis Sala-Molins, Mouton, 1973.

FEISSEL-LEBOVICHI, Anna, « Mon truc en plumes », *Revue Insistance*, n° 3, Toulouse, Érès, 2007.

FENNETAUX, Michel, SAFOUAN, Moustapha (sous la dir.), « Notre malaise », *Césure*, n° 4, Revue de la Convention psychanalytique.

FERREIRA, Nadià Paulo, « La malédiction du sexe dans le théâtre de Nelson Rodrigues », *Revue Insistance*, n° 2, Toulouse, Érès, 2006.

FLORENCE, Jean, « Poétique théâtrale et esthétique freudienne », *Revue Insistance*, n° 2, Toulouse, Érès, 2006.

FONTANA, Henri, *Si amour est un mot d'esprit*, conférence au Palais du Luxembourg (Sénat), à l'occasion de la journée de remémoration de la Shoah, Paris, mars 2001.

– *Le Mythe de la consubstantialité de l'Homme et du Dieu*, conférence publique au Centre communautaire (rue La Fayette), Paris, 7 avril 2008.

– *La « Paulitique » de l'apôtre de Tarse ou le réel de tourmente*, conférence publique au Centre communautaire (rue La Fayette), Paris, 5 décembre 2004.

FOUCAULT, Michel, *Surveiller et Punir*, Paris, Gallimard, 1975.

FREYMANN, Jean-Richard, *Introduction à l'écoute. Qu'est-ce que la clinique ?*, Strasbourg, Arcanes, Apertura, 1999.

FREUD, Sigmund, *L'Interprétation des rêves*, Paris, PUF, 1967.

– *Études sur l'hystérie*, Paris, PUF, 1967.

– *Totem et Tabou*, Paris, Payot, coll. « Petite bibliothèque Payot », 1965.

– *Le Mot d'esprit et ses Rapports avec l'inconscient*, Paris, Gallimard, 1930.

GARATE-MARTINEZ, Ignacio, « Comme un pouls qui frappe les ténèbres. Le duende et sa chanson », *Revue Insistance*, n° 1, Toulouse, Érès, 2005.

GAUTRET, Franck, « Penser la musique : la part du diable », *Revue Insistance*, n° 2, Toulouse, Érès, 2006.

GILLIE, Claire, *De l'aphonie à « l'a phonie »*, thèse de doctorat de recherche en psychanalyse, université Paris-VII Denis-Diderot, 9 décembre 2006.

GRIGNON, Olivier, *Le Corps des larmes*, Paris, Calmann-Lévy, 2002.

– « Trop mais pas trop… lecture de Dominique Bertrand », *Revue Insistance*, n° 2, Toulouse, Érès, 2006.

GUITART-PONT, Rosa, « Art réel et sciences-fictions », *Revue Insistance*, n° 2, Toulouse, Érès, 2006.

GUTHRIE, W. K. C., *Les Sophistes*, Paris, Payot, 1976.

HADDAD, Gérard, *Le Péché originel de la psychanalyse*, Paris, Seuil, 2007.

– *Les Femmes et l'Alcool*, Paris, Grasset, 2009.

– « Théologico-politico-familial », *Revue Insistance*, n° 1, Toulouse, Érès, 2005.

HADOT, Pierre, *Le Voile d'Isis*, Paris, Gallimard, 2004.

JEANMAIRE, Henri, *Dionysos*, Paris, Payot, 1970.

JULIEN, Philippe, « Le schofar : du sens à la signification », *Revue Insistance*, n° 1, Toulouse, Érès, 2005.

– *La Féminité voilée*, Paris, Desclée de Brouwer, 1997.

JURANVILLE, Anne, « De l'envie à mort du féminin au désir du meurtre du féminin », *Revue Insistance*, n° 2, Toulouse, Érès, 2006.

KARSENTY, Lydia, « Le bébé, la résonance », *Revue Insistance*, n° 1, Toulouse, Érès, 2005.

KOLKO, Catherine, *Les Absents de la mémoire. Figures de l'impensé*, Toulouse, Érès, 2000.

LACAN, Jacques, *Écrits*, Paris, Seuil, 1966.

– *Le Moi dans la théorie de Freud et dans la technique de la psychanalyse*, Le Séminaire, Livre II, Paris, Seuil, 1978.

– *L'Éthique de la psychanalyse*, Le Séminaire, Livre VII [1959-1960], Paris, Seuil, 1986. *Les Quatre Concepts fondamentaux de la psychanalyse*, Le Séminaire, Livre XI [1964], Paris, Seuil, 1973.

– *Encore*, Le Séminaire, Livre XX [1972-1973], Paris, Seuil, 1975.

– *Le Sinthome*, Le Séminaire, Livre XXIII [1975-1976], Paris, Seuil, 2005.

LACAS, Pierre-Paul, « Questions aux musicothérapeutes », *Revue de musicothérapie*, n° 4, 1984.

LANDAU, Maria, « Les tricoteuses : les femmes, le sang et la révolution », *Revue Insistance*, n° 3, Toulouse, Érès, 2007.

LANDMAN, Patrick, Juif : *un quasi nom propre*, conférence au colloque de l'Université hébraïque de Jérusalem, 3 novembre 2009.

LE RIDER, Jacques, *Freud, de l'Acropole au Sinaï*, Paris, PUF, 2002.

LEBRUN, Jean-Pierre, *Un monde sans limite*, Toulouse, Érès, 1997.

LECOURT, Edith, « Compte rendu des séminaires de musicothérapie », *Revue de musicothérapie*, n° 4, 1984.

LEIBOWITI, Yeshayahou, « L'avenir de Jérusalem », traduction par Gérard Haddad, *Revue Insistance*, n° 1, Toulouse, Érès, 2005.

« Logos – Ananké. La différence sexuelle », *Revue de psychanalyse et de psychopathologie*, n° 1, Publication d'Espace analytique, 1999.

LOLLO, Paolo, « In principio erat gaudium – Le bonheur dans la culture », *Revue Insistance*, n° 3, Toulouse, Érès, 2007.

– « Création et justice humaine », intervention au colloque « Loi – Justice – Droit naturel » au Centre communautaire de Paris, 7 avril 2008.

LUTHER KING, Martin, *Je fais un rêve*, Paris, Bayard, 1987.

MAILLARD, Claude, « Du souffle au cri, l'art de la moravie. Quatuor à corps d'écrit de mise à nu », *Revue Insistance*, n° 1, Toulouse, Érès, 2005.

– « Sur la création d'un opéra séminaire : Ariabellissima. Essai critique », *Revue Insistance*, n° 2, Toulouse, Érès, 2006.

– « Portrait d'un mot », *Revue Insistance*, n° 3, Toulouse, Érès, 2007.

MARTY, Éric, *Une querelle avec Alain Badiou, philosophe*, Paris, Gallimard, 2007.

– « Alain Badiou antimoderne : la question d'Israël », *in* D. Charbit (éd.), *Les Intellectuels français et Israël*, Paris, Éclat, 2009.

MAURANO, Denise, « Torsions de la jouissance : la psychanalyse, le baroque et le Brésil », *Revue Insistance*, n° 1, Toulouse, Érès, 2005.

MELESE, Lucien, « J'ouïr », *Musique en jeu*, n° 9, Paris, Seuil, 1972.

MIELI, Paola, « Du son qui guide l'image : notes sur pulsion, corps et espace », *Revue Insistance*, n° 1, Toulouse, Érès, 2005.

– *Freud et Vienne. Vienne, architecture et espace de la mémoire*, Toulouse, Érès, 2004.

– *Les Temps du traumatisme. Actualité de l'hystérie*, Toulouse, Érès, 2001.

MILLOT, Catherine, *La Vie parfaite*, Paris, Gallimard, 2006.

MITCHELEE, « Le nécessaire jardin secret », *Revue Insistance*, n° 3, Toulouse, Érès, 2007.

MONCHAL, Jacques, « Quand la lumière insiste », *Revue Insistance*, n° 3, Toulouse, Érès, 2007.

MONTAGU, Jean-Yves, « Maximilien, Sigmund et le poulet au sang », *Revue Insistance*, n° 3, Toulouse, Érès, 2007.

MONTRELAY, Michèle, *La Portée de l'ombre*, Paris, Éditions des crépuscules, 2009.

MORALLI, Marc, « De l'interprétation musicale à l'interprétation psychanalytique », *Apertura*, n° 4, 1990.

MOSES, Stéphane, *L'Ange de l'histoire*, Paris, Seuil, 1992.

– *L'Éros et la loi. Lectures bibliques*, Paris, Seuil, 1999.

NASSIF, Jacques, *L'Écrit, la Voix*, Paris, Aubier, 2004.

– *Un troisième temps pour la psychanalyse*, Montréal, Liber (Québec), 2007.

NEHER, André, *L'Exil de la parole*, Paris, Seuil, 1970.

NICHET, Jacques, « À propos des heures blanches », *Revue Insistance*, n° 2, Toulouse, Érès, 2006.

ODDOUX, Christian, « Sculpter », *Revue Insistance*, n° 1, Toulouse, Érès, 2005.

– « Malaise dans la psychanalyse », *Revue Insistance*, n° 3, Toulouse, Érès, 2007.

OUAKNIN, Marc-Alain, *Lire aux éclats*, Paris, Lieu commun, 1989.
– *Concerto pour quatre consonnes sans voyelle*, Paris, Balland, 1991.
PALIES, Jean-Luc, *Saga Almaviva*, Paris, L'Amandier, 2006.
– « Théâtre, les deux écritures et le "silence sonore" », *Revue Insistance*, n° 1, Toulouse, Érès, 2005.
– « "Organe théâtre" ou conversation sur l'art de mettre en scène », *Revue Insistance*, n° 2, Toulouse, Érès, 2006.
PASOLINI, Pier Paolo, *Saint Paul*, Paris, Flammarion, 1980.
POLIAKOV, Léon, *Bréviaire de la haine*, Paris, Calmann-Lévy, 1951.
– *Le Mythe aryen*, Paris, Calmann-Lévy, 1971.
PORGE, Erik, *Des fondements de la clinique psychanalytique*, Toulouse, Érès, 2008.
QUIGNARD, Pascal, *La Nuit sexuelle*, Paris, Flammarion, 2007.
RABANT, Claude, « Sans encolure », *Revue Insistance*, n° 3, Toulouse, Érès, 2007.
– *Inventer le réel*, Paris, Denoël, 1992.
REY, Jean-Michel, *Paul ou les Ambiguïtés*, Paris, L'Olivier, 2008.
ROUGET, Gilbert, *La Musique et la Transe*, Paris, Gallimard, 1980.
SAINT-GIRONS, Baldine, *L'Acte esthétique*, Paris, Klincksieck, 2008.
– *Fiat lux*, Paris, Quai Voltaire, 1993.
SARFATI, Charles, « Isaac aux liens », *Revue Insistance*, n° 3, Toulouse, Érès, 2007.
SARMIENTO, Gricelda, « La radicalité des *Trois essais* et ses incidences aujourd'hui », *Revue Insistance*, n° 1, Toulouse, Érès, 2005.
SCHOLEM, Gershom, *Les Grands Courants de la mystique juive*, Paris, Payot, coll. « Bibliothèque historique », 1994.
SCHOTT-BILLMANN, France, « La danse de l'Autre », *Revue Insistance*, n° 1, Toulouse, Érès, 2005.

– *Possession, Danse et Thérapie*, Paris, Sand, 1985.
– *Danse, Mystique et Psychanalyse*, Magny-les-Hameaux, Chiron, 1989.
STAROBINSKI, Jean, *Jean-Jacques Rousseau. La transparence et l'obstacle*, Paris, Gallimard, 1971.
STERNHELL, Zeev, *Les Anti-Lumières*, Paris, Fayard, 2006.
STEIGLER, Bernard, « Les nouveaux misérables, dialogue avec Alain Didier-Weill », *Revue Insistance*, n° 1, Toulouse, Érès, 2005.
STIEGLER, Bernard, *Prendre soin de la jeunesse et des générations*, Paris, Flammarion, 2008.
STOLOFF, Jean-Claude, *Pourquoi l'antisémitisme ?*, Paris, Pascal, 2009.
STRAUSS, Léo, *Droit naturel et Histoire*, Paris, Flammarion, 1986.
TADDEI-LAWSON, Hélène, « Le mouvement hip-hop », *Revue Insistance*, n° 1, Toulouse, Érès, 2005.
TRIGANO, Shmuel, *La Séparation d'amour*, Paris, Arléa, 1998.
VANIER, Alain, « De quoi avons-nous peur ? », in *La Peur, émotion, passion, raison*, Bruxelles, Publications des facultés universitaires, 2006.
– « Droit et violence. Freud et Benjamin », *Le Bloc-Notes de la psychanalyse*, n° 18, Genève, Georg éditeur, 2003.
VERGELY, Bertrand, *La Souffrance*, Paris, Gallimard, 1997.
VINOT, Frédéric, « Pour une approche pulsionnelle du mana », *Revue Insistance*, n° 2, Toulouse, Érès, 2006.
VIVES, Jean-Michel, « À cor et à cri. La mise à mort de l'opéra », in *Formes contemporaines de la création*, Paris, Masson, L'Harmattan, 2008, p. 57-69.
– « La voix hors sexe : les castrats de la scène à l'ob-scénité », in *Cliniques de la création*, Bruxelles, De Boeck, 2007.
– « Le chant entre parole et cri étouffé. Ou heurs et malheurs de l'invocation », *Revue Insistance*, n° 1, Toulouse, Érès, 2005.

– « De la haine du théâtre et du comédien. Petit traité de l'illusion », *Revue Insistance*, n° 2, Toulouse, Érès, 2006.

– sous la dir., *Les Enjeux de la voix en psychanalyse dans et hors la cure*, Presses universitaires de Grenoble, 2002.

WINTER, Jean-Pierre, *Les Errants de la chair*, Paris, Calmann-Lévy, 1998.

WOLFFLIN, Heinrich, *Renaissance et Baroque*, traduction de Guy Ballangé, présentation de Bernard Teyssèdre, Paris, Gérard Montfort, 1988.

YERUSHALMI, Yosef Hayim, *Le Moïse de Freud. Judaïsme terminable et interminable*, Paris, Gallimard, 1993.

– *Zakhor. Histoire juive et mémoire juive*, Paris, Gallimard, 1984.

ZAEPFFEL, Alain, « Quelques notes sur la déclamation... », *Revue Insistance*, n° 2, Toulouse, Érès, 2006.

ZARADER, Marlène, *La Dette impensée. Heidegger et l'héritage hébraïque*, Paris, Seuil, 1990.

# TABLE

Composition et mise en page

NORD COMPO
multimédia

Achevé d'imprimer
sur les presses numériques de Dupli-Print (95)

N° d'édition : L.01EHVN000118.N001
Dépôt légal : avril 2010

*Imprimé en France*